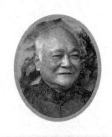

系列丛书 / 中华中医

六十六位中医名家肿瘤医案传真

中医名家
肿瘤证治精析

·增补第3版·

百余医案彰显中医药治疗肿瘤之优势

主 编 郝迎旭 李济仁

U0247044

中国科学技术出版社

·北 京·

图书在版编目（CIP）数据

中医名家肿瘤证治精析 / 新安，李济仁主编 . —北京 : 中国科学技术出版社，2017.10（2024.6 重印）

ISBN 978-7-5046-7568-2

Ⅰ . ①中… Ⅱ . ①新… ②李… Ⅲ . ①肿瘤中医治疗法医案 汇编 Ⅳ . ① R273

中国版本图书馆 CIP 数据核字（2017）第 163345 号

策划编辑	焦健姿
责任编辑	黄维佳
装帧设计	华图文轩
责任校对	龚利霞
责任印制	徐　飞

出　　版	中国科学技术出版社
发　　行	中国科学技术出版社有限公司
地　　址	北京市海淀区中关村南大街 16 号
邮　　编	100081
发行电话	010-62103130
传　　真	010-62179148
网　　址	http : //www.cspbooks.com.cn

开　　本	710mm×1000mm　1/16
字　　数	235 千字
印　　张	14
版　　次	2017 年 10 月第 1 版
印　　次	2024 年 6 月第 2 次印刷
印　　刷	河北环京美印刷有限公司
书　　号	ISBN 978-7-5046-7568-2 / R·2046
定　　价	49.00 元

（凡购买本社图书，如有缺页、倒页、脱页者，本社销售中心负责调换）

编委会名单

主　编　国医大师　新安　李济仁

副主编　李　艳　王惟恒

编　委　王惟恒　许容平　许先梅　李　艳

　　　　　李　梢　李有伟　张其成　张舜华

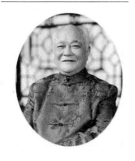

李济仁，1931 年出生于安徽歙县。皖南医学院弋矶山医院教授、主任医师，新安医学代表性传承人。新中国成立以来首届 30 名国医大师之一，首批全国 500 名老中医，首批名老中医学术经验继承人指导老师，首批全国 7 名《黄帝内经》专业硕士研究生指导老师，首批中国百年百名中医临床家，首批国务院政府特殊津贴获得者。国家级非物质文化遗产——"张一帖内科"代表性传承人。

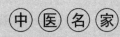

　　中医学对于肿瘤早有研究，一千多年前，隋代的《诸病源候论》就曾对肿瘤作过准确的描述："瘤者皮肉中忽肿起，初梅李大，渐长大，不痛不痒，又不结强，言留结不散，谓之为瘤。"长期以来中医界在研究和治疗肿瘤方面，积累了很多经验，更取得了一些令人欣喜的成绩。为了集天下之精方，登斯民于寿域，李济仁教授等搜求当代数十位名老中医治疗肿瘤之验案，辑成本书。全书共收录有关肿瘤医案百余篇，每篇各具特色。在诊断上体现了"辨证求因"，在治疗上重视"理法方药"。现代中医学家秦伯未说过："合病理、治疗于一，而融会贯通，卓然成一家言，为后世法者，厥惟医案。"以之喻言此书，亦非过誉。其尤为珍贵者，书中大部分医案，为名老中医珍藏之手迹。其中有些医案更是名老中医洪子云、华廷芳、张凤郊、曾应台、门纯德、尚启东、李仲守、查国科等教授生前最后时刻亲笔成文的，从未公之于世。

　　……希望众同仁继续努力，不断地总结治疗肿瘤的新经验，在振兴中医药学伟大实践中做出贡献。

吕炳奎

丁卯年仲春

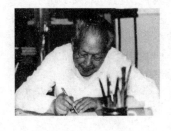

吕炳奎，原国家中医药管理局局长。吕老一生编写书籍，撰写文章，致力于推进民办中医药事业的发展，既是一位无私的革命者，又是一位中医药领域的教育家、思想家，在祖国的中医药领域享有盛誉，被称为"中医司令"、新中国中医事业的奠基人。

注：本文略有删节。

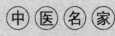

中华中医系列丛书

勤求古训 博采众方 传承中医 弘扬国粹

中医名家

初版钱序

肿瘤证治精析

中国医药学是一个伟大的宝库，它有着与疾病做斗争的丰富经验和理论知识，对肿瘤的防治也有很多的文献记载，如《难经》中曰："在胃脘，覆大如盘，久不愈，令人四肢不收，发黄疸，饮食不为肌肤。"又如《诸病源候论·恶核肿候》中所说："恶核者，肉里或有核，累累如梅李，小如豆粒……"等，类似记载颇多，急需加以整理发掘和研究提高。

当前，中医中药在癌症防治中，正在走着自己独特的中西医结合综合治疗的路子，其作用和地位也日益引起人们越来越大的兴趣。它一方面发挥现代肿瘤治疗的作用，同时又运用中医中药的特点和优势，使效果得到了提高，这是一个可喜的开端。

本书作者精心搜集当代数十位名老中医治疗肿瘤之验案，在治疗上体现了"审证求因，辨证论治，理法方药"的传统特色，辑成是书，集天下之精方，为后学者之良师，对今后进一步研究和治疗肿瘤无疑有着重要的参考意义。为振兴中医中药防治肿瘤的研究做出了贡献。

钱伯文

丁卯年仲夏

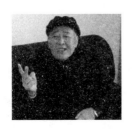

钱伯文，上海中医药大学教授，博士生导师。中医治疗恶性肿瘤专家。1990 年被选为全国老中医专家学术经验继承班导师，1995 年被评为上海市名中医。上海中医药大学上海市中医药研究院专家委员会委员。

注：本文略有删节。

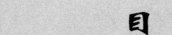

勤求古训 博采众方 传承中医 弘扬国粹

中医名家

目 录

肿瘤证治精析

001 第一讲 头颈部肿瘤医案精析

045 第二讲 胸部肿瘤医案精析

（094） 第三讲 腹部肿瘤医案精析

156　第四讲　泌尿、生殖系统肿瘤医案精析

176　第五讲　神经系统肿瘤医案精析

185 第六讲 造血、淋巴及内分泌系统肿瘤医案精析

203 第七讲 皮肤、软组织及骨肿瘤医案精析

第一讲

头颈部肿瘤医案精析

 右眼眶内肿瘤验案一则 ［张尧贞治验］

勾某，男，干部。1973 年 5 月初诊。

现代医学检查：右眼球向正前方突出，转动不受限。眼球突出度：右眼 20.5 毫米，左眼 14 毫米。低头试验：右眼突出度比原来增加 3 毫米，转动自如，视力正常，右眼球结膜充血，血管迂曲扩张，轻度水肿。眼底检查：视盘正常，视网膜颞下支静脉充盈扩张，黄斑中心凹光反射存在，其下方有黄色斑，无水肿及皱褶等。将眼球向眶内压之，稍有抵抗感，未触及肿块。左眼正常。第一次超声波检查：右眼球后杂乱反射波较左眼多，但未见占位性病变回波。第二次超声波检查：右眼比左眼球后波宽 2 厘米，杂波较多。诊断为眶内肿瘤。

临床证候：1972 年初发现右眼球渐突出，曾服甲状腺片数月无效。嗣后眼球突出更明显，右眼眶内胀感，右眼球结膜充血，血管纡曲扩张，轻度水肿，又考虑为炎性所致而按眼眶内假性肿瘤治疗，连治 20 天，自觉症状及征象均未见好转。根据中医辨证属痰凝气郁，聚于眶内而成肿瘤，故立软坚散结之法治之。拟以夏枯草、海藻、昆布、土茯苓、石韦、牡蛎、三棱、莪术等为基本方，随证加入赤芍、白芍、当归尾、石决明、炒白术等。每日 1 剂，水煎服。

患者自 1973 年 5 月起用中药治疗，至 1973 年底共服药 145 剂。患者已自觉右眼眶内不胀。眼球突出度：右眼 18 毫米，左眼 14 毫米。右眼球结膜仅下方稍有血管扩张。至 1974 年 5 月共服中药 223 剂，眼球突出度：

张尧贞，女，生于 1929 年。1950 年 6 月于上海同德医学院毕业。1956 年 6 月到北京医院眼科工作。张老原是西医，曾学习中医，对运用中医疗法治疗各种眼底病有研究。长期从事干部眼科医疗保健工作。擅长老年眼病（白内障、青光眼、眼底病）的诊治。曾任中华眼科学会委员、《中华医学杂志》编委、中华眼科学会白内障学组委员。我国现代眼科创始人之一。

中医名家肿瘤证治精析（增补第3版）

六十六位中医名家肿瘤医案传真

右眼 16 毫米，左眼 14 毫米。1977 年 11 月超声波检查：双眼轴距相等，球后波型相同，右眼球后未见占位性病变回波。眼球突出度：右眼 15 毫米，左眼 14 毫米。低头试验：阴性。疗效十分显著。

证治发微： 眼眶肿瘤是指发生在眼眶范围以内的肿瘤和瘤样病变，是比较少见但却又相当复杂的一种眼病。在临床上有原发性、继发性之分，有良性、恶性、真性、假性之异。其临床症状最常见为眼球突出以及眼球运动障碍、不同程度的低视力、疼痛、眶缘触到肿块、眼底改变等。证属中医学目珠子突出范畴，乃痰凝气滞，聚于眶内，迫珠突出。

痰的形成凝聚，与气血水湿密切相关。气机壅滞，则脉道闭塞，瘀血内阻，水湿停聚，不得宣行，结而成痰。正如王纶所说："痰者，病名也……惟夫气血浊逆，则津液不清，熏蒸成聚而变为痰焉。痰之本，水也，原于肾；痰之动，湿也，主于脾。"（《明医杂著》）又王节斋谓："津液者血之余，痰乃津液之变，血浊气浊则凝聚而为痰。"（《景岳全书·杂证谟》）浊者，瘀滞也，血浊气浊即血瘿气滞，故有"痰挟瘀血"（《医学正传》）之说。又痰随气行，遍身上下无处不到。目为肝之外候，痰随肝气上扰于目，凝聚眶内，乃成肿瘤。因此，本案之病机在于肝经气滞、血瘀、水停、湿聚、痰结。

治痰之法，张仲景有汗、吐、下、温，但不知理气治血、利湿行水。然《圣济总录》曰："善疗此者，要以宣通气脉为先，则水饮无所凝滞。"《丹溪心法》亦曰："善治痰者，不治痰而治气，气顺则一身之津液，亦随气而顺矣。"

张老把握痰之病机、病位，以治气治血为先，立理气、活血、利湿、行水、消痰、泻肝为法，组方遣药，熔于一炉，乃治痰独到之处。所用三棱、莪术、赤芍、当归尾、土茯苓、昆布、海藻、夏枯草、牡蛎、石决明等，诸药均入肝经。三棱破气散结，通肝经积血以行血；莪术行气破血，入肝治气中之血；赤芍入肝通顺血脉，散恶血，行血中之滞；当归尾专入肝以助血海，破血下行；土茯苓长于利湿，入肝通络以搜剔湿热之蕴毒；昆布、海藻咸寒入肝，软坚化痰以消顽痰积聚，且利水道，但其利水之力不强，与石韦合用，以增利水之功；石决明入肝经以凉肝镇肝，为治疗眼病常用之药；夏枯草、牡蛎泻肝消痰。合用则恰中病机，药证相符，故获显效，右眼球突出基本消失。

 ## 左鼻腔癌验案一则 ［郭振球治验］

周某，男，59岁，干部。

近2～3年，患者常因受凉或劳累后即感冒，鼻塞不通，伴咳嗽、咳痰。1981年9月30日，复鼻孔堵塞不通，继而出血，开始时血量不多，塞以纱布可以止血。嗣后逐渐加重，出血旬日不止，昨起出血更多，不能制止而来就诊。刻诊：神识清楚，表情淡漠，面容憔悴，其色晦暗萎黄，形体消瘦，头晕疲乏。鼻出血以左鼻为多，填入纱布压迫止血，迅即染红。脉象六部均见细涩，舌质干燥，色淡少津。证属热结肺胃，迫血妄行，津伤化燥。立清热润燥，宁血活络，滋养肺胃之法。

处方：沙参、麦冬、生地黄、山药、百合、薏苡仁、石斛、女贞子、墨旱莲各15克，白茅根、白花蛇舌草各30克，菊花10克。水煎服，每日1剂。

连续服上方至1981年10月22日，鼻仍有或多或少、时断时续的出血，乃于11月11日住长沙市某医院。检查：左鼻腔纤维肉瘤（低度恶化）。湖南省某医院病理诊断：鼻癌。行左鼻腔肿瘤切除术。术后继服上述药物加减方。至1982年1月2日复查，左鼻腔少

郭振球，男，生于1926年12月。出身于医学世家，从事中医工作60余年，系博士研究生导师。曾任湖南中医药大学医经、诊断学教研室主任、药学系主任；世界传统卫生组织诊断学专业委员会主任委员；国务院学位委员会博士点通讯评议专家；国家自然科学基金委员会函议专家等职。1997年荣获国务院特殊津贴，2000年获英国皇家联盟科学院荣誉院士称号，2002年被美国诺贝尔医学院聘任为院士。

量黑褐色痂皮，取出后黏膜充血，光滑湿润，左鼻中甲后端有一小长条赘生物，未见出血点及其他肿块。惟形体甚瘦，但精神尚可，饮食如常，睡眠亦佳，脉象细弱，舌干少津，咽喉干燥，显示气阴两虚、津液不足之象。仍拟滋养肺胃、润燥存津之剂。原方去女贞子、墨旱莲、白茅根，加胡桃肉 15 克，连翘、蜂蜜（炖冲）各 10 克，薄荷（后下）6 克，作煎剂服，并嘱长期坚持服药治疗。至 1983 年 7 月 29 日追访，体质恢复，并参加了日常工作，至 1984 年 1 月已 2 年 3 个月仍健在。

医家原按： 本案鼻衄，乃热乘气血，伤津化燥所致。足阳明胃经为多血多气之海，其经脉起于鼻，交颀中，旁约太阳之脉，下循鼻外。而肝藏血；肺主气，开窍于鼻。血之与气相随而行，循于经络，荣于脏腑。若劳伤脏腑，气血生热，肺胃郁结，热壅于鼻则为鼻癌；血热流散妄行，随气发泄于鼻，则为鼻衄。脏虚不复，劳热停积，则形体日益消瘦。此案手术前后配合滋养肺胃，清热润燥，从本施治。且患者能坚持服药，不曾间断。因此，对控制鼻癌病灶的恶化与转移，促进机体恢复，获得较为满意的效果。

 ## 右鼻腔肉瘤验案一则 ［郑长松治验］

阎某，女，50 岁。1978 年 4 月 28 日初诊。

患者自 1977 年 8 月起，自觉右侧鼻腔内如物堵塞，嗅觉迟钝。入冬后，气息不通，香臭不闻，伴同侧额及眼眶胀痛，两眼及口鼻干燥不适，上半身常有热感。1978 年 2 月以来，患侧鼻腔不断出血，微有痛感，有时心悸胸闷，患侧耳聋加重，嘴向左侧歪斜更为明显。近两旬来，精神萎靡不振，说话鼻音重，声音嘶哑；左侧鼻腔亦如物塞，气息欠畅，且流臭味浊涕；右侧鼻翼明显高突，皮色如常，鼻腔内有一暗红色肿块堵

郑长松（1927—2007），男。曾任山东省中医学会常务理事，山东省立医院中医顾问，惠民地区中医学会会长，惠民地区人民医院副院长、名誉院长等职。郑老在 60 多年的学医、行医生涯中，崇尚"德成而上，艺成而下"，

塞，表面凸凹不平，且有血迹；鼻中隔被迫挤压移向左侧，压按肿块坚硬，轻微作痛。张口呼吸，双唇焦燥，舌胀暗红，苔白乏津，脉象弦数。患者凤嗜烟，病后戒除。经山东省惠民地区某医院病理诊断：鼻腔肿瘤（恶性肿瘤——肉瘤的可能性大）。

证属热毒内蕴，阴虚津亏，痰聚肺窍，瘀血壅滞。拟清热解毒、益阴养津、化痰祛瘀、宣通肺窍之法治之。方用自拟攻坚散加味。

处方：夏枯草、牡蛎、半枝莲、玄参、生地黄、沙参、重楼、白茅根、墨旱莲、昆布各30克，姜半夏12克，紫草、青皮、陈皮、川大黄各9克，荆三棱、莪术各6克。自拟攻坚散由牡蛎、昆布、海藻、夏枯草、玄参、半夏、陈皮、青皮、三棱、莪术组成。水煎服，每日1剂。

6月4日二诊：服药3剂，右侧鼻腔肿硬减轻，未再出血，上半身热感已瘳，余无进退。上方去除生地黄、重楼、白茅根，加海藻15克，橘核、女贞子各12克，制乳香、制没药各9克，生牡蛎增至60克，三棱、莪术各增至9克。共为细末，每服9克，每日服3次。

6月6日三诊：右侧鼻翼压按松软，肿块色变红润，明显缩小，说话鼻音减轻，声无嘶哑。仍鼻息不通，张口呼吸，同侧额及眼眶胀痛略减。上方去半枝莲、墨旱莲、女贞子、海藻、紫草，加炒桃仁12克，红花、苍耳子、辛夷、香白芷各9克。用法同上。

9月9日四诊：患侧鼻腔内肿块缩如豆粒，额及眼眶胀痛消失，两鼻腔气息通畅，唇舌红润，脉象弦细。继服上方以消除遗留肿块，巩固疗效。经治，临床症状及肿块逐渐消失，至1983年11月随访，已5年6个月未复发。

证治发微：鼻腔癌及鼻腔纤维肉瘤均系鼻腔恶性肿瘤，在鼻、鼻旁窦恶性肿瘤中，发生率次于上颌窦，

力求德艺双馨，大医精诚，一向潜心于中医妇科与肿瘤的研究。

阅案评析
本案鼻窍生疮之肇端，盖因素日吸烟频仍，肺窍久受熏灼之故。参合脉症，是属热壅为毒，结于肺窍。以自拟治疗肿瘤验方"攻坚散"加半枝莲、重楼、紫草、大黄清热解毒，荡涤瘀结滞留之实邪；加生地黄、沙参、白茅根、墨旱莲、女贞子以凉血育阴，滋补肝肾；加桃仁、红花、乳香、没药、橘核以活血化瘀，软坚散结；肿块缩小后，加白芷、辛夷、苍耳子以宣通肺窍而奏效。

阅案评析

"鼻腔恶性肿瘤"案，全方虽用药一般，但配伍精良，君、臣、佐、使周密，乃治本之法，故长期服药而奏效。足见郑老立方遣药之精，以示后学。

阅案评析

同一病种的恶性肿瘤亦有虚实之异，医者必须明察。前案为虚，后案为实，治有不同，已如上解。然二案"使药"之运用，虽病位相同，但用药有别，前选菊花、薄荷，后选苍耳子、辛夷、白芷，均恰中病机，耐人寻味，可为后学借鉴。

原发性少见，从鼻旁窦及鼻咽部继发者较多，发病年龄在 40 岁以上。其临床表现为：鼻腔肿块，鼻腔阻塞最多见，一般为单侧；脓性或血性分泌物，有恶臭，易出血；疼痛表现为鼻内痛、上牙痛、头痛、眼及面颌部痛等；可继发鼻泪管阻塞而致流泪，或合并泪囊炎或鼻旁窦炎；晚期可侵入筛窦或眼眶，使眼球移位，侵入颅底，产生脑神经症状。

本组验案 2 则，属中医学鼻齆、鼻渊、鼻鼽、鼻衄、鼻息肉等证范畴。《景岳全书》云："鼻为肺窍，又曰天牝……若其为病则窒塞者，谓之齆。时流浊涕而或多臭气者，谓之鼻渊，又曰脑漏。或生息肉而阻塞气道者，谓之鼻鼽。"《医宗金鉴》谓："鼻出血，曰鼻衄。"《韩氏医通》曰："鼻中肉赘，臭不可近，痛不可摇，束手待毙，肺虚而壅鼻生息肉。"

综审本病之病因病机，乃热毒、气滞、血瘀、血热、痰聚、阴亏所为。病变部位在鼻，累及脏腑经络在肺、心、肝、胆经及太阳经、阳明经。

"鼻腔恶性肿瘤"案，术前以鼻出血为主，故从鼻衄辨治。诊脉细，舌干少津，乃肺胃阴虚血热，迫血上溢，此鼻衄之阴虚格阳证者。故立滋肺清胃、养阴（肾）制热、宁血和络佐以清心平肝为法。方用沙参、麦冬、百合、石斛为君，入肺、胃经以滋养肺胃之阴，清热润燥。又用生地黄、山药、女贞子、墨旱莲、胡桃为臣，入肾以滋补先天肾阴，凉血清热。肾阴乃人体阴气之根，肾阴足则肺胃之阴有源，浮阳得制，血热得清，不止血则血自静矣，此即《黄帝内经》"高者抑之"之法。佐薏苡仁上清肺热而排脓；蜂蜜润肺清热而解毒；白茅根清热凉血而止血；白花蛇舌草清热解毒而抗癌；连翘清心解毒而消痈，为疮家圣药。菊花、薄荷均入肺、肝二经为之使。菊花甘、苦、微寒，以养肺滋肾，平肝制阳；薄荷气味辛凉，入肺经以开鼻窍而通气，且能疏散气热，阳制气清则血自宁矣，此乃画龙点睛之妙。

"右鼻腔肉瘤"案，属热毒、气滞、血瘀、血热、痰凝之实证，与鼻腔恶性肿瘤案迥然有别，故立清热解毒、理气行滞、活血化瘀、化痰散结、凉血滋阴为法，综合施治。故郑老以其治疗肿瘤验方"攻坚散"为主方，以消瘿瘤瘰疬之常用要药牡蛎、昆布、海藻、夏枯草为主，入肝、胆、胃经，以化痰散结消鼻瘤，颇有新意；辅玄参甘、苦、寒，入肺、胃经，以凉血泻火解毒；佐半夏、青皮、陈皮、三棱、莪术以破气化痰，乃治痰先治气，治血必理气之法；加入半枝莲、重楼、紫草、大黄以清热解毒，凉血活血，攻逐瘀滞，荡涤心、肺、肝、胆及阳明实邪，乃釜底抽薪之法；又佐生地黄、沙参、白茅根、墨旱莲以凉血育阴。则气热、血热得清，顽痰坚积得攻，故首服 3 剂，显见其功，邪却则瘤自减、血自安矣。遂加大三棱、莪术、牡蛎剂量制为散剂，增强破气化痰、散结消瘤之力，服药月余，鼻瘤明显缩小。后又加桃仁、红花、乳香、没药以活血化瘀，软坚消瘤，乃治气必理血，此破气破血之相须而相得也；再以苍耳子、辛夷、白芷为之使，入肺经而通鼻窍，引药上行，且为专治鼻鼽、鼻齇、鼻渊、鼻息肉之良药。故气滞血瘀得消，痰聚得散，鼻鼽、鼻齇、鼻渊、鼻息肉得解，则瘤自除，窍自畅矣。郑老辨证准确，审因无误，紧紧抓住热、气、血、痰之实邪而攻之，巧妙地将下法运用其中，用药丝丝入扣、步步为营，终获痊愈。

上颌窦癌肺转移验案一则 [潘明继治验]

罗某，女，46 岁，福州冶金工业局职工。1963 年诊治。

患者于 1957 年经福州市某医院病理诊断为上颌窦癌。1963 年福州市某医院胸部 X 线摄片示：双肺有棉

潘明继，男，生于 1933 年。1955 年毕业于福建医学院医疗系，1961 年毕业于卫生部福建首届西学中班。现任福州市第一医院主任

医师、福州市中西医结合肿瘤研究所所长、福建中医学院教授、厦门大学肿瘤细胞工程国家专业实验室学术委员、中国抗癌协会传统医学肿瘤专业委员会秘书长等职务，是国家科技成果评审鉴定专家、英国皇家医学会会员。1991年，被美国国际传记学会评为"国际36位突出贡献专家"之一，荣获"国际毕生学术成就金质塑像奖"；其18项科研课题分别荣获国际、国家、省部级及市级科技成果奖。他还是首批国务院特殊津贴的获得者。

[注] 上颌窦癌是五官科较常见的一种恶性肿瘤。绝大多数为鳞状细胞癌，少数为恶性神经鞘瘤、腺样囊性癌、腺癌、纤维肉瘤，也有恶性混合瘤。在鼻、

花团状阴影，计6个，直径1.5～3.5厘米。诊断：肺转移癌。

1957年患者经上颌窦癌手术治疗，术后情况良好。1963年因咳嗽，X线诊断肺转移癌。现左鼻腔流脓性鼻涕，左上颌窦相应部位隆起，局部皮肤烘热、红肿。舌质红，苔微黄腻，脉象弦数。证属热毒移肺，聚为积瘤。立清热解毒、破瘀散结佐以健脾之法。

处方：金银花、连翘、白英、夏枯草、枇杷叶、重楼、党参、茯苓、淮山药各15克，三棱、莪术各10克。水煎服，每日1剂。

治疗经过： 患者1963年发病后，经内服抗生素，同时配合化疗，其中环磷酰胺总量4克，氟尿嘧啶10克，左上颌脸部皮肤症状消退，隆起稍平，肺部转移灶未见缩小，说明对化疗不敏感，遂改用中医治疗。内服上方，随证加减，每年服药160剂以上，连续治疗8年，肺转移癌未见增大，能坚持家务劳动。而且临床症状消失，肿瘤未增大。患者从1957年病发经治后存活共16年，其中肺转移后存活10年，疗效颇佳。但1972年停服中药1年，1973年肿瘤迅速增大，出现全身癌毒刺激和感染之症，治疗无效，于1973年8月死亡。

证治发微： 本病根据各期不同的症状，分属中医学的鼻渊、鼻衄、鼻鼽、鼻齆、颧疽、齿漏、风疳等证。《证治准绳》云："忽颧骨上初觉如松子，渐大如胡桃，不甚肿，微赤微痒，是名颧疽。属阳明经积热所致。"《诸病源候论》曰："手阳明之支脉入于齿，风邪客于经脉，流滞齿根，使龈肿脓汁出，愈而更发，谓之齿漏。"《圣济总录》谓："风疳之病，其候齘龈虚肿，牙齿动摇，侵蚀齿根，腐殪脱落，下攻龈颊损烂，脓血俱出也。"鼻渊、鼻衄、鼻鼽、鼻齆之典籍所论，已如前案辑述。

本案症见左鼻流脓涕，左上颌面部隆肿，咳嗽，系上颌窦癌术后复发并肺转移。其病变部位在鼻左颌面及肺，累及肺脏及手足阳明经，病因为风热积毒。胃足阳明脉，起于鼻，交頞中，下循鼻外，入上齿中；大肠手阳明脉支者，从缺盆上颈贯颊，入下齿中。故鼻、齿及额面部均为阳明经所系。风热邪毒客于阳明经脉，熏灼鼻间，攻其所系，故成斯疾。虽患者已经手术治疗，但邪毒难以完全清除，余毒蕴积日久而发，且传之于肺。中医学认为，鼻乃肺之外窍，鼻病传肺，即窍病传脏。太阴、阳明相表里，手、足阳明属表，手、足太阴属里，邪毒客于手阳明大肠之表，传于手太阴肺之里，此即张仲景"经络受邪入脏腑"。因此，潘老紧紧掌握疾病传变规律，遣金银花、连翘、白英、夏枯草、枇杷叶及重楼之属，清解肺胃热毒；辅三棱、莪术破气破血以消瘀散积；佐党参、茯苓、山药健脾实脾，以绝邪毒从足阳明胃表传入足太阴脾里之途径。此乃截断扭转之法，且有培土生金之妙。故连续治疗8年获显效，肺转移后存活10年，癌灶未见增大。但终因停服中药1年，癌毒迅速播散而死亡。可见，中医中药疗法对控制恶性肿瘤的发展、延长患者的生命具有重要的临床意义。

 舌癌验案一则 [王泽时、鲍严钟治验]

冯某，女，63岁，家庭妇女，杭州人。1967年9月4日初诊。

患者于1967年8月经杭州市某医院病理报告示：右侧舌缘鳞状细胞癌Ⅰ～Ⅱ级。症见右侧舌缘溃烂2年，肿块4个月，吃饭时稍痛，脉象细数。望诊所见：右侧舌缘溃疡面约1.5厘米×0.8厘米，肿块隆起呈杨梅状。此属心火上炎，火炽灼津，舌肿糜烂之证。故立清心解毒、养阴生津、消肿生肌之法。

鼻窦恶性肿瘤中，发生于上颌窦者最多，占75%以上，其次为鼻腔。上颌窦癌占全身恶性肿瘤的1.6%～3.5%，男性多见，居男性恶性肿瘤的第7位或第8位，发病年龄为40—60岁。

王泽时，男，生于1935年，主任医师、教授、博士生导师，中西医结合肿瘤专家，享受国家特殊津贴。从事肿瘤病临床直接与实验研究40余年，特别对肿瘤病诊断与中西医结合临床诊疗有独到之处。

鲍严钟，男，生于1936年。浙江中医学院（现浙江中医药大学）首届毕业生，1965年8月进浙江省中医院外科工作，师从余步卿、余步濂、裘笑梅等名老中医，专攻疑难杂症，诊治消化系统肿瘤有专长。获科研成果5项，编写著作10部，发表论文22篇。2003年起被评为第三批全国老中医药专家学术经验继承指导老师。

阅案评析

本案治疗，抓住"火毒伤阴"之病机，以大剂泻火解毒、养阴护津之品，遣药有的放矢，精一不杂，可资借鉴。

处方：北沙参12克，生地黄、当归、川石斛、虎杖各15克，半枝莲、白花蛇舌草、水杨梅根、香谷芽各30克，甘草9克。水煎服，每日1剂。

服上方半个月，舌缘糜烂好转，继之配合钴60放疗1个疗程，再服上方3个月，舌缘糜烂已敛，临床症状及肿块消失。健康存活7年，于1974年因心肌梗死突然死亡。

证治发微： 舌癌为常见的口腔癌之一，是口腔中恶性度最高、转移率最大的一种恶性肿瘤。其发生率占口腔癌的32.3%～50.6%，在口腔癌中居第1位，占全身恶性肿瘤的0.8%～1.5%，占头颈部恶性肿瘤的5.0%～7.8%。好发于40—60岁，男性稍多。其病理以鳞状细胞癌占绝大多数，一般分化程度较高，少数为腺癌，肉瘤罕见。舌癌一般较早及较多发生颈淋巴结转移，转移率为60%～80%。因此，舌癌一般恶性率高，病程短，生长快，浸润性强，转移早。其病因尚不明确，可能与以下因素有关。如牙的残根或残冠、锐利的牙尖或不合适的义齿（假牙）等长期刺激舌黏膜产生慢性溃疡癌变；口腔重度白斑；长期烟酒及营养代谢障碍等。

舌癌属中医学舌疳、舌菌、瘰疬风等证范畴，尤以《医宗金鉴》对本病全过程描述的最具体而逼真。其谓："舌疳，其证最恶，初如豆，次如菌，头大蒂小，又名舌菌。疼痛红烂无皮，朝轻暮重……若失于调治，以致焮肿、突如泛莲，或有状如鸡冠，舌毒短缩，不能伸舒，妨碍饮食言语，时津臭涎。再因怒气上冲，忽然崩裂，血出不止，久久延及颈颌，肿如结核，坚硬且痛，皮色如常……甚至透舌穿腮，汤水漏出，是以又名瘰疬风也。"这说明舌疳（舌菌）性恶，早期局部浸润，晚期邻近淋巴结转移，最后溃破穿腮，与现代医学所见舌癌甚为接近。

本案症见右侧舌缘溃烂，肿块如杨梅，进食疼痛，病理确诊为鳞状细胞癌。其病变部位在舌，累及心、脾，由心脾毒火所致。舌为心之苗，心开窍于舌。舌本属心，心脉系于舌根；舌边属脾，脾脉络于舌旁。外盛六淫，内伤七情，均可化火，火性炎上，结成舌毒，致生舌癌。故拟清心泻火、解毒散结、养阴生津、化瘀消肿为法。方中半枝莲、白花蛇舌草、水杨梅根、虎杖之属以泻火解毒，抗癌消肿；火毒之盛，必灼阴液，故辅以生地黄、沙参、当归、石斛之属以清心泻脾之阴火，凉血育阴，使火毒清而阴液存；佐以大剂谷芽顾护中州。故服药半个月舌糜好转，再服 3 个月，配合放疗而愈。

 ## 左侧扁桃体鳞癌验案一则

[易玉泉治验，易国钧整理]

杨某，男，61 岁，湖南零陵地区土产公司干部。1981 年 3 月 13 日初诊。

1978 年 7 月，湖南省零陵地区某医院、湖南医学院附属三院病理报告均为扁桃体鳞状细胞癌。

患者于 1978 年 7 月，咽喉左侧生一肿块，吞咽梗阻，间有隐痛，渐感耳胀，病理确诊为扁桃体癌。曾用深度 X 线及钴 60 放射治疗，症情未获控制。近来患处表面溃疡，伸舌不便，张口及进食半流质饮食困难，吞咽时痛引耳窍及头顶，慕名前来就诊。

刻诊：患者形体消瘦，面容憔悴，左侧喉核处见一肿块，约 2 厘米×2 厘米，略高而厚，状似浮萍，又如秋海棠叶背，中央浅表溃疡，口臭。左侧下颌及颈项可扪及罄核（淋巴结肿大），质硬，触之不痛。尿短而黄，大便干结。舌质绛，苔薄黄，脉弦细而数。证属肝郁化火，气血凝滞，火毒困结，发为喉关菌。兼年老体弱，气血两亏。立疏肝泻火、行气活血、解毒散结兼益气补血之法。

易玉泉（1891—1981），男，幼从家学，从医 70 余年，擅治内科、外科、儿科、喉科病证，尤长于祖传喉科。

易国钧，男，教授、主任医师。世传长沙名医易玉泉的嫡系传人（易玉泉之子），曾任中华中医药学会会员，湖南省中西医结合耳鼻咽喉科学会会员，20 世纪 70 年代末被湖南省从民间选拔到国家医疗机构的耳鼻咽喉科专家。治疗经验丰富，擅长耳鼻咽喉科疾病、牙周疾病、口腔黏膜疾病及唇舌等疾病的治疗。

①壁钱：别名壁镜、壁虫、壁蟢，为蛛形纲壁钱科动物。全体可入药。功能清热解毒，定惊，止血。《本草纲目》载："壁钱，大如蜘蛛而形扁斑色，八足而长，亦时蜕壳，其膜色光白如茧。"可治"牙蚀腐臭。以壁钱同人中白等分烧研贴之，又主喉痹"。

②人中白：为凝结在尿桶或尿缸中的灰白色无晶形之薄片或块片，洗净干燥而成。味咸，性寒，入肝、三焦、膀胱经。功能：清热解毒，祛瘀止血。用于咽喉肿痛、牙疳口疮、咯血、衄血等症。

内服处方一 [加减柴胡疏肝汤]：柴胡、薄荷、山慈菇各6克，生地黄、浙贝母、夏枯草各15克，玄参、僵蚕、当归、陈皮、连翘各10克，川芎、生甘草各5克，白芍12克。水煎频服，每日1剂。

内服处方二 [加味八珍汤]：生地黄、熟地黄、白茯苓、浙贝母、夏枯草各12克，赤芍、白芍、当归、白术、僵蚕、陈皮各10克，川芎5克，白参、山慈菇、甘草各6克，黄芪15克。水煎服，每日1剂。

外用处方一 [咽喉漱涤剂（家传方）]：荆芥、防风、薄荷、连翘各6克，硼砂（冲兑）、金银花各15克，甘草3克。上药煎水冲兑待凉，含漱或用洗疮器吸之洗涤患处。

外用处方二 [珠黄散（家传方）]：苦瓜霜、硼砂各15克，冰片、麝香各3克，朱砂（水飞）、牛黄、珍珠、壁钱①炭、人中黄各5克，人指甲（滑石烫）1克。上药共研极细末，瓷瓶储藏备用。用时吹患处，每日2次。

外用处方三：[龙珠散（家传方）]：煅龙骨、煅牡蛎、青黛（水飞）、西瓜霜、硼砂各10克，儿茶、人中白②（煅）、珍珠各5克，冰片、麝香、壁钱炭各3克，牛黄2克。上药共研极细末，瓷瓶储藏备用。用时吹患处，每日2次。

外用处方四 [消肿止痛药酊]：天南星、大黄各20克，半夏、川乌、草乌、薄荷油、牡丹皮、赤芍、延胡索、枳壳各15克，冰片5克，麝香外壳1个，乳香、没药各10克，红花6克。上药装瓶，浸酒1个月后备用。用时加热后外搽患处。

1981年3月28日二诊：内服"内服处方一"15剂，另每日用补法针刺颊车、合谷穴，以利张口；外用咽喉洗涤剂洗涤患处，再吹珠黄散以祛腐生肌。现牙关开阖改善，吞咽时疼痛减轻，患处浅表溃疡面缩小近50%。宗上法，用原方，继续治疗半个月。

4月14日三诊：牙关开阖度虽受限，但较为自如，咽喉、耳窍及头部疼痛均减轻，患处浅表溃疡面基本愈合，但肿块大小及硬度依然如故。舌苔转薄白，脉象细缓。嘱内服"内服处方二"15剂，以冀滋肾培元，软坚散结。患处吹龙珠散，颌下及颈项瘰核处外搽消肿止痛药酊。

4月29日四诊：前症平稳，纳食稍增，继以三诊方药治疗半个月。

5月14日五诊：患者在长沙生活不习惯，要求带方回家乡继续治疗。嘱继续内服"内服处方二"30剂，服完后，用橘饼煎汤，兑红糖吞服归脾丸以善后。经治后，临床症状显著好转，治疗后存活1年4个月，于1982年7月患重感冒病逝。

医家原按：本案乃肝郁化火，气血凝滞，火毒困结喉关而成。因其形如菌样，状似浮萍，故名喉关菌。本病多属难治之证，贵在早期发现，早期诊断，早期治疗，根据证情，采用内外并治、针药兼施的综合措施，得以延缓生命。辨治时，如属痰浊结聚的，宜祛痰化浊，软坚散结；如属气血凝滞的，宜行气活血，柔肝养阴；如属火毒困结的，则宜清热解毒，疏肝健脾。该病若迁延日久，身体渐衰，往往因元气耗尽而致死亡，故临床上还应适当参以滋肾培元之法。

右侧扁桃体未分化癌验案一则

[张赞臣治验]

周某，女，40岁，裁缝。1961年5月25日入院于上海市某医院五官科。

1961年5月25日上海市某医院五官科检查示：右侧扁桃体肿大，质坚硬，小窝明显，其周围黏膜有浸润现象，无明显波动，左侧扁桃体正常。病理诊断：右侧扁桃体未分化癌。

患者12年来经常叫痛，发作时咽饮困难，或发热、咽干，未曾治疗，往往休息几天后自然减轻。现右侧扁桃体肿胀疼痛，虽不显著，但咽饮梗阻不利，来院

张赞臣（1904—1993年），精内科、外科、妇科、儿科、五官科，尤以外科、喉科见长。曾任上海市中医文献研究馆副馆长，卫生部医学科学委员会委员，国家科委中医专业委员会委员，上海中医学院耳鼻咽喉科教研主任、教授。晚年曾任中华全国中医学会耳

鼻咽喉科学会名誉主任，主编《中医喉科集成》巨著。撰有《中国历代医学史略》《中国诊断学纲要》《张赞臣临床经验选编》《咽喉病新镜》等专著10余种及医话、养生、临床总结等学术论文数十篇。

🔍 阅案评析

按：本病属中医学石蛾范畴，历代医家均认为主要因七情郁结，痰火凝滞所致。其发病缓，根治不易，必须针对病因，方可获效。本案之治，是在标本兼顾的原则下进行的。治本即是平肝解郁，清除痰火，此法始终未变；治标则以活血消肿，化痰利咽，配合钴60放疗，其效果确较显著，但不良反应亦大，使其咽热嫩红，唇舌干燥，头目眩晕，神情烦躁。显系引动心肝两经之火更灼，以致阴液不能上承，阳气不能下降，气热相搏之候也。更配以清热养阴之品，同时停止放疗，以免引起其他不良反应。

请求手术切除扁桃体，因门诊未根治而入院。入院后，抽脓未及，给予药物治疗，肿胀越来越大，6月2日邀请中医会诊。察其右侧扁桃体肿胀散漫，形如核桃，嫩红坚结，人迎部亦有肿胀，按之微痛，咽部咽饮时不利，屡发屡辍，大便经常干燥，睡中多梦。脉象濡细，舌质红而起刺。证属肝火郁遏，营滞痰瘀，凝结不化，发为石蛾。兼化疗伤阴。立清肝降火，和营化痰，软坚消肿兼养阴清热之法。

内服处方一：细川黄连、生甘草各2.5克，赤芍、白芍各6克，炙僵蚕、山豆根、嫩射干、肥知母、京玄参、天花粉各9克，白桔梗、山慈菇（切片）各3克，藏青果4.5克，土牛膝根12克。水煎服，每日1剂。

内服处方二：生白芍、带心连翘、京玄参、川石斛、天花粉、肥玉竹、酸枣仁、淡竹叶各9克，细川黄连1.5克，制何首乌、瓜蒌皮各12克。水煎服，每日1剂。

外用药：上品冰硼散，吹咽部患处，每日3次或4次；喉科牛黄散，吹咽部患处，每日3次或4次；芙蓉软膏，外敷人迎部，每日换药1次。

6月9日二诊：内服"内服处方一"6剂，外用冰硼散、芙蓉软膏，颈外人迎部肿块略瘥，右侧扁桃体肿胀依然，其形如卵，下垂至后壁，压之则有气堵感，且根盘散漫而坚结。"内服处方一"去知母、青果，加牛蒡子、硼砂（冲）各6克，夏枯草9克，皂角刺3克。水煎服，每日1剂。外用喉科牛黄散、芙蓉软膏，以观动静。

6月16日三诊：颈外肿块经手术检查，取出形如豆渣样物质，咽内肿胀坚硬依然，且蔓延及舌根下，咽饮不利，颔腮均有浮肿，口干无液，脉滑苔薄。痰瘀凝结不化，姑再予消肿软坚治之。上方去山慈菇、土牛膝根，加浙贝母、忍冬藤各9克，芙蓉花4.5克，继服。外用药同上。

6月25日四诊：颌腮部浮肿已退，颈侧肿块及咽关肿胀如上，大便色黑黏腻，小溲觉热，脉右濡左带弦，舌红起刺，头昏而重，此肝火郁遏所致。治以平肝降火，化痰软坚。证情复杂，非能速瘳。再予上方出入，去玄参、夏枯草、硼砂，加黑栀子9克，海浮石12克，继服。外用药同上。

10月20日五诊：上方服3剂后，停用内服中药，改用钴60放射治疗1个疗程，共治53次，右侧颈外硬块渐消，但颌下肿胀复起，按之软绵，底有硬块而不痛，喉干觉痒，唇舌干燥，口无津液，神烦不寐，大便干结。舌尖舌中有裂纹及刺点。心、肝两经郁火，治以清心降火育阴，遂拟"内服处方二"内服，停止钴60放疗。

10月27日六诊：颌下肿块较软，根盘未缩，舌下廉泉部尚微肿，唇舌干燥较减，舌尖舌中裂纹略瘥，睡眠有梦而不酣，大便通润。再从清心育阴兼化痰热施治。"内服处方二"去瓜蒌皮，加硼砂3克，忍冬藤9克，继服。

11月2日七诊：颌下肿块、根盘均已渐缩，惟近日脑后及颈椎部均有酸楚之感，舌干转润，痰黏色白，胸闷气滞，肝郁不舒。治以平肝解郁，化痰通络。上方加广郁金、嫩钩藤（后下）、丝瓜络各9克，继服。

11月8日八诊：口燥已瘥，颌下肿胀消退未尽，咽部焮红，夜寐不安，再从原意治之。

12月1日九诊：咽部干燥及肿块已消，颌下尚有作痒之感，乃病瘳之征，无须处理，可望痊愈。遂予青橄榄（打）5只，白莱菔60克。水煎服，每日服3次。嘱其长服一段时间。随访，临床治愈。

证治发微： 扁桃体癌属中医学石蛾、喉菌等证范畴。因其局部肿硬如石，故名石蛾；又因其状如菌，故名喉菌，有生于喉关内和喉关外之不同。本病生于喉关外，初起时局部仅有一小硬块，其状如菌，或如

[注] 扁桃体可发生鳞状上皮癌、淋巴肉瘤、网织细胞肉瘤等恶性肿瘤，一般发生于单侧。据国内统计，鳞癌较多见，其病理类型有高、低、未分化型。扁桃体癌多生于40岁以上，肉瘤则以青年人为多，儿童也可发生。现代医学对扁桃体鳞癌无根治疗法，主要为放疗。手术治疗仅适用于早期，且要病变局限于扁桃体，分化程度较高，又无颈淋巴结转移者。因此，中医疗法亦为治疗本病的主要方法之一。本组两案均经现代医学病理确诊为扁桃体鳞癌。"左侧扁桃体鳞癌"案在运用放疗无效的情况下，求治于中医疗法而获显效。"右侧扁桃体未分化癌"案在手术切除扁桃体而未根治时，运用中医疗法配合放疗而治愈。

中医名家肿瘤证治精析（增补第3版）

六十六位中医名家肿瘤医案传真

浮萍，略高而厚，吞咽有异物梗阻现象，或有疼痛，日后逐渐增大，坚硬更甚，疼痛日增，以致不能饮食，也有痛引耳窍者。当病情发展到后期，则可见高低不平、坚硬如石的肿块，顶部透紫色，内含肉丝的现象；亦有先腐后溃，污水时流，异臭难闻，痛引头顶，日晡潮热，形瘦肉削者。更可因怒气上冲，忽然崩裂，血出不止而成危急之证。本病病因病机，一般认为由七情郁结，肝火上冲，痰凝气滞，气血瘀阻所致，治疗采用药物内外合治、针灸等综合疗法。

在中医内治法的运用中，两案均从肝、气、血、痰论治。夫肝之经脉循喉咙入颃颡，肝之经气上于咽喉。若七情郁结，内伤于肝，疏泄失常，以致气滞痰凝，碍于咽喉，郁而化热化火，久郁则气血结聚，痞阻喉关脉络，发为石蛾、喉菌。故两案均采用疏肝泻火、行气活血、化痰散结治本之法；主要药物的选用亦极相似，均以夏枯草、赤芍、白芍、玄参、连翘以泻肝解毒，行气活血。夏枯草为治肝实证首选要药；赤芍、白芍皆入肝经，赤芍尤能泻肝火、散恶血、行血中之滞，白芍则有敛阴益营、土中泻木之功；玄参色黑属肾而性寒，能清泻浮游上升之火，此乃滋水涵木之意；连翘入心，其轻清气浮，为泻火要药，心为火主，心清则诸脏皆清，此即实则泻其子。又拟山慈菇、浙贝母、僵蚕以化痰散结，软坚消聚，则菌平蛾消。

然而，共性寓于个性之中，每一具体事物又有其特殊性，此正是中医辨证施治，因人制宜之特色。"左侧扁桃体鳞癌"案患者年老体弱，面色憔悴，脉象弦细数，乃实中挟虚之象，故"内服处方一"在上述药物中加入柴胡、薄荷疏肝解郁；辅以补法针刺颊车、合谷，以利张口；黄芪、八珍益气补血，达扶正祛邪之效。"右侧扁桃体未分化癌"案患者因先行手术，不仅未能根治，反使病情更加复杂，右侧扁桃体肿块越来越大，肿胀散漫，焮红坚结，颔腮及颈部亦肿，咽饮不利，舌红起刺，乃热毒痰凝滞重之证，故在"内服处方一"及二、三、四、五诊中，于前药基础上，加入黄连、土牛膝、忍冬藤、芙蓉花、栀子等以加强清心泻肝，降火解毒；又加山豆根、射干、桔梗、青果、牛蒡子、硼砂、海浮石等以增清热解毒，消痰利咽；更用皂角刺消肿托毒，为治痈疽、妒乳、疔肿未溃之神药，使颌腮肿胀退。再行钴60放疗1个疗程，颈部肿块渐消，疗效较著。但其不良反应颇大，显见有损阴耗液，患者见有喉干发痒、唇舌干燥、口无津液、神烦不寐、大便干结等症，遂停止放疗，改服"内服处方二"，配以石斛、天花粉、玉竹、淡竹叶、酸枣仁、何首乌、瓜蒌皮等养阴清热之品，冀生津除烦之效。七诊时又加郁金、钩藤以平肝解郁，丝瓜络以化痰通络，终致肿块消失而愈。

张赞臣先生指出，关于吹喉药的应用，中医学认为非常必要。若单凭内服汤剂，不予局部施治，奏效缓慢。尤其在照射钴60后，使用外用药更有润喉解毒、消除反应的作用。但在选用吹喉药方面，应为性质和平之品，切忌峻烈之剂，否则反易引起局部刺激或腐溃，增加治疗上的困难。

软腭右侧黏液表皮样瘤验案一则

[刘炳凡治验]

胡某，男，34岁，湖南省制药厂干部。

患者在1973年检查时，发现软腭部偏右侧肿块，圆径1.5厘米×0.5厘米（深），质硬，边缘不清晰。湖南医学院附属一院连续3次病理切片报告：软腭右侧黏液表皮样瘤。湖南某医院劝其手术，患者不愿接受，来我所服中药治疗。住院7个月，虽无明显进步，但控制了恶化转移，患者要求去外地治疗，于1974年9月出院。外地诊治，未见疗效，机体更差，复于1975年

刘炳凡，男，生于1910年，湖南汨罗人。1928年从师学医，1933年起开业行医。新中国成立后，历任湖南省中医药研究所临床研究室副主任、理论研究室副主任、研究员，中华全国中医学会第一、第二届理事和湖南分会

第一届、第二届副会长。著有《脾胃论注释》（下卷）、《金元四大医家学术思想之研究》，主编有《湖南省名老中医医案选》（一、二集）等。

阅案评析

本案属肾虚阴损及阳，首用柔阴养阳法以固其根本，继用健脾益气以增强其本身的免疫能力。但本案未用外治药，即于内服方中加入壁虎、全蝎、蛇蜕等虫类以通络，皂角刺炭以达病所，补"后天"以托毒生肌，坚持久服以收效。本案治疗特色有三：①善于治病求本；②善补阴阳；③善用虫药祛邪。因此，病本得求，阴平阳秘，正胜邪祛，邪祛正安，疾无不愈矣。

4月来我所就诊。

刻诊：局部肿块大小如故，分泌血性液体。胃部喜温，双下肢有冷感，癌灶溃口色淡，蒙上灰白色恶液。面色苍白，形体消瘦，腰瘦腿软，视物模糊，夜尿频多。舌质淡红而润，苔薄白，脉弦细。证属肾阴亏耗，阴损及阳，脾肺气虚，毒邪上犯。立滋肾生精、柔阴养阳、健脾补肺、以毒攻邪之法。

处方：熟地黄15克，淮山药12克，茯苓、泽泻、菟丝子、怀牛膝各10克，山茱萸、牡丹皮各6克，制附子5克。水煎服，每日1剂。

服上方15剂后，双下肢渐温，腰腿有力。上方加壁虎5克，全蝎1只，蛇蜕（焙）、皂角刺炭各3克。再服15剂，面色好转，癌灶溃口分泌物减少，未再渗血，但觉精神疲乏，行路气短，且食纳不佳，舌质淡红而润，脉缓弱无力。下元虽固，目前脾肺气虚，易服下方。

处方：党参、黄芪各12克，白术、茯苓、当归各10克，炙甘草、壁虎各5克，蛇蜕（焙）3克。水煎服，每日1剂。

服上方20剂，精神振作，饮食、起居正常。再服30剂，溃口逐渐缩小如芥子大，已无分泌物，黏膜颜色正常。仍坚持服原方20剂，溃口已基本愈合，全身状况良好。

随访，临床症状及肿块消失，至1983年12月已8年8个月未复发，疗效巩固。

证治发微：黏液表皮样瘤是来源于唾液腺管上皮或黏液上皮的恶性肿瘤，常发生在小唾液腺，多见于20—50岁，女性居多。现代医学的主要治法为手术切除，但因粘连不清，手术也难根治，术后易复发。

本案患者无自觉症状，而于检查时发现。症见右侧软腭圆形肿块，质硬，边缘不清，连续3次病理切片确诊。患者拒绝手术，接受中医治疗。又因其愈病心切，辗转外地，延误病机，致瘤毒深入，严重耗损机体精气。再诊时瘤灶已溃，溃口色淡，见白色恶液，属中医学腭疽范畴，乃阴寒之证。盖肾藏精，肾精乃人体阴气之根，瘤毒耗损肾阴，阴耗必损及阳，肾阳虚衰，则脾肺失煦，全身一派阴寒之象。面色苍白，形体消瘦，肢体逆冷，腰腿酸软，胃部喜温，夜尿频多，舌淡而润。因此，本案病机为毒邪上犯，肾阴亏耗，阴损及阳，脾肺气虚。故立滋肾生精、柔阴养阳、健脾补肺、以毒攻邪为法。方用六味地黄丸平补肾阴，加制附子、怀牛膝、菟丝子以平养肾阳。此乃"柔阴养阳"之法，即张景岳"善补阳者，乃于阴中求阳；善补阴者，乃于阳中求阴"之谓也。故服 15 剂，则阴生阳复，下肢渐温，腰腿有力。即加壁虎、全蝎、蛇蜕等以毒攻邪；皂角刺消肿托毒排脓，以达病所，因其性锐力利，故炒炭为用。再服 15 剂，先天之本已固，则正胜邪祛，面色好转，溃口分泌物减少。惟气短乏力，纳谷不馨，乃脾肺气虚之象，遂改方，拟归芪六君汤健脾补肺，加壁虎、蛇蜕攻邪，继续坚持服药 70 剂，后天之本得健，则正胜邪祛，分泌物消失，溃口愈合，临床症状及肿块消失而愈，随访 8 年 8 个月未复发。

下唇鳞癌验案一则 ［刘炳凡治验］

杨某，男，85 岁。1978 年 6 月诊治。

患者下唇肿核，初起一粒胡椒大，6 个月后渐如梅核大，质坚硬，发展迅速，1978 年 4 月在湖南医学院附属医院行手术治疗，病理检查确诊为鳞癌。术后 2 个月复发，因白细胞在 3.5×10^9/升（3500/立方毫米）以下，不能进行化疗，遂来我所请求中医治疗。

刻诊：下唇肿大如覆杯，原切口处翻花如剥开的石榴状，溃烂流水。诉进食困难，疼痛牵引到右侧头面部。右颌下淋巴结肿大如豌豆大，口干大便结，小

［注］唇癌是口腔癌中较常见的一种，占口腔恶性肿瘤的 $7.1\% \sim 15\%$，在口腔癌中居第 3 位，占全身恶性肿瘤的 $0.1\% \sim 0.5\%$。多见于老年人，年轻者少见，高发年龄为 50—70 岁。绝大多数为男性，女性较少，男女比例为 7：1。本病病因尚

未肯定，一般认为长期暴晒、嗜吸烟者及上皮角化、白斑、肉芽肿、口腔裂口等疾病长期不愈，可引起本病。现代医学对本病的治疗，主要有药物、放疗和手术等治法，运用得当，疗效良好，一般5年生存率在70%以上。

阅案评析

本案病理确诊为鳞癌，术后复发转移。瘤大如覆杯，翻花如石榴，溃烂疼痛，伴见口干面痛，进食困难，溲黄便秘，乃脾胃心肝火炽，热毒灼伤肾阴，脉络痰阻所致。舌红苔黄，脉细弦数，乃热炽阴伤之征。故拟养阴清热解毒，活血化瘀，内外合治为法。

便黄短。舌质红，苔薄黄，脉弦细带数。证属阴伤热炽，毒滞血瘀。立养阴清热解毒、活血通络化瘀之法。

处方一：太子参、何首乌、生地黄、黄精、女贞子各15克，沙参、牡丹皮、墨旱莲、蒲黄、天葵子各10克，白芍、土茯苓各12克，甘草、蛇蜕（焙）各5克，皂角刺炭3克。水煎服，每日1剂。

处方二：蛞蝓（鼻涕虫）、鼠妇（地虱婆）各等份，烘干，加冰片少量，研极细，撒布癌灶溃烂处。每日涂药4次。初涂痛重，坚持即缓。

内服"处方一"20剂，同时外用"处方二"，溃烂面已消平缩小，头痛缓解，病势即定，进食不感困难，大便通畅，尿转淡黄。坚持原方继续内服外涂。2个月后复诊，癌灶已全部平复，收口生肌，颌下淋巴结肿大也相继消失，口不渴，二便如常，舌质淡红，苔薄白，脉弦小缓。改用六君子汤加沙参、石斛，调理脾胃善后。3个月后复查，临床症状及肿块均消失，疗效巩固。

证治发微：唇癌属于中医学的茧唇范畴。《疮疡全书》（1569年）明确记载："茧唇者，此证生于嘴唇也……若肿起白皮皱裂如蚕茧，故定名曰茧唇也，始起一小瘤，如豆大，或再生之，渐渐肿大，合而为一，约有寸厚。或翻花如杨梅，如疙瘩，如灵芝，如菌，形状不一。"这些包括了唇癌的主要症状。早期如豆粒大小，继则向外发展，肿起，黏膜皱裂，描绘为"如蚕茧"很形象。中医学以此而命名该病为茧唇很有意义。特别是翻花如杨梅等的记载很像唇癌后来出现的菜花状溃疡型肿块，故可认为茧唇即是唇癌。本病病位在口唇。病因乃过食炙煿煎炒食物及酽酒厚味，长期反复刺激及灼伤嘴唇，与现代医学认为长期吸烟或暴晒过久甚为相似，加之思虑暴急，均致毒火内结，气滞血瘀，痰火注唇而成，累及脾、胃、心、肝、肾及其所属之经脉。胃足阳明之脉下循鼻外，入上齿中，还出挟口环唇。脾气通于口，脾之合肉也，其荣唇也。是故脾胃之经与唇相应。脾湿痰凝，胃火结毒，乘经而冲发，留注于唇，故成斯疾。心为火脏而主神明，思虑太过，则心火亢盛，传之于脾，母病传子；肾为水脏而济心火，心火独亢，则肾水不济，水不制火也。心手少阴之支脉，从心系上挟咽，肾足少阴脉直者，循喉咙挟舌本，二经皆通于口，口之荣唇也，故肾水枯竭，不济心火，则发为肾虚茧唇。肝足厥阴之支脉，从目系下颊里环唇内，思虑暴急，则肝经怒火，循经而径灼于唇，则瞿是病。亦可传脾而克之，木乘土也。

　　本案内服方用土茯苓入肝、胃二经以清热解毒，入络搜剔湿热之蕴毒，治"恶疮痈肿"；天葵子入脾经以清热解毒，消肿散结，排脓定痛；生地黄、牡丹皮、蒲公英入心、肝二经以清热解毒，凉血行瘀，消痈疮热毒，且生地黄、牡丹皮又入肾经以滋阴补水；蛇蜕入肝、脾二经，以毒攻毒，消恶疮肿。诸药合用，共达祛邪之功。辅何首乌、女贞子、墨旱莲、白芍、太子参、黄精、沙参以滋补肾水，补脾生血，共奏扶正之功。肾水补，脾血生，则火自除，热自清，瘀自化，肿自消矣。佐皂角刺引药直达病所，以建消肿托毒排脓之功，因其性锐力利，故炒炭为缓其性。外用方以蚯蚓、鼠妇各等份烘干，加冰片少许，研末外敷，以消肿敛疮，生肌止痛。全疗程仅 3 个月，临床症状消失，癌瘤全部平复而获得痊愈之效。

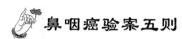 鼻咽癌验案五则

案一 ［薛盟治验］

　　马某，男，40 岁，杭州石油公司干部。1981 年 2 月 12 日初诊。

　　患者于 1980 年初大扫除时，突然鼻腔大出血，淅淅而下，经纱布填塞暂时控制。此后每隔数天即反复

薛盟，男，生于 1917 年，江苏南通市人。1939 年毕业于上海中国医学院，受秦伯未、严苍山、许半龙、余无言诸师教

诲。从医 60 余年。1940 年在上海创办《中国医药》杂志，任总编辑；曾任《浙江中医杂志》编辑，浙江省中医药研究所中医内科负责人。

[注] 鼻咽癌为我国多发肿瘤之一，占头颈部恶性肿瘤的首位。发病率以华南地区为高，在某些高发地区，发病率已居恶性肿瘤之首。发病年龄在 30—60 岁，男多于女，男女比例为 2.35：1。病理以低分化鳞状上皮细胞癌为最多（占 85.6%），未分化癌和较高分化癌都较少见。大体形态可呈结节型、菜花型、黏膜下型、浸润型和溃疡型。本病早期即可发生颈淋巴结转移，晚期可出现血行远处转移，如肺、肝及骨、关节转移等。对可疑病例须及时施行活检以确诊。由于鼻咽癌患者的 EB 病毒远较其他恶性肿瘤及正常人高，

发作，鼻道闭塞不通，1980 年 2 月经杭州市某医院五官科检查，发现左上软腭部耳咽管附近有结节状物存在，黏膜溃疡面不大。病理诊断：低分化癌。EB 病毒 VCA-IgA 抗体滴度：1：80，阳性。确诊为鼻咽癌。遂住肿瘤医院放射治疗 2 个月。出院后仍鼻腔少量出血。咽喉有梗阻感，吞咽困难，牙龈肿痛，口干，血象明显下降，白细胞 30×10^9/升（3000/立方毫米），血小板 $(50 \sim 60) \times 10^9$/升 [（50～60）$\times 10^3$/立方毫米]。脉弦细，苔灰腻少津，舌体胖大。证属邪毒上攻，气阴两伤，升降失司，血液妄行，发为鼻衄。立清热解毒、益气养阴、凉血止血之法。

处方：党参、白花蛇舌草各 30 克，重楼、干地黄、鱼脑石（先煎）、紫珠叶各 15 克，鲜石斛（先煎）18 克，天冬、麦冬、骨碎补各 10 克，辛夷 9 克。水煎服，每日 1 剂。

盖鼻咽为肺气出入之清窍，今邪毒上攻，浊不降则清不升，况气阴已伤，正其本，俾邪热之势得戢，血亦不致妄行矣。故拟上方投治。服上方调治 1 个月，鼻衄已止。不久，自觉胸闷心悸，眩晕头痛阵作，神疲乏力，干嗽咳痰不畅。此心气渐衰，热毒炽盛，肺阴被灼。仍以扶正祛邪两顾为宜。

处方：南沙参、北沙参、丹参、朱砂拌茯苓、蓇草、鱼腥草（后下）各 15 克，鲜石斛（先煎）18 克，党参 30 克，辰麦冬 10 克，五味子、蜂房各 9 克，川芎 7 克。水煎服，每日 1 剂。

上进药饵，诸症已解，惟头痛、鼻衄间作。拟对症投药，以缓其急。

处方：紫苏叶、小川黄连、蜂房、辛夷、蔓荆子各 9 克，制全蝎 5 克，山豆根 10 克，生地黄、白花蛇舌草各 20 克，生白芍、北沙参各 15 克，野菊花 12 克。

水煎服，每日 1 剂。

服后，头痛瘥。病程已历时 2 年 9 个月，各项见症互有进退，但眠、食、精神显有起色。至 1983 年 5 月，出现痰带血丝，喉间不时吐出脓性分泌物，口干灼热，左目视力锐减。复查 EB 病毒 VCA-IgA 抗体阳性，提示癌细胞又在活动。拟犀角地黄汤加味，以抑制病情发展。

处方：广犀角片（代，先煎）、生地黄各 20 克，生白芍 15 克，牡丹皮、玳瑁片（先煎）各 9 克，天冬、麦冬各 10 克，香茶菜、边条参、生黄芪各 50 克，川贝母粉（吞）6 克，六神丸（吞）10 粒。水煎服，每日 1 剂。

连服 15 剂，痰血及脓性渗出物完全消失，余症亦次第好转。后去六神丸，嘱常服喉炎丸［主要成分有犀角（代）、珍珠、熊胆（代）、牛黄、麝香、蟾酥、黄连、制硼砂等］及羚羊角粉（代）；配合煎方以参、芪益气，归、芍补血，沙参、石斛、二冬养阴，香茶菜、白花蛇舌草、蜂房等制癌，并加山豆根、马勃、射干等引经药，宜随症加减。中医治疗近 2 个月余以来，病情基本稳定。

1984 年 2 月随访，临床症状消失，至此已存活 3 年健在。

医家原按：本案经放疗后，真阴被劫，热势窜扰无度，故出现鼻衄、头痛、胸痹、心悸、咳嗽等合并证候。尽管病情复杂，"病千变，药亦千变"，终能发挥中医辨证施治的特色，达到缓解病情的目的。

案二［张鹏举治验，张征整理］
赵某，男，34 岁，包头钢铁厂工人。1974 年 1 月 20 日初诊。

患者 1971 年 2 月左鼻孔出血，颈部有杏子大肿块，本厂医务室和包头市某医院均认为是淋巴结核，治疗 1 个月无效。嗣后于 1971 年 3 月在内蒙古某医院诊断为鼻咽癌。并于 1971 年冬在北京某医院住院放疗 3 个月，肿块消失，但病情反复发作。3 年内去北京治疗 3 次。

VCA-IgA 抗体测定已作为普查及治后监护的手段。现代医学对本病以放射治疗为主，放疗后 5 年成活率为 50% 左右。本病病因尚未明确，经研究表明，与遗传、病毒及环境因素有关，特别是与 EB 病毒有密切的抗原性关系，从癌肿活体组织培养的淋巴母细胞中可分离出 EB 病毒。

张鹏举（1916—1988 年），男。早年投师于塞北名医张鸿儒，熟读岐黄，临证详诊细察，辨证精当。凡病主张辨证论治，溯本求源，故疗效卓著。长于内科杂证的治疗，兼事妇科。曾历任榆林县医院中医科主任、中华科普协会特约研究员、榆林地区中医院副院长、陕西省中医学会副会长、陕西省妇科分会会长、陕西省政协委员、全国中医学会理事等职。

 阅案评析

本案火郁日久，气血失畅，凝结成癌，故"处方一"用连翘散十二经血凝气聚；金银花解毒散结；牛蒡子味苦清上热；贝母辛散肺郁，散结泄热；配白芷和利血脉；夏枯草、紫花地丁、山豆根、山慈菇解内热，散结，消痈肿；百草霜、侧柏炭凉血消瘀；蛇蜕引诸药攻积散结。"处方二"黄石蚣丹破瘀血，消肿痛，化痰涎。"处方四"以血竭行瘀活血；朱砂入血分解毒；胆矾发散风火；蟾酥味辛气热，可拔毒消痈；麝香辛香走散，通行十二经；配京墨消肿行瘀，祛瘀生新，合而获效。

1974年1月7日内蒙古某医院诊断为鼻咽癌头部转移。1974年1月18日某县医院五官科检查示：左面部上弓下、头中部、前至目，后至耳后5厘米广泛肿大，以放疗处为中心，皮肤发硬，色变暗黑，有横行纹沟，皮肤无溃烂。鼻内镜检：靠左耳上方有1～1.5厘米边界不清之肿物，表面坏死，呈灰白色假膜，无出血。诊断：鼻咽癌头部转移。最后，北京某医院认定病属晚期，再无良法。患者心情悲观，回家探亲，前来求诊。

刻诊：面目皆肿，左腮坚硬，皮肉不变，局部发紫，左臂麻木疼痛，体倦耳鸣，口张二指，龃龉不灵，咽内黏痰特多，进食如常，舌红苔薄，脉象沉涩。证属肺经火郁，气血郁滞，凝结成癌。内外合治。内以清热解毒，开上宣郁，咸降滋阴；外以拔毒消肿。

处方一：金银花15克，连翘、牛蒡子、夏枯草、侧柏炭、紫花地丁各10克，贝母、漏芦、白芷、山豆根各6克，蛇蜕2克，百草霜、山慈菇各3克。水煎服，每日1剂。

处方二：雄黄25克，硼砂30克，蜈蚣50条。共研细末，蜜丸梧子大（方名"黄石蚣丹"），分1个月服之，每天随汤药2次进下。

处方三：牛黄2克，黄连、侧柏炭、西红花各15克，黄芩、栀子、硼砂、犀角（代）、石菖蒲各10克，郁金、雌黄各6克，朱砂、珍珠、羚羊角（代）各5克，麝香3克，焙蜈蚣50条，玄明粉30克。共研细末，蜜丸，每丸3克，早、晚各1丸，含化。

处方四：血竭、胆矾、蟾酥各3克，朱砂、麝香各2克，京墨10克。共研细末，调膏外敷。

二诊：内服"处方一"6剂并黄石蚣丹及外敷药后，左腮部摸之已软，但仍感头痛、脸肿、麻木、疼痛并发痒，吐黄稠痰块，口唇发干，诊脉沉涩。继予内服"处方一"去蛇蜕、百草霜，加半枝莲30克。水煎服，每日 1 剂。同服黄石蚰丹。外用如前。

三诊：继服上方 20 剂，脸部发紫转为黄色，坚硬肿块渐渐缩小，推之能动，头痛减轻，进食如常，休息尚佳，舌润口和，二便自调，惟鼻涕发黄带血，诊脉沉弦而涩。患者要求回家治疗，继以内外皆治之法，内服"处方三"，外用如前。经治临床症状好转。治后存活 2 年，后因肿瘤脑转移死亡。

证治发微： 本案患者因放疗失败，病情反复，心情悲观，致肺热肝郁火盛，痰火瘀滞结毒已深，进入晚期，则面目皆肿，颈块坚硬，臂麻疼痛，张口受限，龃龉不灵，咽内痰甚，胃气尚存，但痰涎壅盛，故纯用清解消痰为主，内外合治，以冀祛邪存正。内服剂中，清热解毒用金银花、连翘、紫花地丁、黄连、黄芩、栀子，"处方一"中佐白芷开上宣郁，蛇蜕引药达所；以毒攻毒用黄石蚰丹（《济生拔萃方》不二散即用蜈蚣同雄黄配伍，疗毒恶疮，此又加硼砂化痰消肿，乃张老古为今用之发挥）；凉血、化瘀、止血用侧柏炭、百草霜、红花；消痰散结、咸降软坚用夏枯草、牛蒡子、贝母、漏芦、山豆根、山慈菇、硼砂、玄明粉；凉血解毒、开窍豁痰、息风定惊用牛黄、犀角（代）、羚羊角（代）、石菖蒲、郁金、麝香、朱砂、珍珠等，以防癌毒入脑，辅以外用方拔毒消肿。治后获显效，存活 2 年，终因癌毒已深，脑转移而死亡。

案三 ［段凤舞治验，赵田雍、王惠勤整理］

孙某，男，35 岁，北京市人。 1967 年 9 月 18 日初诊。

患者于 1967 年 2 月出现鼻塞，并时有头痛，未加注意，延至 9 月初出现鼻衄。经北京某医院病理诊断，确诊鼻咽部鳞癌，遂来我处诊治。

刻诊：头痛鼻塞，形瘦纳差，乏力体倦，左颌下淋巴结肿大约 1 厘米×2 厘米大小，质硬。舌质红，舌

段凤舞，男，生于1920 年。擅长中医治疗各种肿瘤及中医外科。段老长期从事中医治疗肿瘤的临床与理论研究，对治疗各种肿瘤及其放疗、化疗不良反应积累了丰富、确

有疗效的科研、临床经验。《段凤舞肿瘤积验方》反映了他在肿瘤研究方面的成就。

阅案评析

患者已存活16余年，创中医治疗恶性肿瘤之伟绩。肝之为病，不仅治肝，当以实脾滋肾同用。脾实则肝木无以相乘，肾滋则肝阳无以上亢，使肝气恢复柔和条达之本性，其病自愈。

苔薄黄，脉弦细。证属土虚木乘，肝阳上扰。立柔肝潜阳、健脾治本之法。

处方：钩藤、生蔓荆子、当归、白芍、党参、玉竹、桑枝、桑叶、苍耳子、白蒺藜、生黄芪、炒白术、远志、酸枣仁各9克，天麻6克，大枣5枚。水煎服，每日1剂。

1967年12月8日二诊：服上方3个月，并用放疗，头痛减轻，精神好转，仍鼻塞，左侧鼻衄较甚。舌苔薄黄，脉仍弦细。肝阳未平，肺热又炽，宗原法再佐清肺止血之味治之。

处方：天麻、钩藤、桑叶、阿胶珠、全当归、重楼、生牡蛎各9克，金银花、生黄芪各15克，白茅根、仙鹤草各30克，玉桔梗、小蓟炭各6克，川芎6克。水煎服，每日1剂。

1968年1月18日三诊：鼻衄已止，鼻塞流涕，前额跳痛，气短乏力，纳谷不馨，脉细苔薄。中焦运化无力，又热毒为患，上扰清阳，当扶正祛邪同施。因不能忍受放疗而中止放疗。拟汤丸并进之法合而治之。

处方一：生黄芪60克，潞党参、云茯苓、生地黄、麦冬、杭白芍、杭菊花、天花粉、生牡蛎、苍耳子、全蝎各9克，炒白术、桑寄生、重楼各15克。水煎服，每日1剂。

处方二：黄药子、重楼各60克，山豆根、夏枯草、败酱草、白鲜皮各30克。诸药共为细末，炼蜜为丸，每丸6克，早、晚各服9克。

四诊：纳谷转香，头痛仍甚，午后为著，甚则不能低头，腰酸腿软，脉细苔薄。肾水亏损，水不涵木，治宜滋水涵木。

处方：野菊花、生地黄、粉丹皮、云茯苓、蔓荆子各 9 克，枸杞子、钩藤、灵磁石各 15 克，淮山药、桑椹、白蒺藜各 12 克，细辛 3 克，白芷 6 克。水煎服，每日 1 剂。

另：蜈蚣 1 条，冰片 0.6 克。共研细末，和匀，取少许外贴头痛处。

五诊：头痛减轻，口苦心烦，下肢酸沉无力，脉弦细，苔薄黄。守前法加大清肝之力，以冀巩固。

处方：生何首乌、土茯苓各 30 克，冬桑叶、杭菊花、蔓荆子、莲子肉、叉石斛、炒栀子、远志肉、焦山楂、焦麦芽、焦神曲各 10 克，女贞子、灵磁石、太子参各 25 克，苍耳子 15 克，龙胆、细辛各 3 克。水煎服，每日 1 剂。

服上方并随症加减，临床症状显著好转，至 1983 年 10 月已存活 16 年余，仍在门诊随治，间断服药。

证治发微：患者症见鼻塞头痛，鼻衄颌肿，放疗不能忍受而形瘦纳少，体倦乏力，舌红苔黄，脉弦细，乃土虚木乘，肝阳上扰，肺热内炽，肾水不涵所致。故拟抑肝扶脾、清肺滋肾、扶正祛邪之法治之。养血柔肝平阳选用当归、白芍、天麻、钩藤、桑叶、菊花、夏枯草、蔓荆子、蒺藜、远志、磁石、酸枣仁；健脾益气扶正用党参、黄芪、白术、大枣、玉竹、茯苓、山药、莲子、石斛；清热解毒抗癌选用金银花、重楼、黄药子、败酱草、白鲜皮、土茯苓、生何首乌、龙胆、栀子、全蝎、蜈蚣等；益肾滋水涵木用生地黄、牡丹皮、桑寄生、栀子、桑椹、女贞子；凉血止血用白茅根、仙鹤草、小蓟、阿胶珠；消痰软坚用生牡蛎、山豆根；引药入肺通鼻选用苍耳子、桔梗、细辛、白芷。段老辨证紧凑，用药平和，扶正祛邪并进，长期间断给药，故获显著远期疗效。

医海拾贝

【三虫汤治鼻咽癌】夏枯草、海藻、礞石各 30 克，昆布、钩藤各 24 克，赤芍 15 克，蜂房、苍术各 12 克，桃仁、白芷、生南星（先煎）、制远志、菖蒲、地龙各 9 克，蜈蚣 9 条，全蝎 6 克。先煎生南星 2 小时后，再放入其他药物共煎，每日 1 剂，煎 2 次分服。功效：清热解毒，化痰散结。主治：鼻咽癌。该方对鼻咽癌患者症状缓解有较明显疗效。（《段凤舞肿瘤积验方》）

中医名家肿瘤证治精析（增补第3版）
六十六位中医名家肿瘤医案传真

赵金铎（1916—1990年）。男，出身于中医世家，弱冠之年已名噪乡里。1954年奉调至中国中医研究院参加建院工作，建院后曾担任中医研究院医史研究室副主任、广安门医院内科主任、内科研究室主任、副院长、学术委员副主任、研究员，是国家级名老中医。还曾担任中华全国中医学会副秘书长、中医理论整理研究会副主任委员等职。

阅案评析

本案之治，即依照辨证论治的基本法则，以益气养阴之剂扶正培本，酌加具有解毒、抗癌、消炎作用的重楼、鱼腥草等取得了满意的疗效。虽属千虑之一得，亦借此足以说明，辨证与辨病相结合，辨证论治与专方专药相结合，是攻克肿瘤难关，不断丰富和发展辨证论治指导原则的重要途径之一。

案四［赵金铎治验］

周某，男，42 岁，贵州安顺某厂冶金科干部。1980 年 5 月 5 日初诊。

患者经贵阳某医院及北京某医院病理诊断确诊为鼻咽癌后，即来京于某医院做放射治疗。1 个疗程后，因发生口苦咽干、张口困难、语言难出等症而终止放疗，前来求中医诊治。自感口中干涸难忍，外出时必须携带小水瓶，时时以水润口，否则舌体木涩，难以转动。不时咳唾脓血性分泌物，并出现两次大吐血。口腔黏膜遍生溃疡，灼热疼痛。头晕耳鸣，睡中易惊，心悸胆怯，惴惴不安。小便微黄，大便微溏。舌鲜红少苔，舌面龟裂少津，声音低怯嘶嗄，面色黧黑萎黄，脉弦细无力。证属热壅上焦，熏灼煎熬津液，心肺俱伤，气阴两虚。立益气养阴、清热解毒、标本兼顾之法。

处方：生晒参、牡丹皮、侧柏炭、百合各 9 克，玄参、南沙参、北沙参各 15 克，鱼腥草、藕节各 20 克，重楼、生甘草各 6 克。水煎服，每日 1 剂。

守服上方 20 剂，鼻咽腔脓血性分泌物减少，口苦咽干之症消失，外出已不需携带水瓶，语声洪亮，体魄皆感明显恢复。惟胃脘嘈杂，口中木然乏味，大便稀溏，微觉形寒畏冷。舌红少苔有裂纹，脉弦细而数。乃气阴渐复，胃气不和，故于前方中再加益气建中之生薏苡仁 30 克，砂仁、豆蔻各 3 克，山药 20 克，黄芪 15 克与服。服至 7 剂，嘈杂、便溏、形寒之症著减。嘱其以此方配制丸药带回原地，坚持服用。并定期以信函往来的办法指导其调养。

随访，临床症状消失，1981 年经北京某医院检查，双耳及鼻部无异常，咽部轻度充血，双侧扁桃体不大，双咽鼓管清晰可见，咽隐窝光滑，未见肿物，余（一）。后追访，存活 4 年健在。

证治发微：患者放疗后口苦咽干，黏膜溃疡，灼热疼痛，咳唾脓血，头晕耳鸣，心悸胆怯，溲黄便溏，舌体木涩，舌质鲜红少苔，舌面龟裂少津，脉象弦细无神。证属心肺热盛，煎熬津液，气阴两伤，胃气受损，故主益气养阴、健脾益胃、清热解毒、标本兼治之法。药用生晒参、黄芪、玄参、沙参、百合益气养阴；山药、砂仁、豆蔻、薏苡仁健脾和胃；酌加鱼腥草、重楼清热解毒；牡丹皮、侧柏、藕节凉血止血。全方药性平稳，以扶正为主，祛邪为次，正胜则邪祛病愈矣。治后存活 4 年健在，继以原方配丸药长服。

赵老曾指出，在浩如烟海的中医学文献中，早有专方专药治病的记载，如茵陈退黄，常山截疟，使君子杀虫，半枝莲治毒蛇咬伤……现代临床及实验研究又发现了大量具有抗癌、降血压、抗过敏、抗炎等作用的中药和方剂，更丰富了专方专药的内容。诚然，专方专药不能代替辨证论治，然足以成为辨证论治的重要补充。

案五 ［文琢之治验，艾儒棣整理］

杨某，男，61 岁，四川省成都市人。 1977 年 9 月 26 日初诊。

右颈部包块 6 个月，伴鼻出血 3 个月。患者于 1976 年底，无意中发现右颈部包块，经四川某医院病理检查，乃鼻咽部上皮样癌。放疗后，包块由鸭蛋大小而消失。6 个月来包块复现，且渐渐长大，近 3 个月右鼻常出血，消瘦。1977 年 9 月成都某医学院临床检查：右颈部胸锁乳突肌中份包块，质硬，不活动，位深，表面不光滑，大小约 4 厘米×3 厘米，右鼻内尚有血痂。建议改用中药治疗。

刻诊：面色少华，形体消瘦，乏力声低，食少眠差，二便正常，右颈部包块疼痛，近 1 个月来增大明显。舌质淡红，苔薄白，脉弦细。证属气血两虚，血瘀

文琢之（1911—1991 年），男，四川省射洪县人。10 岁即从师四川名医释灵溪，继承了释灵溪治疗内外科病证和杂证经验，以及各种膏丹丸散的制作技术。曾任中医师公会和全国中医师公会联合会理事、四川省医药学术研究会、四川省中医师公会常务理事等职。

毒凝，发为失荣。立补益气血、和营解毒、软坚散结之法。拟八珍汤加减治之。

处方：黄芪、党参、淮山药、半枝莲、牡蛎各30克，茯苓、当归、大蓟、小蓟、赤芍、淡海藻、淡昆布各15克，白术、陈皮、地龙各10克，仙鹤草、玄参各20克，甘草3克。水煎服，每日1剂。

二诊：服上方8剂，纳增痛减，鼻血减少，余症同上，病势微有起色，宜守方再进。加山慈菇10克，继服。

三诊：又服12剂，鼻血已止，包块未增大，精神较前明显好转，面部仍苍白少华，体重未继续减轻。上方去大蓟、小蓟，继服。另服消核浸膏片，每日3次，每次3片（消核浸膏片是文老经验方，治疗多种肿瘤有效。本品临床研究获1982年四川省重大科技成果奖）。汤片并进，至1978年8月10日复查，右颈包块消失，面色红润，体重增加。

随访，临床症状及包块消失，2年后复发，继用中药施治。至1984年2月已带癌存活6年5个月。

证治发微：因放疗后病情复发，右颈肿块明显增大，伴有鼻衄，面色少华，形体消瘦，声低乏力，食少不寐，舌淡苔薄，脉弦细。乃气血两虚，血瘀毒凝之证。故拟补益气血、和营解毒、软坚散结为治。方拟八珍汤加黄芪、山药、玄参补益气血，养阴和营；大蓟、小蓟、仙鹤草化瘀止血；牡蛎、昆布、海藻、地龙、山慈菇软坚散结；半枝莲解毒抗癌。全方亦重在补益扶正，少佐抗癌攻伐，故能长期服用，以达"法正，药缓，力均"之效而病愈，已存活6年。

结语

在中医学历代医书中，有许多类似鼻咽癌不同阶段产生不同症状的描述，可属鼻渊、鼻衄、鼻齆、耳鸣、控脑砂、上石疽、失荣等证范畴。《素问·气

阅案评析

文老治肿瘤包块，喜用调其气血、疏肝散结之品，不主张用峻猛之剂。因肿瘤非一日所生，其形之消亦非一二日之功，需长期服用药物。峻猛之品发病虽力足，短期运用尤为可谋，若长期使用，正气堪虑，如正气一失，肿瘤之物何能消？生命之延长从何谈起？因此多采用扶正驱邪之法，法正、药缓、力均，可长期使用。留得一分正气，则有一分生机，此乃治肿瘤之要法也。

厥论》曰："鼻渊者，鼻涕下不止也，传为衄蔑瞑目。"此处说鼻渊可传为鼻衄，并使目暗（瞑目），与鼻咽癌向邻近窦腔扩展，侵犯视神经而出现复视或视物模糊等表现吻合。明代王肯堂《证治准绳》曰："鼻塞久而成齆。"王纶在《明医杂著》中说："耳鸣证，或鸣甚如蝉，或左或右，时时闭塞，世人多作肾虚治不效，殊不知此是痰火上升，郁于耳中而鸣，郁甚则壅闭矣。"说明此耳鸣并非肾虚所致，而是痰火所生，可能是鼻咽癌的耳鸣闭塞之症。《医宗金鉴》中"鼻中淋沥腥秽血水，头眩虚晕而痛""必系虫蚀脑也，即名控脑砂"，此述与鼻咽癌所引起的头痛类似。又曰："上石疽，生于颈项两旁，形如桃李，皮色如常，坚硬如石，臖痛不热……此证初小渐大，难消难溃，既溃难敛，疲顽之证也。"明代陈实功《外科正宗》云："失荣者……其患多生肩之已上，初起微肿，皮色不变，日久渐大，坚硬如石，推之不移，按之不动，半载一年，方生阴痛，气血渐衰，形容瘦削，破烂紫斑，渗流血水，或肿泛如莲，秽气熏蒸。"这些证候与鼻咽癌颈淋巴结转移的症状非常相似。

中医学认为，鼻咽癌的主要病机为肺热痰火及肝胆毒热上扰，痰火瘀血互结所致。盖肺主气，其经手太阴之脉也，开窍于鼻，肺和则鼻气通利。肺气不和则上焦热盛，肺热乘于太阴之经而蕴积于鼻，迫血离经而鼻衄；气血凝滞，津液停结，变生疮疽，则鼻塞成齆。肝足厥阴之脉，循喉咙之后，上入颃颡，忧思恚怒，则肝气郁结，肝火上逆，熏灼颃颡；又肝胆之脉相连，肝病则胆必受累，肝胆毒热，移行于脑，则为鼻渊、脑砂。胆足少阳之脉下耳后循颈至肩上，其支者，从耳后入耳中，郁火灼津液为痰，痰火上结，郁于耳中，出现耳鸣闷塞；痰火搏于少阳，阻塞经络，日久血瘀，痰火瘀

综观各案，其临床上均见不同程度之鼻衄、鼻塞、头痛、耳鸣及颈项肿块等鼻咽癌的典型表现，病机与"肺热痰火及肝胆毒热上扰，痰火瘀血互结"相符。经放射治疗，耗气灼津劫液，出现不同程度的气阴两虚之证，故五案中仅"案二"纯用清消攻邪、内外合治之法，其余四案均采用清消益养、扶正祛邪之内治法而效彰，兹简辨之。

阅案评析

治疗恶性肿瘤，亦应辨证施治。本组各案虽属同病，总病机大体相同，但各案又有痰涎壅盛、气阴两伤、土虚木乘、胃气受损、气血两虚之别。故各拟清解消痰、益气养阴、抑肝扶脾、健脾益胃、补益气血为主法，辅以解毒抗癌、凉血止血、软坚消肿等不同治法，各获其效，此即同病异治。又因肿瘤非一日形成，癌毒蕴积日久，必大量耗伤人体气阴，故抗癌消瘤亦非一日之功，需长期用药。因此，扶正祛邪乃治癌第一要法也。正如文琢之教授所说，"留得一分正气，则有一分生机"。同病异治，扶正祛邪，乃中医治疗肿瘤之特色和优势，医者必明鉴而扬之。

血互结，形成肿块，而成上石疽、失荣。故治疗应以清消为主。

本组验案五则，患者均为男性，年龄34—61岁，均经病理检查而确诊。其中1例（案一）测定EB病毒VCA-IgA抗体阳性。2例出现头颈部转移（案二，案五）。5例均接受放射治疗后改用中医疗法，而获较好疗效。除1例治后存活2年因脑转移死亡外，余4例治后随访已分别存活3年、4年、6年、16年，并在继续治疗中。

譬如"案一"，患者因突发鼻衄、鼻塞成魈，放疗后虽衄血减少，但口干咽阻，吞咽困难，牙龈肿痛，血白细胞及血小板下降，舌胖少津，脉弦细。乃邪毒犯肺，放疗劫阴，气阴两伤，升降失司，瘀血内阻，血热妄行，发为鼻衄之证。故拟清热解毒、益气养阴、化瘀生新、凉血止血、宣肺清肃、扶正祛邪为法。内服4方中，清热解毒酌用白花蛇舌草、重楼、鱼腥草、黄连、香茶菜及六神丸、喉炎丸等（现代药理研究，白花蛇舌草、重楼、香茶菜及六神丸均有抗癌作用）；以毒攻毒用露蜂房、全蝎合蔓荆子、野菊花散风热止头痛；益气养阴用党参、生地黄、石斛、天冬、麦冬、沙参、五味子、白芍、黄芪；凉血止血用犀角地黄汤，加玳瑁以增清热凉血之功；化瘀止血用紫珠叶、骨碎补、丹参（现代药理研究，紫珠叶可使血小板增多，出血时间、血块收缩及凝血酶原时间缩短）。骨碎补性降，补肾而收浮阳，《开宝本草》谓其"主破血止血"，《本草求真》称其"破瘀生新"，此薛老治疗鼻衄之独特经验。前3诊方中的鱼脑石、辛夷、萹草、紫苏叶4味，在方剂组成中均属使药，但起着重要的作用。鱼脑石、萹草利尿通淋，辛夷、紫苏叶入鼻宣肺，水道得通，浊气得降，清气自升，肺气通调，升降相依，宣肃有序，则血自止矣。又《本草

《汇言》谓鱼脑石"治久年脑漏",故得一箭双雕之效。经治终获痊愈,治疗后存活3年健在,仍在治疗中。

喉癌验案三则

案一 ［刘炳凡治验］

王某,男,61岁,老红军。

1973年因患声音嘶哑,喉部隐痛,吞咽时有异物感,经湖南某医院病理检查确诊为喉癌。曾去广州某医院放疗,因白细胞减少,体力不支,病情未改变,于1973年4月回湖南就诊中医。

刻诊:披裂水肿,假声带充血,咽后壁滤泡密布,右颈淋巴结2厘米×2厘米,右胸闷痛,咽干口燥,眠食俱差,大便干结,小便黄赤。舌质绛红无苔,脉弦细带数。证属肾阴亏损,虚火上炎。立滋阴降火、理肺清咽之法。

处方:太子参、生地黄、女贞子各15克,沙参、牡丹皮、墨旱莲、白芍各10克,甘草、冬虫夏草、川贝母各5克,木蝴蝶3克,藏青果(另噙咽)。水煎服,每日1剂。

上方每日服1剂,治上焦如羽,嘱每隔2小时服1次,小量呷服。并针对其悲观情绪,反复讲解毛泽东主席给王观澜同志的信,以增强其战胜疾病的信心。连服40剂,喉痛减轻,声音渐出,吞咽不困难,情绪乐观,大便已不结,小便淡黄,舌质转淡红而润,仍无苔,脉弦细不数。原方去生地黄、牡丹皮,加熟地黄15克,淮山药、金樱子各12克。又服30剂,病情进一步好转。1974年7月经湖南某医院复查,喉部基本良好,声带变白,披裂未见异常。根据下肢冷感、便溏、小便夜多、腰酸、膝软

阅案评析

中医学认为,心理、社会因素对疾病,包括肿瘤病的发生、发展有极大的影响。因此,必须在加强中医学研究的同时,加强精神医学和社会医学的研究。这在《黄帝内经》中早已指出:"恬淡虚无,真气从之,精神内守,病安从来。"毛

泽东主席给王观澜同志的信："既来之，则安之，自己完全不着急，让体内慢慢产生抗力，与它作斗争。直至战而胜之。"战胜肿瘤，国外学者曾详查了1900—1965年所报道的世界文献，在65年间有176例经病理组织学确诊无疑的多种癌瘤，而得到自然获愈的"脱癌"。本案即用鼓舞患者战胜癌症的斗志，让患者了解精神心理因素对疾病的作用，使患者精神振作，配合药物治疗而获愈。

等症状，为阴损及阳，治宜柔剂养阳。用金匮肾气丸去桂枝加牛膝、菟丝子，蜜丸梧桐子大，每服30丸，日夜4次。连服3个月后，下肢冷感等症消失，语音嘹亮，吞咽无阻。每年秋、冬，仍间服中药，心情乐观。

随访，临床症状完全消失，至1984年3月已存活11年健在，疗效巩固。

证治发微：患者症见声嘶、喉痛、吞咽异物感，放疗后体力不支，白细胞减少，咽干口燥，颈部肿块，不寐纳差，便结溲黄，舌质绛红无苔，脉弦细而数。乃肾阴亏耗、虚火上炎之证，故拟滋阴降火，理肺清喉为法。药用生地黄、熟地黄、牡丹皮、女贞子、墨旱莲、白芍、山药、金樱子等补肾滋阴以降火，太子参、沙参、冬虫夏草、川贝母、木蝴蝶、藏青果等滋阴补肺以清咽。以"每隔2小时服1次，小量呷服"法给药，使药物停留喉咽部位时间延长，药力直达病所，药效持久，是刘老治疗喉科疾病内服给药法的特点，对提高疗效起着较好的作用。故仅服药40剂，阴液已复，虚火已降。但中医学认为，阴阳互根，阴虚常损及阳，见肢冷便溏、夜尿增多、腰酸膝软，故用金匮肾气丸去桂枝加牛膝、菟丝子以柔剂养阳，而防再损及阴。经曰"壮火食气，少火生气"，此之谓也。终使阴平阳秘，癌肿消失而愈。每年秋、冬，间服中药，获存活11年仍健在的显著远期疗效。

案二［王泽时、鲍严钟治验］

张某，男，49岁，辽宁省营口市工人。1970年8月18日初诊。

发音嘶哑，语言困难6个月。1970年8月经沈阳某医院五官科喉镜检查示：右侧声带指头大肿块。

病理报告：鳞状上皮癌Ⅱ级。舌质红，苔薄黄，脉象滑数。证属热毒灼喉，炼液为痰，凝而成肿，阻塞音门，发为失音。立清热解毒、软坚消肿佐以养血活血之法。

处方：白花蛇舌草、藤梨根各60克，虎杖、生薏苡仁各15克，水杨梅根、白英、威灵仙、牡蛎、海藻各50克，金银花12克。水煎服，每日1剂。

1970年11月24日二诊：连服上方3个月，以清热解毒、软坚消肿为治，声音嘶哑好转。上方加当归、党参、白芍、延胡索、白芷、山豆根等，以冀益气养血，活血消肿为用。

处方：白花蛇舌草、藤梨根各60克，虎杖、生薏苡仁各15克，水杨梅根、白英、威灵仙、牡蛎、海藻各50克，金银花12克，当归、党参、白芍、延胡索、白芷各9克，山豆根6克。水煎服，每日1剂。

1971年1月8日三诊：声音恢复，精神亦好。效不更方，为巩固疗效，上方改为每周服3～5剂。

再以上方服至1971年5月，发音完全正常，肿块消失。1971年1月8日沈阳某医院五官科喉镜复查示：右侧声带处肿瘤消失，披裂运动良好。1971年4月6日上海某医院五官科镜示：披裂运动良好，未见赘生物。1971年4月10日浙江省某医院五官科镜检：咽喉部未见肿块。患者后来自动停药2年左右，于1975年6月复发，行气管切开术，带气管插管，丧失说话能力，同年9月死亡，存活5年余。

证治发微：患者因风热袭肺，肺热灼喉，炼液为痰，痰火毒结，而致喉痹，故见喉部肿块，声嘶难言，舌红苔黄腻，脉滑数的典型肺热之证。

医海拾贝

【平消丹合豆干汤治喉癌】平消丹：枳壳30克，干漆（炒）6克，五灵脂15克，郁金18克，白矾18克，仙鹤草18克，火硝18克，制马钱子12克。用法：上药共研细末，水泛为丸，每次1.5～6克，1日3次，温开水送下。豆干汤：露蜂房9克，蛇蜕9克，全蝎9克，射干9克，山豆根9克，桔梗9克，石斛9克，麦冬15克，沙参30克，玄参18克，生甘草3克。用法：水煎服，每日1剂。分2次服。功效：清热解毒，化瘀祛痰，滋阴润燥。主治：喉癌（《中医癌瘤学》，中国百年百名中医临床家贾堃经验方）

阅案评析

这一教训告诉我们，无论良性肿瘤或恶性肿瘤，瘤消痊愈后，仍应坚持长期间断服药，以防癌毒复发，方可获远期疗效。

林芹璧，女。1957年于青岛医学院毕业，1953年开始学习中医，1960年于南京中医学院西学中班毕业。后入河南科技大学医学院任教授、主任医师，曾是该院中医教研室主任及肝癌科研小组主要负责人之一。林老致力于恶性肿瘤临床研究近50年，具有独到的学术见解和丰富的临床经验。

故治拟清热解毒，化痰散结，软坚消肿。药用白花蛇舌草、藤梨根、水杨梅根、白英、虎杖、金银花等以清热解毒抗癌，威灵仙、牡蛎、海藻、薏苡仁、山豆根等化痰散结消肿。威灵仙被奉为治风湿痹证之良药，但《本草图解》谓其"消痰水破坚积"，故本案用治喉痹，取其消痰破积之功。为防癌毒耗气损血，故加用党参、当归、白芍、延胡索、白芷等以益气养血，活血消肿，而奏扶正祛邪之效。经喉镜检查，肿块消失，发育正常而愈。治疗后存活5年余，因自行停药2年，复发后死亡，实可憾也！

案三 ［林芹璧治验］

周某，男，72岁，农民。1972年6月20日初诊。

声音嘶哑3个月余，1972年6月12日经河南某医院病理诊断：喉部鳞状上皮细胞癌。病初咽干口渴，喉部似有物阻，干咳阵作，声音嘶哑，逐日加重。1972年经河南某医院耳鼻咽喉科临床检查，发现左侧声带有花生米大肿瘤1个，病理确诊为喉癌。活检后9天，喉颈部疼痛难忍，咽干口燥益甚，连水也极难咽下，曾注射博来霉素（争光霉素）未效，前来就诊。

刻诊：现声音全失，精神抑郁，周身乏力，头昏眼花，脸面青黄，两颊潮红，咳嗽气短，吐黄白稠痰，大便已7天未解。颈部两侧淋巴结如花生米大数个，质硬不活动，压痛明显，肋间隙变宽，心界略小，有散在性干鸣。舌质绛，舌苔黄白厚腻，脉滑数。素嗜烟酒，既往有慢性支气管炎及肺气肿病。此肺中痰热蕴蒸，壅塞气道，肺失肃降，熏燎咽喉所致。治宜先清肺泄热，攻下存阴，引火归原；继则养阴生津，健脾润肺。

处方一：白花蛇舌草60克，山豆根、黄芩、生地黄、连翘、北沙参、生大黄（后入）各30克，玄参21克，天花粉、金银花各25克，莪术9克，生栀子12克，桔梗、昆布、海藻、玄明粉（分冲）各15克，肉桂3克（后入），核桃枝、柳枝各60克。水煎服，每日1剂。

处方二：北沙参、天花粉、土茯苓、玄参、紫草根各30克，天冬、麦冬、生地黄、白茅根、百合各15克，板蓝根、石斛各24克，山豆根、当归各21克，栀子18克，甘草9克。水煎服，每日1剂。

处方三：北沙参、石斛各18克，天冬、麦冬、生地黄、熟地黄各9克，天花粉12克，黄精、板蓝根、山豆根各15克，太子参、紫草根各24克，土茯苓30克，玄参21克。水煎服，2日服1剂。

处方四：柳枝、核桃枝各30克，桔梗12克，甘草6克。泡茶频饮。

二诊：服"处方一"2剂后，喉部疼痛消失，已能发音，头晕减轻，大便次频，便下泡沫状黏条样物极多。舌质红，苔黄白少津，脉沉数。于"处方一"去生大黄、玄明粉、肉桂，加女贞子21克。

三诊：又服4剂，发音已完全复常。经某职工医院及洛阳市某医院五官科检查，肿瘤消失，声带上留有少许瘢痕。颈部淋巴结缩小如黄豆大，压痛不著。舌质稍红，有裂纹，脉微数。治拟清肺泄热，养阴生津。改服"处方二"。

四诊：服"处方二"6剂，病情稳定，惟口咽稍干，夜欲饮水，头晕气短，舌质稍红，右脉濡，颈部淋巴结（－）。治宜健脾润肺。拟服"处方三"。另拟"处方四"，泡茶频饮，以善其后。患者共服药20余剂，临床症状及肿瘤和癌细胞均消失。经洛阳市某医院五官科行直接喉镜检查：咽喉已不红，未发现肿瘤，左声带边留有少许瘢痕；擦咽喉部上皮做细胞学

阅案评析

本案确诊为喉癌，活检后9天，喉颈疼痛不堪，颈部淋巴结转移，声音闭塞，汤水难下，7天未便，病情危急，恐喉部阻塞窒息。故急用清肺泄热，急下存阴，引火归原，以挽危局。除应用大剂量清热解毒药外，又凭肺与大肠表里关系，用大剂生大黄、玄明粉通肠逐邪，以肃肺气，急存阴斡肺主呼气，肾主纳气，两尺脉弱，肾阳虚焉能纳气归肾？真阴不足，水不制火，以致虚火上炎，熏蒸咽喉，故用生地黄滋养肾水，肉桂引火归原。辨证论治，疾安而寝，药中肯綮，如鼓应桴。

检查，涂片数张见有少许咽上皮核异质细胞，未发现癌细胞。后经随访，患者于1973年底亡故，家人对其死亡原因不明。

证治发微： 患者因活检后使癌毒扩散、颈淋巴结转移，肺中痰热壅阻，气道闭塞，肺失宣肃，腑气不通，而见声音全失，汤水不下，喉颈剧痛，大便7天未解等危急症状，故"处方一"急用大剂硝、黄以釜底抽薪，急下存阴，即泻出大量黏痰样便；又以大剂白花蛇舌草、黄芩、连翘、金银花、栀子等以清泄肺热；再以大剂生地黄、玄参、沙参以滋肾水，佐肉桂以引火归原，肾水充足，则火有寄托，不可上炎；山豆根、昆布、海藻以消痰散结。全方共奏攻下、清肺、滋肾、消痰之功。热结得解，肺火得清，肾火得制，痰结得散，则病情转危为安。仅服2剂，喉痛消失，已能发音，遂去硝、黄、肉桂，又服4剂，发音复常，肿瘤消失。继以土茯苓、紫草根、板蓝根、柳枝、核桃枝加入常用健脾润肺、养阴生津之品，共服20剂，而获桴鼓之效，存活1年6个月死亡，但死因不明。

结语

中医学对喉部肿瘤有不少记述，其中与喉癌有关的有喉痹、缠喉风、烂喉风、喉菌、喉百叶、喉疳等证。喉痹失音嘶哑与喉癌声嘶相同；缠喉风咽喉内外皆肿，颈项肿胀如蛇缠绕，与喉癌结节型和颈淋巴结转移相似；烂喉风咽喉肿胀溃烂成覃与糜烂溃疡型接近。《喉科指掌》谓喉菌"生于喉内，状如浮萍，略高而厚、色紫"，《囊秘喉书》称喉百叶是"咽喉中有生肉，层层相叠，渐肿有孔出臭气者"，《医宗金鉴》载喉疳"初觉咽嗌干燥，如毛草常刺喉中，又如硬物隘于咽下，呕吐酸水哕出甜涎，淡红微肿微痛。日久其色紫暗不鲜，颇似冻榴子色……肿痛日增，破烂腐衣，叠若虾皮，声音嘶哑，喘急多痰，臭腐蚀延，其痛倍增，妨碍饮食"，与喉癌一系

医海拾贝

【豆铃汤治喉癌】 山豆根9克，马兜铃15克，牛蒡子15克，桔梗9克，蜂房9克，蝉蜕9克，连翘30克，条黄芩9克，全蝎9克，石斛15克，麦冬15克，生甘草3克。用法：水煎服，每日1剂。功效：清热解毒，润喉利咽，滋阴软坚，活血化瘀，消肿止咳，止血祛痰。主治：喉癌。症见声音嘶哑，甚至失音，或咳嗽，咳痰带血，或发生剧烈的呛咳时。（《癌瘤中医防治研究》，中国百年百名中医临床家贾堃经验方）

列症状及晚期临床表现甚为吻合。

盖喉主天气，司呼吸，而属于肺，又为音之府，乃人体呼吸和发音的重要器官，紧关之橐籥门户也。肺脉从这里通过，又是肝肾经络循行之处，故喉癌的发病与肺及肝肾有关。若长期嗜烟，熏灼咽喉，复感风热之邪，从口鼻直袭咽喉而伤肺，相搏不去，结于喉咽，发为喉痹喉风。肝足厥阴脉上贯膈布胁肋，循喉咙之后，肾足少阴脉直者，入肺中循喉咙，素禀虚弱，肾阴久亏，肝肾不足，阴虚阳亢，相火炎上，消灼肺金，熏燎咽喉，痰火毒结，而成喉菌喉疳。因此，中医学认为，喉癌的病因病机，外邪以风热袭肺为主，内伤责之肝肾不足、相火炎上。内外合邪、痰火毒绪以致喉癌，故治疗应从清肺滋肾着眼。

本组验案三则，均为男性，年龄为49—72岁。其中颈淋巴结转移2例，1例曾接受放疗，采用中医疗法后，均获显效。

三案均见声嘶，甚则失音或伴有喉部异物感，或喉痛，或咳嗽，或语言困难，或颈部肿块等喉癌共同症状，其病因病机符合上论"肺热及肝肾不足"之喉癌总病机，但因各案兼证有别，肺热及肝肾不足每有偏颇，临证必辨其所异。

综上述三案的病机特点，分别以肾阴亏损、肺热痰结和肺热壅阻、腑气不通为主，故分别治以滋阳降火、清肺化痰、清肺泄热、急下存阴为重。各辨其证，各宗其法，谨守病机，均获效焉。

 甲状腺癌验案三则

案一 [许国华治验]

徐某，男，42岁，浙江省温州市某供销社干部。1972年6月14日初诊。

[注] 喉癌是耳鼻咽喉科比较常见的恶性肿瘤。发病率占全身恶性肿瘤的1%～5%，占头颈部恶性肿瘤的3.3%～8.1%，在耳鼻咽喉科领域中比鼻咽癌和鼻腔、鼻窦癌之发病率为低，居第3位。高发年龄为50—70岁。男性较女性多见，约为8∶1。病理以鳞状细胞癌为主（95%），少数为腺癌。按形态分为菜花状、结节状、糜烂及溃疡、包块状4型。间接和直接喉镜检查可发现早期病例，X线和病理活检可确诊。现代医学对本病的治疗主要为手术和放疗，对早期声门型癌5年存活率达90%以上，但对各型中晚期癌，要保留喉功能，手术难度较大，放疗效果也不稳定。故发挥中医药治疗的优势显得尤为重要。

许国华（1909—2007年），男。全国名老中医，曾任浙江省温州卫生学校中医学科主任，副教授，主任医师。

患者于 1972 年 5 月在上海某医院病理诊断为甲状腺癌。颈两侧肿块坚硬如拳大，经放疗后右侧肿块消散。左侧肿块因迫近颈动脉，不能放疗，嘱其回原籍服中药，遂来我处求治。

刻诊：左侧肿块石硬，表面高低不平，不活动，6.2～8.4 厘米，无自觉痛，大口吞咽时有阻滞感。头因肿块影响不能正位，向右侧倾斜约 30°。眠食尚可，大便稍结。舌苔厚浊腻，两脉沉滑有力。证属郁痰化毒，聚久成癥。立解毒化痰、开郁散结、软坚消癥之法。方用消瘰丸加味。

处方：升麻、天葵子、重楼各 10 克，玄参、连翘、野荞麦各 12 克，浙贝母、黄药子、蒲公英、香茶菜、海藻、昆布各 15 克，生牡蛎 20 克。水煎服，每日 1 剂。

服药后无不适，遂连续服药 80 多剂，肿块消失，头已能正位。临床症状及肿块消失，随访 5 年无殊变。

证治发微：因甲状腺癌左侧颈部肿块迫近颈动脉不能放疗而纯用中医治疗。症见肿块坚硬如石，高低不平，便结，脉沉滑有力。脉症俱实，痰毒积聚，实则泻之，故治以解毒代痰，消积除聚。方用消瘰丸加味。药用升麻、天葵子、重楼、玄参、连翘、野荞麦、蒲公英、香茶菜以清热解毒抗癌［《神农本草经》谓升麻"主解百毒，辟温疾障（瘴）邪"；现代药理研究，香茶菜中提出之延命草素有抗肿瘤作用］；浙贝母、黄药子、昆布、海藻、牡蛎以化痰软坚消积。服药 80 多剂，肿消邪祛而愈。

案二 ［潘明继治验］
肖某，男，25 岁，原福州玻璃厂工人。1958 年 6 月就诊。

患者 1956 年发现甲状腺肿大。1958 年 6 月经福州市某医院病理诊断为甲状腺乳头状癌并双侧颈部转移。1959 年 3 月经上海某医院肺部 X 线摄片发现 4 个如鸡蛋大转移癌灶，诊断为转移性肺癌。现甲状腺肿大坚硬，口渴喜饮，舌质红绛，苔少，脉象滑数。证属热毒内蕴，阴虚火旺。立清热解毒、滋阴降火之法。

处方一：爵床①、夏枯草、紫草根、半枝莲、野蔷薇各 15～30 克。水煎服，每日 1 剂。

处方二：爵床、叶下红②、半枝莲、夏枯草、紫草根各 30 克。煎汤装入热水瓶内，代茶饮服，每天 1 剂。如出现脾胃虚寒证可加服香砂六君子汤（丸）或四君子汤即可。

患者从 1958 年 6 月起服"处方一"治疗 8 个月，症状缓解。停药 6 个月后，颈部肿物进行性增大，就医于上海某医院，发现肺部转移癌，未能手术及放射治疗而返家。1959 年 4 月，颈部肿块压迫气管，肺转移癌并发感染，出现呼吸困难，肺部湿啰音，口渴喜饮，舌质红绛，病情危重，经抗生素及内服清热解毒、生津润燥之品，病情缓解，随即将压迫气管的巨大转移癌做姑息切除，颈部的残留癌及肺转移癌未行处理，经中西医对症治疗 1 个月，病情稳定而出院。出院后坚持内服"处方二"，每周服药 3 剂，每年服药 200 剂左右，间歇服药 20 年。

经治临床症状消失，肿块未增大，病后生存 27 年。1970 年结婚，生育男、女各一，坚持家庭手工业。自 1959 年出现肺转移至 1980 年，先后胸部 X 线摄片 18 次，肺转移癌及颈部肿块未见明显增大，单纯用中医中药治疗后生存 24 年。但 1982 年因家庭纠纷，精神刺激较大，放弃治疗 10 个月，病情迅速发展，转移癌增大，证情险恶，抢救无效，于 1983 年 5

①爵床：为爵床科植物爵床的全草。味咸、辛，性寒。功能清热解毒，利湿消滞，活血止痛。《本草汇言》用其治痈疽疮疖。《江西民间草药》载其可消瘰疬。

②叶下红：原名紫金牛，始载于宋代。《本草图经》称之为矮地茶。为紫金牛的干燥全草。《本草纲目》说它有"解毒破血"的功能。

月 10 日死亡。

证治发微： 患者在甲状腺癌颈肺广泛转移致肿块压迫气管、呼吸困难、并发感染、病情危急的情况下，行姑息切除术后，采用中西医结合、以中医辨证治疗为主的方法。主证仍有颈部残留癌及肺转移癌病灶，兼见口渴喜饮，舌质红绛少苔，脉象滑数。乃热毒内蕴，阴虚火旺之证。故拟清热解毒、滋阴降火为治。药用爵床、半枝莲、野蔷薇以清热解毒；叶下红行气活血（《云南中草药》）；紫草根长于凉血活血，血热毒盛宜用之（《本草纲目》）；夏枯草消热降火，又能"滋养厥阴之脉，疏道结气"。全方合用，煎汤代茶，则能清热解毒，滋阴降火，凉血活血，行气散结而奏效，病情稳定后长期间歇服药 20 年，带癌生存 24 年，并结婚生育，终因家庭纠纷，放弃服药 10 个月，病情迅猛发展而死亡。

案三 ［潘明继治验］

严某，女，44 岁，干部。1962 年诊治。

患者 1958 年发现颈前肿块，经单纯手术切除，送病检确诊为甲状腺癌。1958 年局部再发，并向双颈淋巴结转移，即行钴 60 放射治疗，总剂量 3500 拉德。因并发热毒阴亏证候，而配合清热、养阴、生津中药内服，症状改善。1962 年局部再发，肿物约 2.5 厘米×2.6 厘米×2.8 厘米，舌质红，苔薄白，脉象濡数。既往有哮喘病史。证属热毒内蕴，肺脾两虚。立清热解毒、凉血活血、健脾补气之法。

处方一： 单味紫草根 30 克。每天煎汤代茶。

处方二： 紫草根 30 克，党参、白术、黄精、生黄芪各 15 克，淮山药 20 克，茯苓、夏枯草各 12 克，黄药子 10 克，甘草 6 克，大枣 4 枚。水煎服，每日 1 剂。

连服"处方一"90 天，病情改善，肿物缩小 2/3。

又间歇服药 6 个月，肿物消失。1968 年到山区，因食入较多野山羊肉，局部又复发，肿瘤周围有炎症征象，投以清热解毒、软坚散结中药，同时使用抗生素，周围炎症消除，惟肿块未消，再内服"处方一"。因紫草属寒凉之品，久服导致脾胃虚寒，又诱发寒喘旧痰再发，遂改服"处方二"，共服 150 剂，局部肿物消失，哮喘亦未再发生。

随访，临床症状及肿块消失，1962 年中医治疗后已存活 22 年。

证治发微：患者因手术后 2 次复发，并颈淋巴结转移而行放疗，后食入野味发物诱发哮喘痼疾，舌红，苔薄，脉濡数。证属热毒内蕴，肺脾两虚。故治以清热解毒、凉血活血、健脾补肺之法，首方单用紫草根煎汤代茶，以凉血解毒，而获神效，6 个月肿物消失。此为潘老治疗肿瘤之经验。再复发仍重用紫草根和夏枯草、黄药子以清热解毒，凉血活血，化痰软坚；用党参、白术、茯苓、甘草、黄精、山药、大枣以健脾补肺。共服 150 剂而愈。中医治疗后已存活 22 年，疗效十分显著。

结语

中医学对本病的认识属于瘿瘤范畴。本病与五瘿中的石瘿相似。《三因方》曰："坚硬不可移者，名曰石瘿。"并强调："五瘿者皆不可妄决，破则脓血崩溃，多致夭枉。"又提出："按之推移得动者，可用取法取之。如推之不动者，不可取也。瘤无大小，不识可否而妄取之，必妨人命。"《医宗金鉴》说："瘿瘤诸证，用药缓之消磨，自然缩小。"又指出本病"多外因六邪，荣卫气血凝滞；内因七情，忧恚怒气，湿痰瘀滞，山岚水气而成"。中医学认为，甲状腺癌是因外邪七情，致肝郁气滞，血瘀痰凝所为，又有化火伤阴、气血两虚之亚型，故治以解毒祛邪、行气活血、化痰解凝为主，

医海拾贝

【瘿瘤膏外敷治甲状腺癌】蜈蚣（炙）3条，全蝎 3 克，壁虎 3 克，儿茶 3 克，蟾酥 3 克，黄升 1.5克，共研为细末；以凡士林 20 克调和，备用。用法：每次以适量涂于纱布，贴在肿块处；每天换药 1 次，连用 5 日后停用 2 天。如无不良反应，可继续应用；如用后出现发红、瘙痒症状，应暂停使用，等上述部位恢复正常后再用。（《段凤舞肿瘤积验方》，引肖子伟经验方）

或佐以养阴清热、益气补血。

　　本组验案三则，分析三案证候，均为热毒痰凝之癌肿重证，但又有虚实和兼证不同，分别为痰毒积聚、热毒兼阴虚火旺和肺脾两虚，故辨而治之。

胸部肿瘤医案精析

 乳腺癌验案四则

案一［李济仁治验］

张某，女，45 岁，工人。1995 年 11 月 20 日初诊。

患者曾于 1993 年 10 月发现左乳房上方肿块，在本院做病理活检，诊断为乳腺癌。同年 11 月行左乳腺癌根治术，术后放疗 2 年余。近月来，旧恙复萌，症见手术部位疼痛，伴恶心呕吐，食欲缺乏，神疲乏力，大便不畅，干燥难解。触其胸部仍有肿块，坚硬拒按。舌质偏暗，苔黄腻，脉弦滑。证属气郁痰凝，脉络瘀阻。治以理气降逆、化痰软坚、解毒抗癌之法。

处方：旋覆梗、陈皮、桔梗、姜竹茹、法半夏、赤芍、川楝子、延胡索各 10 克，赭石（杵，先煎）20 克，夏枯草、蒲公英、海藻、牡蛎各 15 克，白花蛇舌草 30 克，龙葵①20 克。水煎服，每日 1 剂。

二诊：上方服药 7 剂后，诸症减轻，恶心呕吐已止，纳食已思，手术部位时隐痛。上方加减，以增软坚散结之功。

处方：夏枯草、蒲公英、海藻、牡蛎、当归、丹参、山慈菇②各 15 克，陈皮、桔梗、法半夏、赤芍、延胡索、川楝子、贝母、三棱、莪术各 9 克，白花蛇舌草 30 克，龙葵、全瓜蒌、王不留行各 15 克。水煎服，每日 1 剂。

三诊：服上方半月余，诸症明显减轻，疼痛止，肿块已软，腻苔亦退。效不更方。

① 龙葵：苦，寒。有小毒。功能清热解毒，利水消肿。用于感冒发热、牙痛、慢性支气管炎、痢疾、泌尿系感染、乳腺炎、白带过多、癌症。外用治痈疖疗疮、天疱疮、蛇咬伤。

② 山慈菇：甘、微辛，凉。功能清热解毒，化痰散结。现认为本品有抗癌作用。治乳腺癌，常与牡蛎、海藻、夏枯草、浙贝母等配合应用。《本草新编》："山慈菇，玉枢丹中为君，可治怪病。大约怪病多起于痰，山慈菇正消痰之药，治痰而怪病自除也。或疑山慈菇非消痰之药，乃散毒之药也。不知毒之未成者为痰，而痰之已结者为毒，是痰与毒，正未可二视也。"

四诊：按前方意，继续辨治3个月余，肿块全消，无其他不适之症。恢复工作，治疗存活7年余，现仍健在。

证治发微：本案例为乳腺癌根治术加放疗后复发，肿块坚硬，疼痛拒按，乃肝郁热毒、痰凝血瘀所致，为其本；又见恶心呕吐，纳呆不食，则肝气犯胃，胃气上逆，痰浊上泛，为其标；脉弦滑，苔腻，亦为痰浊之征。故首方即用旋覆代赭合温胆汤加减，以和胃降逆为主，先治其标；辅延胡索、川楝子以疏肝理气止痛；蒲公英、白花蛇舌草、龙葵清热解毒抗癌；夏枯草、海藻、牡蛎化痰软坚。方已对证，仅服5剂，呕吐即止，纳谷已思。遂改前方，去旋覆梗、赭石，加山慈菇、贝母、瓜蒌以增化痰散结之力；三棱、莪术、当归、赤芍、丹参、王不留行以破气化瘀，治其病本。故服药仅3个月余，癌消癥除而愈，存活7年仍健在。

案二［梁国卿治验］

梁某，女，38岁，沈阳市某工厂技术员。**1982年4月5日初诊。**

患者于2个月前右乳房发胀不舒，以后从乳头流出淡红色汁液，逐渐增多，后流出血液。1982年4月经辽宁两家医院于右乳头溃出的血液中查见癌细胞，确诊为乳腺癌。因患者拒绝手术而来诊。

刻诊：乳房肿胀，按之尚软，微痛，内有小结节，乳头流出血液。纳谷、二便尚调，体力尚好，现仍工作。脉弦，舌质红，苔薄黄。证属肝气郁滞，邪入血中，阳滞于阴，凝结成毒，发为乳岩。立养血和血、理气解毒之法。

处方：当归、白芍、香附、天花粉、防风、甘草、蒲公英、紫花地丁、小蓟、青皮各15克，熟地黄25克，川芎10克，金银花20克。水煎服，每日1剂。

进前药饵3剂，乳房胀减轻，流血亦渐减少。继服

梁国卿，男，生于1925年。业中医60余载，具有丰富的临床经验。

🔑 **阅案评析**

本案属中医学乳岩范畴。乳头属厥阴，乳房属阳明，为肝气犯胃，阴阳相滞为患。妇人多郁，肝主怒而藏血，因气郁怒则伤肝，而使血亦瘀。肝气郁滞即邪入血中，为阳滞于阴，阴阳不调，互相凝结，酿成毒素，发为乳岩。故治以养血柔肝、疏肝解毒之剂而奏效。

6剂，乳房渐小，血亦不流，乳房无胀感。坚持服用此方3个月，乳房内小结及临床症状消失。随访1年6个月，至1983年11月，一切正常，继续在工作中。

证治发微：患者症见右乳房肿胀，内有结节，软而微痛，乳头流出溃血，查见癌细胞，脉弦舌红苔黄。乃肝郁热毒，邪入血中，气血不和所致。故治以疏肝解郁，清热解毒，养血和血。疏肝用香附、青皮、防风，清热解毒用金银花、蒲公英、紫花地丁、天花粉（《日华子诸家本草》谓天花粉能"消肿毒，排脓生肌长肉"），养血和血用四物汤、小蓟（《新修本草》谓"小蓟专主血""能破血生新"，凉血止血）。全方共服9剂，则乳头流出溃血即止。连服3个月，乳房肿块消失而愈。随访1年6个月，仍在工作中。

案三［段凤舞治验，赵田雍、王惠勤整理］

张某，女，66岁。1968年4月4日初诊。

患者于1967年左乳房肿块，在北京某医院经病理诊断为乳腺癌。1968年4月4日经北京某医院肿瘤科临床检查示：左乳外上方可扪及大小约6厘米×6厘米的肿块，中央部突出一块约2厘米×2厘米大小，质硬，表面如栗色，与皮肤粘连，边缘不整，压痛不著，左腋下可扪及肿大的淋巴结约1.5厘米×1.5厘米大小。诊断：乳腺癌。

刻诊：左乳上方肿块2年余，确诊为乳腺癌，因拒绝手术而一直未予积极治疗，肿块逐渐增大，遂来求治。近1个月余，左乳针刺样疼痛，牵及左臂，纳谷不馨，舌苔薄，脉弦细。证属肝郁脾虚，气郁凝结。立疏肝健脾、软坚散结、解毒清热之法。

处方一：醋柴胡、生甘草各6克，当归、白芍、生牡蛎、玄参、青皮、茯苓、土贝母、炮山甲各9克，金银花、重楼、蒲公英、夏枯草各15克。水煎服，每日1剂。

处方二：醋柴胡、木香、陈皮各30克，当归、白

[注]乳腺癌又称乳癌，是女性乳房最常见的恶性肿瘤。在乳癌中，女性占99％，男性占1％。在我国女性恶性肿瘤中，仅次于子宫颈癌，居第2位，在欧美则占第1位。乳癌在我国占全身各种恶性肿瘤的7％～10％。发病年龄以40—60岁居多，其中又以45—49岁（更年期）和60—64岁为最多，20岁以下患者极少。现代医学对本病的治疗，仍是早期手术，或手术加放疗。乳癌根治切除术为其主要手段，5年生存率约为50％，10年生存率约为30％。

芍、生牡蛎、玄参、青皮、土贝母、橘核、橘叶各45克、蒲公英、夏枯草、瓜蒌各90克，重楼、黄药子各60克。诸药共为细末，水泛为丸，如绿豆大，早、晚各服6克。

处方三：生黄芪、当归、白鲜皮、败酱草、重楼、黄药子各60克，夏枯草30克，山豆根90克。诸药共为细末，水泛为丸，早、晚各服9克。

4月18日二诊：再三劝其手术，坚决拒绝，愿服中药治疗。述周身乏力，食后胃脘胀满不适，时有呕恶，二便如常，苔薄，脉弦而细。仍遵前法，减苦寒之味，去金银花、蒲公英、土贝母、炮山甲，加枳壳、川楝子、白术、焦山楂、焦麦芽、焦神曲各9克，木香6克等健胃之品再进。

5月4日三诊：胃脘胀满减轻，呕恶已除，纳谷亦增，左乳之肿块略有缩小。舌苔薄黄，脉弦细。仍守前法，稍作调整。上方去重楼、川楝子、枳壳，加紫花地丁、香附、橘叶各9克，水煎服。

6月8日四诊：全身症状已渐见好转，左乳之肿块无显著变化，病情稳定，宜进丸药。遂拟"处方二"，缓慢图之。

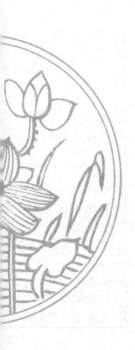

1969年2月5日五诊：左乳上方之肿块无明显增大，然中央部之突出肿块增大至3厘米×3厘米，质硬，色如栗子，局部疼痛，劳累加重，纳谷尚可，苔薄，脉弦细。上方加忍冬藤90克，仍制水泛丸服用。

1971年3月4日六诊：左乳上方肿块溃破，溃疡面约9厘米×6厘米，局部色红，殊臭、疼痛。正气已虚，复热毒为患，拟内外兼治，攻补并用。密陀僧、炉甘石各30克，研成细末，和匀外用；人参归脾丸，每日早上服1丸；消瘤丸，每日晚上服1丸。

3月20日七诊：溃疡面缩小，疼痛减轻，但未能愈合，宜益气养血、清热解毒为务。急拟"处方三"为丸继服。

9月6日八诊：左乳局部变化不明显，溃疡面仍未完全愈合，亦未恶化。近日来又添肝区疼痛，吸气尤著，苔少，脉弦细。续服上丸。另，醒消丸，早、晚各服3克；鳖甲煎丸，早、晚各服1丸。

1972年1月25日九诊：病情加重，已不能亲自来门诊，家人代诉其左乳溃破处流臭水，局部疼痛，肝区疼痛，心烦。气血俱败，预后极差，勉处方一试。上丸方加忍冬藤60克水泛丸服，外用五味去湿散。

本案服中药后病情一度减轻，取得一定疗效，治后存活5年余，于1972年5月16日死亡。

证治发微：患者因左乳腺癌并腋窝淋巴结转移拒绝手术而纯用中医治疗。症见肿块逐渐增大，针刺样疼痛，后期破溃殊臭流脓水，伴有周身乏力、胃脘胀满、时有呕恶、纳谷不香等全身症状，舌苔薄，脉弦细。证属肝郁热毒，痰气凝结，脾虚不健，气血已亏。治宜疏肝理气，清热解毒，化痰散结，健脾和胃，益气益血，扶正祛邪。治程中，疏肝健脾用逍遥散酌加青皮、木香、枳壳、川楝子、香附等，清热解毒用金银花、重楼、蒲公英、紫花地丁、败酱草、忍冬藤、白鲜皮等。《本草纲目》谓"败酱乃手足阳明、厥阴药也，善排脓破血，故仲景治痈及古方妇人科皆用之"。又谓白鲜皮乃"足太阴、阳明经去湿热药也"，《肘后方》用治鼠瘘破出脓血者。此二味段老用之最多。化痰散结用夏枯草、玄参、牡蛎、贝母、黄药子、山豆根、瓜蒌、炮山甲、橘核、橘叶及成药消瘤丸、醒消丸、鳖甲煎丸等。《本草纲目》谓"橘核入足厥阴"，《本草衍义补遗》谓橘叶"导胸膈逆气，入厥阴，行肝气，消肿散结，用之行经"，此二味又段老用药之妙也。益气养血用黄芪、当归及人参归脾丸以扶正祛邪。溃后同用外治法。获治后存活5年的显著疗效，终因癌毒深陷，气血俱败而死亡。

医海拾贝

【奇效丸治乳腺癌】牛黄3克，乳香、没药、雄黄、蟾酥各180克，朱砂、血竭各9克，胆矾、寒水石、轻粉各6克，蜈蚣30条，蜗牛60条，冰片、麝香各3克。将药物共研细末，水泛为丸，如芥子大，口服，每次5~6丸，每日1~2次。功效活血化痰解毒。主治乳腺癌。长期服用，疗效较好，特别是部分对化疗不敏感的患者，服此方可望得以缓解。（《段凤舞肿瘤积验方》）

吴圣农，男，生于1914年。擅长于内科杂病，尤对疑难病症有独特的见解和治疗方法，重内外兼顾，整体调治。

阅案评析

本案系乳腺癌广泛转移，乳房癌根治术后骨盆、胸膜转移致髋骨、胸骨疼痛，局部扪及肿块瘰疬，皮色不变，舌苔白腻，脉弦滑。当属邪毒内结，气血瘀痹，而出现寒湿痰瘀，凝结于经隧、关节之证。寒湿阻络，闭塞不通，局部肿痛乃常见之症，但拘挛抽搐既非一般的血虚风动，又非寒湿痹阻之常症，故方用益气温阳、散寒通络化瘀之品，并配合外敷以增强消结软坚之功，获显效。

案四［吴圣农治验，陈湘君、徐正福整理］

胡某，女，41岁。1982年4月7日初诊。

患者于1979年因右乳腺癌做广泛根治术。1979年5月11日经上海某医院右乳房癌根治标本病理检查示：在原肿块处未见癌肿残留，在乳腺组织中觅一癌灶，为导管内癌。

1981年初，自觉左侧髋关节疼痛，行走小便，尤在上楼抬腿时更觉困难。1982年4月12日经上海某医院胸部后前位X线片示：右第2前肋下一片致密阴影内有肺纹理，同侧肋膈角消失，心影推向健侧。意见：右胸腔大量积液，考虑为转移性病变可能。骨盆X线片示：左侧髋关节各骨及右侧骶髂部、右耻骨、坐骨均有化冰样骨质破坏改变。意见：盆骨转移性骨瘤。

近3个月来，胃纳明显减退，经常呕吐白色黏稠液体或胃内容物，且右下肢足趾常间歇性发作抽搐，两下肢外展及下蹲极难。检右胸有一手术瘢痕，胸骨右缘第2肋软骨处可见1枚3厘米×4厘米×2厘米硬块，压痛明显，左腋下扪及1.5厘米淋巴结1枚，质硬有触痛。摄骨盆及胸部X线片，诊断为右乳腺癌手术后，胸膜、骨盆转移。

近40多天来，两下肢踡曲，不敢伸缩，稍一伸展，右下肢足趾即发生拘挛引及阴股，甚则抽搐，左下肢自足趾至阴股亦有挛急之感，两腿不能分开，妨碍大小便。形体消瘦，面色萎黄，饮食减少，时有泛恶。舌质淡，白腻苔满布，脉象弦滑。证属久病伤正，脾胃升降不利，寒湿郁滞，邪毒内结，气血痹阻，筋脉失养。立内外合治之法。内以益气和血，温经通络；外以活血化瘀，软坚散结。

内服方：桂枝、陈皮各6克，炙黄芪15克，当归、赤芍各12克，酒地龙、姜半夏各6克，鸡血藤100克，制川乌、制草乌各4.5克（先煎），水煎服，每日1剂。

另：蝎蜈片10片，2次分吞。

外用方：当归、赤芍各 12 克，红花 4.5 克，生香附 15 克，制乳香、川芎各 6 克，白芥子 9 克。共研细末，加蜂蜜及适量面粉，调成糊状，敷左髋部，用纱布固定。每日换药 1 次。

4 月 23 日二诊：经内服外敷药治疗半个月以后，恶心呕吐已止，左侧髋骨疼痛明显缓解，两腿能分开，转动已自如。惟右胸骨连及肩背微微作痛，稍有咳嗽，痰白，舌质淡，苔薄白，脉弦滑。原意参治，去制川乌、制草乌、陈皮、蝎蜈片，加桃仁、杏仁各 12 克，白花蛇舌草 30 克。水煎服，每日 1 剂。外敷药物同。

三诊：继续治疗 1 个月余，不仅髋骨疼痛明显好转，且能下床在室内缓缓行走，足趾及小腿亦未再发生抽搐现象。5 月 29 日出院后继续在门诊随治，目前病情稳定，虽胸骨右侧肿块略较前增大，但不感十分疼痛。

随访，临床症状基本消失，惟胸骨右侧肿块未消，治后已存活 2 年余，病情稳定。

证治发微：因右乳腺癌根治术后胸膜及骨广泛转移，症见左髋关节疼痛，两下肢踡曲，至足趾拘挛抽搐，不能下蹲，行走困难；右胸肿块质硬，压痛明显，另见形体消瘦，面色萎黄，咳嗽痰白，时有泛恶，饮食减少，舌质淡，苔白腻，脉弦滑。此久病伤正，气血亏损，脾胃失司，寒湿郁滞，邪毒内结，气血痹阻之证。治宜内外合治之法。内治以益气和血，温经通络；外治以活血化瘀，软坚消结。内服方用黄芪桂枝五物汤合乌头汤，去麻黄，以防耗散正气；加当归、鸡血藤、地龙等益气和血，温经通络，以冀蠲痹止痛；辅陈皮、半夏健脾化痰以和胃；蝎蜈片、白花蛇舌草以解毒抗癌。配合外用方以化瘀软坚。仅治疗半个月，即获显效，髋骨疼痛明显缓解。继治 1 个月，下肢抽搐已止，能缓慢行走，诸恙基本消失，惟右胸肿块未消。存活 2 年余，病情稳定。

[注] 乳癌的病因尚不明确，一般认为与卵巢功能和性激素变化有很大关系，雌、雄激素产生过多都可引起乳房腺体上皮细胞过度增生而癌变。独身妇女，婚后未生育、晚生育、未哺乳或哺乳不正常（过短或过长）的妇女，患乳癌者较一般妇女多（但有些学者认为生育和哺乳可促进乳癌的发生）。本病还与遗传和乳腺良性肿瘤转化有关。另外，现代医学研究发现，一种 B 型 RNA 病毒能引起小白鼠乳腺癌，近年在人类乳腺癌患者乳汁中也找到了 B 型 RNA 病毒颗粒，但因其传染而产生乳腺癌的情况尚未证实。

结语

中医学对乳腺癌早已有详尽的记载，以乳石痈、妒乳、乳岩、妳岩等命名。《诸病源候论》中说："石痈者……其肿结确实，至牢有根，核皮相亲，不甚热、微痛……柳如石""乳中结聚成核，微强不甚大，硬若石状""肿结皮强如牛领之皮"。形象地描述了乳腺癌肿块质硬、固定不移、与皮肤粘连、局部皮肤"橘皮样改变"等特点。《千金要方》《外台秘要》叫作"妒乳"，说"妇人女子乳头生小浅热疮，搔之黄汁出，浸淫为长，百疗不瘥者，动绝年月，名为妒乳病"，与乳腺癌乳头湿疹样癌相似。《妇人良方大全》首次将本病命名为"乳岩"，指出乳岩初起"内结小核，或如鳖棋子，不赤不痛""积之岁月渐大，巉岩崩破如熟石榴，或内溃深洞，血水滴沥……名曰乳岩"，此与乳腺癌晚期破溃，"外翻似菜花"相同。《格致余论》曰"忧怒抑郁，昕夕积累，脾气消阻，肝气横逆，遂成隐核，如大棋子，不痛不痒，数十年后方疮陷，名曰妳岩，以其疮形嵌凹似岩穴也"，此又与乳腺癌晚期"凹陷似弹坑"吻合。《外科正宗》关于乳癌症状的描述更详尽而一致，"初如豆大，渐如棋子，半年一年，二载三载，不痒不痛，渐渐面大，始生疼痛，痛则无解。日后肿如堆栗，或如覆碗，色紫气秽，渐渐溃烂，深者如岩穴，凸者若泛莲，疼痛连心，出血则臭，其时五脏俱衰……名曰乳岩。"《医宗金鉴》中记载："乳中结核……耽延数月，渐大如盘如碗，坚硬疼痛，根形散漫，串延胸胁腋下。"这些描述不仅说明了乳腺癌的病情发展过程，而且还指出了晚期可出现腋窝、锁骨下淋巴结及胸肺转移等情况。

中医学理论认为，乳房属阳明经，乳头属厥阴经，乳腺癌的病因病机是由外因和内因两个方面。外因即感受风寒之气，乘阳明经气虚弱所袭。胃足阳明脉直者，从缺盆下乳。血气郁滞于乳，而成乳石痈。正如

《诸病源候论》所说："足阳明之脉，有下于乳者，其经虚，为风寒气客之，则血涩结成痈肿。……但结核如石，谓之石痈。"内因则由"忧郁伤肝，思虑伤脾，积想在心，所愿不得者，致经络痞涩，聚结成核"（《外科正宗》）。乳癌多见于更年期及绝经期后妇女，故冲任失调、气血紊乱亦为其发病内因之一。因此，寒袭阳明，郁伤肝脾，冲任失调，则脏腑功能紊乱，邪毒蕴内，郁而化热，气滞血瘀，痰浊交凝，结滞乳中，则致乳岩。晚期气血亏损，阴极阳衰，乃至脏腑俱衰。故治疗应以疏肝化痰，调理冲任，清热解毒，化癥解凝，扶正祛邪。清代吴谦更强调指出"若患者果能清心涤虑，静养调理，庶可施治"（《医宗金鉴》），说明精神因素对提高本病的疗效起着重要作用。

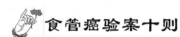

食管癌验案十则

案一 ［朱良春治验］

胡某，男，65 岁。1984 年 11 月诊治。

患者于 1984 年 4 月 26 日在江苏省无锡市某医院经胃镜检查示：食管下段见 1.5 厘米×1.5 厘米增生性癌瘤，表面如菜花样，有坏死物。诊断：中晚期食管癌（波及范围单侧 2～3 厘米）。

刻诊：进食困难，逐渐加剧，至 1984 年 11 月已不能进食，呕吐痰涎频繁，形体羸弱，卧床不起，家属前来求方以挽之。证属癌症极期，气阴耗竭，痰涎上逆，积聚成膈。立益气扶正、降逆安中、消癥抗癌汤散并进之法。

处方一：太子参 20 克，煅赭石、白花蛇舌草、半枝莲、生薏苡仁各 30 克，姜半夏 10 克。水煎服，每日 1 剂，呕止即停服。

处方二：红参须、炙蜈蚣各 20 克，炙壁虎、炙蜂房、炙僵蚕各 30 克。上研极细末，每日 3 次，每次

朱良春，男，生于 1917 年 8 月，江苏镇江市人。早年拜孟河御医世家马惠卿先生为师。继学于苏州国医专科学校，并于 1938 年毕业于上海中国医学院，师从章次公先生，深得其传。从医近 70 载，2009 年被授予"国医大师"荣誉称号。朱老擅长中医内科，对虫类药的运用有独到之处，有"虫类药专家"之美誉。

3 克。

1984 年 12 月 15 日诊：前进药饵，呕吐渐止，能进食稀饭及烂面，此佳象也。嘱其继续坚持服用"处方二"，以巩固疗效。治后仅 1 个月，临床症状显著好转。

证治发微： 本案为膈证晚期，似难措手，但以扶正降逆、消癥散结之品，既可缓解梗阻，又有消瘤抗癌之功。因此，仅治 1 个月，获得近期显效。至于是否可以根治，尚须继续观察。其中虫类药之抗癌消瘤作用是比较显著的，值得进一步探索与总结。

朱老验案用药简单味少，味味紧扣病机，善用虫类搜剔之品（蜈蚣、壁虎、蜂房、僵蚕），汤散并用，使濒于死亡的危重患者得获生机。

案二 [朱良春治验]

谢某，男，56 岁，农民。

进食时有梗阻感已 3 个月有余。近日噎塞加甚，乃至某医院诊治，经食管钡剂透视：中下段有 2 厘米×3 厘米肿块，食管狭窄，有梗阻之征。嘱其做手术切除。患者胆怯不愿接受，遂来我院求治。根据钡剂透示提示，已至中晚期，当告知其家属，保守治疗，难以有绝对把握，只能尽力而为。苔白腻，边有瘀斑，脉细弦。痰瘀夹癌毒阻于食管，噎膈已成，法当涤痰化瘀、解毒消癥。予"通膈利噎散" 1 料。

处方： 水蛭 10 克，炙全蝎、蜈蚣各 20 克，僵蚕、蜂房各 30 克。共研细末。每服 4 克，每日 3 次。

药服 3 天，即感梗塞缓解，进食较前爽利。继续服用半个月，症情稳定，乃予汤剂调理巩固之。钡剂透示复查，肿块略有缩小，但并未全部消失。嘱其仍宜间断服用散剂，以防反复。

证治发微： 朱老创制的通膈利咽散，有消坚破结、解毒化瘀之功效。经临床应用证实，本方治疗中晚期食管癌，部分能控制进展，部分可以临床缓解，延长生存期。

案三 [史兰陵治验]

孟某，男，57 岁，农民。1961 年 4 月 21 日初诊。

患者进行性吞咽困难 6 个月余。患者于 1960 年 10 月咽食痛，硬食噎，逐渐加重，消瘦明显。3 个月后呕吐黏液，胸背疼痛，大便干燥，食后腘胀不适。现进流汁、稀饭均感勉强，面色萎黄，舌红无苔，脉象弦缓。曾患肺结核病胃痛 20 年，嗜酒，好生闷气，其父因患食管癌死亡。1961 年 4 月经山东省某医院 X 线食管钡剂摄片示：食管中段相当 4~5 胸椎处长 10 厘米轻度狭窄，黏膜僵硬，充盈缺损。诊断：食管癌中 1/3 髓质型。

证属肝郁血燥，脾不健运。立活血润燥、清热渗湿、养阴健脾之法。

处方一：金银花、北沙参各 15 克，丹参、炒山药、广玉竹各 12 克，云茯苓 9 克，生枇杷叶、石菖蒲、金石斛、乌梅肉、谷芽、麦芽各 10 克，青竹茹 6 克，生甘草 3 克。水煎服，每日 1 剂。

处方二（将军散）：清热解毒，扶正宽膈。药用硇砂、朱砂、生水蛭、青黛各 6 克，硼砂、黑牵牛子、白牵牛子各 9 克，人参、砂仁、大黄、芒硝、柿饼霜、豆蔻各 15 克，蛤壳粉 30 克，白糖 60 克，蜈蚣 10 条。共研细末。每日 3 次，每次 3 克。

处方三（神农丸）：消炎止痛，止血护膜。药用制马钱子粉[①]10 份，甘草粉 2 份，糯米粉 3 份。共研匀，水泛为丸，如黄豆大（以 4 粒重 1 克为准）。每晚 6~12 粒，白水吞服。

5 月 2 日二诊：服"处方一"6 剂，同服"处方二""处方三"后，下咽阻挡瘥，仍吐黏液，胸背痛轻，大

史兰陵，男，生于 1917 年。从事肿瘤临床研究工作近 50 年。曾任山东省肿瘤防治研究院中医科主任。1971 年以史老为先导创建了山东省肿瘤防治研究院肿瘤四科。

①马钱子制法有八道工序：一拣。即拣沉实者，去霉雾，因一面光一面毛者毒性太强。二泡。即开水浸泡，春季

泡 5 天，夏季泡 3 天，秋季泡 7 天，冬季泡 10 天（春 5，夏 3，秋 7，冬 10）。三刮。即刮去粗皮。四切。即切成薄片约 3 毫米厚。五晒。即晒干。六炸。即油炸。一般要在 240℃沸点下，将马钱子片炸成老枣红色。七渗。即渗去油质。马前子片炸至老枣红色即捞出，渗入预制糠麸皮内搅拌，以渗去油质。八粉碎。

阅案评析

本案患者素嗜烟酒，不避辛辣，郁久化火，致火盛阴亏，津液枯槁，故以清热解毒、养阳润燥、软坚消壅而取殊效。方中金银花、连翘、知母、柿饼霜、白药子清热解毒，陈皮、半夏、茯苓、枳壳宽胸顺气，又加葛花解酒毒以制湿，薤白、瓜蒌除痹制胸痹之痛，青黛、乌梅解除噎膈凭借抗癌之力，又以神农丸之马钱子独有斩关夺门之功，抗癌软坚，故获殊效。

便稍干，脉弦。"处方一"加玄明粉 6 克，半枝莲 10 克，继服。治疗 9 个月停药观察，症状消失，咽下普食顺利，胸背不痛，二便正常。

疗效：临床症状消失，X 线复查未见病变，随访 14 次，可从事轻体力劳动。1974 年 10 月因并发感染死亡，生存 12 年。

证治发微：本案患者由于性格急躁，兼气郁酒湿熏蒸，肾肝阴虚，阴液枯竭所致，故以滋补肾阴与平泄肝郁，借以清热解毒、驱逐燥热而育脾阴以获愈。后因并发感染而终肇殒躯。

案四 ［史兰陵治验］

赵某，男，41 岁。1960 年 1 月 12 日入院。

1960 年 1 月经山东省某医院食管 X 线摄片示：食管中下段 1/3 第 6 椎体处有长 3 厘米残缺不规整充盈缺损，黏膜粗乱。诊断：食管癌下 1/3 髓质型。

刻诊：进行性吞咽困难 1 个月余，加重 6 天。患者于 1959 年下半年进硬食偶有阻挡，须水冲即下，同时咽痛，身体逐渐消瘦，吐黏液多，胸背痛，大便干。现面色苍黄，消瘦呈恶病质，口黏无味。脉细数。有烟酒嗜好 20 年。此乃久嗜烟酒，郁而化火，火盛伤阴，津枯乃膈。立清热解毒、养阴润燥、散郁宽胸、软坚消肿之法。内服清火散郁汤治之。

处方：金银花 30 克，连翘、葛花、全瓜蒌各 15 克，云茯苓、肥知母、大麦冬、广陈皮、清半夏、炒枳壳、乌梅肉、柿饼霜、薤白、白药子各 10 克，青黛 6 克。水煎服，每日 1 剂。

另：神农丸（见上案），每晚 1 次，每次 8～10 粒。

服上方治疗 5 个月，进软饭顺畅，不吐黏液，胸背痛消失，精神体力倍增。出院后停汤药，带噎症丸（自制药）继服。继而临床症状消失。出院后 6 个月和 1 年 2 次

X线摄片未见病变，1964 年恢复工作。1977 年 1 月 16 日随访，进食软饭顺畅无阻，治疗后已存活 17 年。

证治发微：以上两案进行性吞咽困难，进软食或流质，且喜冷食，热食觉胃中灼热，面色苍黄或潮红，形体消瘦，烦躁易怒，口苦咽干，咽痛，胸背痛，呕吐黏液，或有呕血，大便干秘或色黑。舌质红暗，或有紫斑，苔黄干，脉象细弦数，或沉滞而涩。或有锁骨上或腋下淋巴结转移。证属肝郁化火，火盛伤阴，并有痰火气结。治宜清热泻火、滋阴润燥，佐以疏肝开郁、化痰散结。本型均为史老验案，清热泻火酌用金银花、连翘、知母、青黛、白药子、蒲公英、白花蛇舌草、半枝莲。《本草求真》谓："青黛大泻肝经实火，及散肝经火郁。"《药性论》谓白药子"治喉中寒热，噎痹不通，胸中隘塞"。滋阴润燥选用麦冬、乌梅、柿饼霜、天花粉、沙参、生地黄、玄参、玉竹、石斛。化痰散结酌用陈皮、半夏、瓜蒌、薤白、杏仁、牛蒡子、旋覆花、赭石、山豆根、海浮石、莱菔子、威灵仙。《开宝本草》谓威灵仙"去心膈痰水"。疏肝解郁可用枳壳、厚朴、白豆蔻、豆豉、薄荷、乌药、香附。活血化瘀可用丹参、刘寄奴。再配合将军散、神农丸等以解毒抗癌，启噎开膈，均获显著疗效。

案五［孙宜麟治验］

彭某，男，67 岁，工人。1980 年 3 月 4 日初诊。

患者于 1979 年 11 月初出现进食堵塞感，X 线钡检示食管癌。1980 年 2 月 6 日经沈阳某医院食管 X 线钡剂摄片示：食管中段有 6.0 厘米充盈缺损，黏膜破坏。诊断为食管癌。现进食噎，吃干稀食物都困难，嗳气口干，大便有时干燥，精神忧郁。舌赤，有黄白苔，脉象弦细略数。曾患十二指肠球部溃疡，嗜烟酒。此乃因素嗜烟酒，湿热蕴结，煎熬津液，痰与气搏，上冲咽嗌，发为噎膈。立清热开痰、理气化瘀、软坚启膈

孙宜麟（1916—2006 年），男。18 岁时从其父孙薛庭学习中医，33 岁行医。1959 年 3 月调辽宁中医学院附属医院内科工作，1971 年 1 月开始肿瘤理论和临床研究。孙老擅治各种癌症，临证常求其病因、机制，投药多从气血、痰湿、瘀毒诸方面入手，每获效验。

之法。

处方一：枇杷叶50克，橘红、葛根各30克，杏仁20克。水煎服，每日1剂，煎2次。

处方二：壁虎50条，黄酒1000毫升。将壁虎泡入黄酒内，将瓶封口，7天后煎沸时即取酒。每次饮酒20毫升，每日3次。

处方三：陈皮、浙贝母、海浮石、昆布、五灵脂各100克，鸡内金200克，蜈蚣30条。共研细末。每次5克，每日3次。

4月15日二诊：口干减轻，咽食物较前通畅，但有时噎。脉弦细已不数。"处方一"加紫草30克，鸡内金20克，橘络15克，以增加清热理气之功。同时服"处方二"。

5月8日三诊：进食仍有时噎，能进食面条及稀粥，但食后须用水进，大便已不燥。食管X线钡剂摄片示：食管未见狭窄，未见充盈缺损，扩张正常。仍按上方观察。

7月21日四诊：患者能进食面条及稀粥之类食物，但仍有时进食微噎。改服"处方三"。

1981年3月31日五诊：进食有时微噎，能进米粥、面条之类食物，其他无明显症状。继服"处方三"巩固。

经治临床症状基本消失，食管X线钡剂摄片示：食管中上段扩张能力佳，未见充盈缺损，黏膜皱襞整，通过好，但蠕动较差。1982年6月3日追访，患者已停药，能进一般饮食，治后已存活2年3个月。

案六［潘明继治验］

庄某，女，32岁，干部。

患者1964年因进行性吞咽困难，经福建晋江地区某医院食管镜及病理诊断为食管鳞癌。1964年4月5

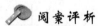

阅案评析

本案证属痰热互结，瘀毒凝滞。治宜化痰散结，清热解毒，行气化痰。用葛根、枇杷叶、橘红、杏仁、陈皮、贝母、海浮石、昆布以清热化痰散结，壁虎、蜈蚣解毒开膈，五灵脂行气化瘀，鸡内金健脾胃而获效。

日经福建省某医院行剖胸探查示：肿瘤广泛转移（食管中段癌块长7厘米，且侵犯肌层，穿透纤维膜与主动脉粘连，肺门及纵隔淋巴结均见转移）。无法切除而关胸。手术后2周，施行钴60放射治疗，连续5次，出现头晕乏力，恶心呕吐，时冒虚汗，面色苍白，胸闷痞痛，白细胞减少至 3.6×10^9/升（3600/立方毫米），不能坚持放疗，转来我院中西医结合治疗。症见精神不振，四肢逆冷，口中多黏液，仅进少许流汁饮食。舌披白腻苔，质稍淡，脉软无力。

辨证论治：患者素体虚弱，又经手术刺激，使体内阴阳俱伤，在元气未复之际又使用放疗，遂致阴阳两虚。立健脾益气、调补阴阳佐以清热解毒之法。

处方一：党参、白术、茯苓、黄芪、枸杞子、黄精各15克，白参（另煎）10克，白毛藤、白花蛇舌草各30克，桂枝9克，甘草6克，生姜4片，大枣4枚。水煎服，每日1剂。

处方二：云南白药，每日3次，每次1.5克，口服。

服"处方一"7剂，同时静脉滴注林格液，葡萄糖溶液加入电解质、维生素、抗生素等，治疗1周，全身情况转佳，从仅能食流质，进步到能食半流质食物。继之，改服云南白药1周后，胸部疼痛减轻，口吐黏液明显减少，饭量增加。再连续服用云南白药6个月，间歇服用"处方一"。X线摄片复查，原病灶缩小2/3。精神、体力、进食等均恢复正常。此后，单纯使用云南白药，每天量4.5克，连续服用2年6个月，以资巩固。

随访，临床症状已瘥，X线复查癌灶完全消失，恢复劳动，1969年生育一女孩。治疗后至1984年4月已健康存活20年。

医家原按：我科于1964—1965年曾以云南白药治疗食管癌40例，其中10例取得减轻症状的近期疗效，

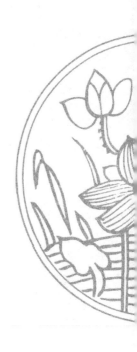

张凤郊（1894—1967年），善治伤寒疫证、内伤杂证，享有盛名。

①珠子参：为五加科植物珠子参的根茎。又名珠参、纽子七、扣子七、竹鞭三七、疙瘩七、珠儿参、土三七、盘七、野三七、带节参三七。味苦、甘，性寒。功能清热养阴，散瘀止血，消肿止痛。《本草推陈》说它："治阴虚血热及热病阴伤，烦渴、咳嗽、咽痛、齿痛。"

其他病例无效。我们以本药做抑瘤试验，对 S_{180} 抑瘤率达 66.5%。本案是有效病例之最佳者，获治愈之效。除对药物有特殊敏感外，坚持较长疗程也是重要因素之一。

案七［张凤郊治验，龚文德整理］

廖某，男，54 岁，干部。1960 年 7 月 11 日初诊。

患者咽鲠半载余，由渐而剧。1960 年 7 月经上海某医院 X 线钡剂摄片示：食管下段癌。近 1 个月来感吞咽困难，食入则吐，胃脘嘈杂、灼热，口苦痰多，纳呆，大便日行不畅，面色灰暗，形体消瘦，脉弦滑，舌偏红，苔黄腻。此乃素嗜酒肥甘，湿痰内盛，郁久化热，瘀热相搏，积聚而膈。立清泄痰热、化瘀消积、和胃降逆、益气生津之法。

处方：川黄连 1.5 克，淡黄芩、陈皮、炒枳壳各 4.5 克，仙半夏 6 克，茯苓 12 克，乌梅、桃仁各 9 克，西河柳 30 克，炙甘草 3 克。水煎服，每日 1 剂。

二诊：服上方 3 剂，咽鲠略见好转，胃嘈、灼热得减。续服 10 剂，咽鲠、呕吐减之大半，脉弦，苔转薄腻。

9 月 20 日三诊：迭进清泄痰热、化瘀消积之剂，呕吐、咽鲠、胃嘈、灼热已减大半，纳谷亦馨。惟形气怯弱，气短乏力，脉弦细，舌淡红质胖，苔薄。瘀痰久积，胃气虚弱，气津渐耗。治拟益气生津，消痰化瘀。

处方：炙黄芪、炒潞党参、麦冬、玄参、焦白术、乌梅、桃仁、西河柳各 9 克，珠子参①、云茯苓各 12 克，仙半夏 6 克，陈皮 4.5 克。水煎服，每日 1 剂。

四诊：约经 1 年治疗，病情基本稳定，面色转华，体重增加，精神亦佳。其间，虽或见咽鲠、呕吐反复，然投初诊所拟方清泄痰火之剂，即可得除。

经治临床症状消失，1962 年 1 月 X 线钡剂摄片复查示：食管未见异常。

医家原按：本案属中医学噎膈范畴。析其病因，不外瘀痰气火诸因。然积之所成，则以瘀痰为本。瘀痰久郁，蕴热化火，则瘀痰气火相合，更令胃失和降，加剧病情，而得食则呕矣。张老师尝谓："病虽在胃，治当清泄肝胆为宗。"即胃失和降，可借肝胆疏泄之机得治。故方用芩连温胆汤清泄痰火，配乌梅和胃化痰，桃仁、西河柳化瘀消积，俾瘀、痰分消，气火得泄，可缓和病势进展。西河柳一药，《本草从新》载道："消痞解酒毒。"吾师常用于瘀血癥块，寓有攻不伤正的优点。但在气火得泄之后，对瘀痰的分消，则非朝夕可效。况病久胃气受损，若一味化痰消瘀，恐难耐受，故主以益气生津，辅以化痰消瘀，标本兼治，又为先师治疗该病的善后之策。他认为，肿瘤一病，若病情稳定，当缓而消之，切勿伐其胃气，宜扶正与消积，并济行之，确有推陈致新、相辅相成之功。

案八 [尚启东治验]

沈某，男，47岁，干部。1978年初冬诊治。

患者素有胃痛史，常发作，40岁左右发现吞咽困难，并逐渐加重，始则食粥感觉尚好，后则只能食用糊状和流质食物，1978年4月安徽两家医院食管X线钡剂摄片示：食管中下段变细，并有多处不规则小粒。诊断：食管中下段癌。先后在某医处治疗半年，服用中药及单方，症状无改善。1978年初冬，被介绍来诊。

刻诊：形体羸瘦，面色暗黄，但精神尚可，大便干少且困难，口干唇红，舌色微暗兼紫，切其脉来无力而数，重按又有弦意。询其嗜酒，常常醉无人事，酒后爱吃冷食。此乃嗜酒食冷，热毒熏灼，津液枯槁，胃逆不降，瘀血停滞，发为噎膈。立清热凉血、育阴养胃、活血化瘀之法。

尚启东（1902—1986年），名元显，又名元馔，男，安徽全椒人。历任全椒县卫生工作者协会副主任、中华全国中医学会安徽分会理事等职。1981年受聘任安徽中医学院研究生指导顾问。尚老诊治疾病善用小方，药味少、剂量轻、疗效好。

①枳椇子：又名木蜜或鸡距子，属鼠李科植物。味甘，性平，无毒。功能解酒止呕，止渴除烦，祛风通络，通利二便。主治饮酒过度所致的胸膈烦热，头风，小腹拘急，口渴心烦，二便不利等病证。

处方：生地黄、地榆、粉甘葛、枳椇子①、小生地黄、光桃仁、紫丹参、红曲米、杵头糠各10克，粉丹皮、生蒲黄各6克。水煎服，每日1剂。

二诊：上方连服3剂，症状大减，可食粥，口已不干，舌如常，惟脉仍无力而数。原方去小生地黄、牡丹皮、光桃仁，加明党参、肥玉竹各10克，玫瑰花6克，继服之。又3剂，可食烂饭。1周后再诊，诸症俱退，脉象已复常态，精力渐见充沛，食用干饭已不觉得困难。续以扶正养阴调胃之剂，调理善后。

经治疗临床症状消失，1年后恢复工作，至1983年11月底已健康存活5年。

证治发微：尚老方中所用杵头糠即米糠。性平，味甘，入胃、大肠经。功能通肠，开胃，下气，消积。据现代研究，每千克米皮糠中还含有一种抗肿瘤物质约23.6克，该物质可能系多糖类化合物（主要是五碳糖和六碳糖），所以，米皮糠是一种防治癌症尤其是消化道癌症的有益食物。其实，我国古代医家早已将它用于噎膈的治疗，包括食管癌、贲门癌及胃癌。中医治疗噎膈的著名古方"启膈散"中的主要成分就是"杵头糠"。最近，中国台湾省医学界也倡导每日摄入一汤匙的米糠，以预防大肠癌的发生。

案九［汪寄岩治验，汪元骏整理］

童某，男，43岁，教师。1966年1月5日初诊。

患者胸骨区疼痛4个月余，吞咽困难，嗳气频作，脉弦数有力，苔薄微黄。1965年12月经安徽某医院病理诊断为食管鳞状上皮癌。证属情志不舒，肝失疏泄，气郁化火，气滞血瘀。气滞、郁热、血瘀相互交杂，久则结成有形之块。立化滞行瘀，软

汪寄岩（1889—1978年），男，歙县县城人。早年于江淮大学文科毕业后，任教兼业余学医，得建德县（现浙江省建德市）名中医王宝源传授。1930考入上海中医

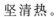
坚清热。

处方一：天然牛黄3克，麝香1.8克，制乳香、制没药各6克，梅冰片0.6克，柿霜15克。共研细末，每日2次，每次0.9克（方中天然牛黄可用人工牛黄代之，剂量为其4倍）。

处方二：急性子30克，昆布、硼砂、玄明粉各15克，黄连12克，紫金锭、三七各4.5克，冰片0.15克。共研细末，每日4次，每次0.6克。

处方三：夏枯草、生薏苡仁各30克，昆布、海藻、生赭石、蒲公英、紫草根各15克，海浮石、旋覆花、金钱草、延胡索各12克，广郁金6克，威灵仙、省头草各9克。水煎服，每日1剂。

嘱患者3方同时服用，治疗年余，临床症状消失。继之，采用间歇服药疗法施治。如出现感冒发热、失眠等兼症时，则予随证加减。经治临床症状消失，肿块显著缩小，治疗后已存活20年余健在。

证治发微：汪寄岩先生晚年专攻癌症20余载，他治癌严格实行辨证与辨病相结合，力求病理确诊。其治癌基本观点是消癌，基本治法是软坚、化滞行瘀、清热解毒，再加辨证施治，讲究中药的加工与服法。此外，尚十分注意护理。叮嘱患者随时预防风寒、暑热、过劳及七情的侵袭。尤其讲究饮食的宜忌，主张患者完全素食，严禁一切动物类食物，禁绝烟、酒及其他香燥性、刺激性饮食。对食管癌及胃癌，则忌进硬食。

汪老在临证治癌中特别强调以下几点：①饮食禁忌，不宜过严，否则将加速患者正气之虚衰，但公鸡、鲤鱼、鹅之类，则应禁食。②清内热与消癌须同时并进。临床有时企图待内热退清后方予消癌，结果一拖数月，内热仍存，再予消癌，为时已晚。③癌症患毒的发热，除感冒引起者外，尚有癌性发

专科学校，毕业后在沪行医，曾任上海公立徽宁医院院长，上海市国医学会执委兼《国医杂志》《国医丛书》《国医周刊》主任编辑。新中国成立后，曾任歙县卫生院首任院长；1955年被聘为安徽中医进修学校（安徽中医学院前身）研究员兼教师，编著有《内科实验脉学》，主编《内经知要讲义》等教材。1962年之后致力于中医中药治疗癌肿的研究，发表论文数篇。

热、各种感染等多种原因，临床必须正确鉴别，方可提高疗效。④癌症患者在治疗过程中，往往症状明显改善而癌块仍在发展。癌状改善时，癌灶的变化有3种可能，即缩小、维持原状或扩大。切勿认为症状改善就等于病灶缩小。

案十 ［张鹏举治验，张征整理］

王某，女，54岁，手工业者。1970年1月4日初诊。

患者年少寡居，生活依靠针工劳力，加之忧思多愁，积久成患。于去年夏季以来，自感吞咽困难，至秋增重，汤水难下。形体消瘦，行走艰难，头晕身倦，咳嗽声嘶，饮食难下，食入复吐，吐如牛涎，大便干结，粪如羊矢。舌质绛红，脉象涩小，鼠溪部及锁骨下淋巴结均肿大。经陕西省某医院食管X线钡剂摄片示：食管中段，相当第7～9胸椎等高处，充盈缺损，有中断现象。诊断：食管癌。证属热伤津液，痰瘀相结，阻塞咽管，发为噎膈。立开肺养胃、清热祛痰、化瘀软坚之法。拟加味射干散（《太平圣惠方》）合夺关丸①治之。

处方：昆布12克，天冬、诃子、陈皮各7克，麦冬、紫苏子、郁李仁各10克，木通、射干各15克，杏仁、芒硝、韭汁炒大黄各5克。水煎服，每日1剂。同时服用夺关丸，每次含化1丸，每日2次。

二诊：服上药后，进食流质食物，徐缓而下，约需30分钟，大便已通。惟头昏牙痛，咳嗽呛食，脘中滞塞。当再拟清热祛痰，养血化瘀，软坚散结。

处方：生地黄、射干各15克，当归、昆布各10克，赤芍、桃仁、枳壳各7克，红花、硼砂、酒炒

①夺关丸：西红花1.5克，硼砂粉1克，大枣5枚。大枣劈开去核，将红花、硼砂纳入枣内，蒸熟去皮，每次含化1丸，每日2次。

大黄各 3 克，韭菜汁半杯。水煎服，每日 1 剂。同时如上法服夺关丸。

三诊：每日可进食流质食物 1 碗，惟头晕体惫，咳嗽痰喘，此为痰瘀搏结。遵费伯雄"治痰先理气"之意，拟理气祛痰，化瘀散结。

处方：枇杷叶、半夏、茯苓、麦冬、昆布、生地黄各 10 克，枳实、桃仁各 7 克，红花 5 克，射干 15 克，硇砂 0.7 克，硼砂 1 克。水煎服，每日 1 剂。继服夺关丸。另西瓜露①50 毫升，每晚睡前 1 次服。

四诊：近日知饥欲食，稀粥可进，每餐 2 碗，咳嗽呛食大减，大便通畅，惟稠食难下，小便短赤。仿朱震亨润养津血、降火散结法，嘱三诊方法硼砂，水煎服。并服化瘀散结丸Ⅰ号②（《太平圣惠方》，原名朱黄丸）。另每晚睡前服西瓜露 50 毫升。

五诊：汤丸并用已达 2 个月，精神好转，诸证向愈，食欲增加，二便如常。惟锁骨上淋巴结肿大突出。观标证渐解，当以丸剂缓图，停服汤剂。继用化瘀散结丸Ⅰ号，配服西瓜露。

六诊：服用化瘀散结丸Ⅰ号 1 个月，症状大减。经某医院 X 线钡剂摄片复查示：食管中段狭窄部钡剂通过尚无中断现象。惟自感头昏身热，七窍干燥，饥饿之时胃脘有灼热感。此为胃液枯槁，当用酸甘化阴，切忌开破之品，以防损伤脾胃。继服化瘀散结丸Ⅰ号，并拟下方共进。

处方：党参 15 克，麦冬、乌梅、生白芍、生地黄、浙贝母各 10 克。水煎服，每日 1 剂。

七诊：食欲渐增，已进稠食，每餐稀饭 2 碗，蒸馍 100 克。惟腹痛胃酸，气逆痰多，吐蛔 1 条。此由胃气阻膈，上下不通。治宜辛开苦降，以酸泄

①西瓜露：西瓜瓤 5000 克，桑叶 500 克，鲜芦根、大梨各 1000 克，紫苏子 90 克，莱菔子 120 克。煎水收膏，霜降前埋地下，约 1 米深，次年春天取出滤汁备用。

②化瘀散结丸Ⅰ号：珍珠、西红花、玄明粉、朱砂、雄黄、干姜、焙蜈蚣、生鸡内金、硇砂、硼砂，共为细末，蜜丸梧子大。每服 7 克，每日服 2 次。

之。继服化瘀散结丸Ⅰ号，并拟下方共进。

处方：党参15克，半夏、干姜、藿香各10克，乌梅12克，桂枝8克，黄连3克。水煎服，每日1剂。

患者经上述治疗，诸症悉除，进食馍、菜亦无不适之感。面色明润，精力充沛，体质渐复。近日操劳家务亦不觉疲惫。食管X线钡剂摄片复查示：食管原狭窄部明显增宽，钡剂通过无阻。随后追访，延寿5年，1975年病故于心肌梗死。

结语

在中医学文献中，食管癌多属噎膈、膈中范畴。远在2000年前的《黄帝内经》中就有不少关于食管癌症状的描述。如"三阳结谓之膈""饮食不下，膈噎不通，食则呕""阻塞闭绝，上下不通""膈中，食饮入而还出，后沃沫"等。这些症状与食管癌的症状吞咽困难或食入即吐并有泡沫、黏液沫随吐而出等很相似。《诸病源候论》将噎膈分为五噎五膈。五噎即气、忧、食、劳、思；五膈即忧、恚、气、寒、热。具体描述了食噎、气噎及五膈的症状。食管癌尤与食噎接近。《诸病源候论·食噎候》曰："饮食入则噎塞不通，故谓之食噎。胸内痛，不得喘息，食不下。"唐代《千金要方》《外台秘要》均引《古今录验》，具体描述了五噎证候，其中称"食噎者，食无多少，惟胸中苦寒常痛，不得喘息"。宋代《济生方》论噎膈说："其为病也，令人胸膈痞闷，呕逆噎塞，妨碍饮食，胸痛彻背。"这些描述又与食管癌出现持续性胸背痛的临床症状相同。清代杨素园更指出："食管中系有形之物阻扼其间，而非无故狭隘也明矣！"明确指出了食管内长了有形之物。特别有意义的是，在宋代，严用和已提出预防食管癌的方法。他指出："饮食有节度，七情不伤，阴阳平

阅案评析

本案按津血亏虚、痰瘀阻膈论治，故以汤剂滋阴润燥，化瘀软坚。且因痰瘀搏结有形，先后加用夺关丸、化瘀散结丸以助活血化瘀、祛痰散结之力。另加西瓜露内服，意在攻其积而润其燥，无伤于胃。徐大椿云："噎膈之证，必有瘀血、顽痰、逆气，阻膈胃气。"张景岳云："惟内伤血气，败其真阴者乃有之，即噎膈之属是也。"故"治法始终以养血润燥为主，而辛香燥热之品概勿轻下"（《杂病源流犀烛》）。临证用药，值得借鉴。

均，气顺痰下，噎膈之痰无由作矣。"《医贯·噎膈论》又指出"男子年老者有之，少无噎膈"，与食管癌的发病年龄完全相吻合。可见，在预防食管癌和流行病学方面，中医学亦有很多宝贵的记载。

关于食管癌的病因病机，中医学认为与七情内伤、劳倦疲损、饮食不节和脏腑功能失调有密切关系。《素问》曰："隔塞闭绝，上下不通，则暴忧之病也。"《千金要方》云："此皆忧恚嗔怒，寒气上入胸胁所致也。"明代李梴指出："病因内伤忧郁失态，及饮食淫欲，而动脾胃肝肾之火"（《医学入门》）。李中梓又提出："悲思忧恚，则脾胃受伤，血液渐耗，郁气生痰，痰则塞而不通，气则上而不下，妨碍道路，饮食难进，噎塞所由成也"（《医宗必读》）。戴思恭谓："噎膈乃是痰为气激而上，气又为痰所隔而滞，痰与气搏，不能流通"（《证治要诀》）。说明七情内伤，可致肝气郁结，寒邪上犯，脾胃受损，肝肾火炎，痰气搏结，而成噎膈。徐大椿又说："噎膈之证必有瘀血，顽痰逆气，阻隔胃气。"说明噎膈与瘀血有关。中医文献中论及噎膈成因机制时，还认为劳倦疲损、饮食不节和外感六淫有联系。《局方发挥》说："夫气之初病，或饮食不谨，或外冒风雨寒暑，或内感七情，或食味过厚，偏助阳气，积成膈热。"李梴又说此病"因饮食淫欲，或因杂病误服辛香燥药"。《医统》说："噎膈始因酒食过度，伤阴而成……阴伤则精血枯涸，气不行，则噎膈病于上。"《医门法律》说："过度滚酒，多成膈证，人皆知之。"综上所述，噎膈的病因病机与气、血、痰、火、饮食及六淫有关。又因本病多发于老年人，故脏腑虚弱、气血亏损、精亏阴伤亦为其病机所在。因此，食管癌的总治则应为行气开郁，活血祛瘀，化痰散结，清火解毒，祛除六淫，补益虚损。

阅案评析

食管癌是我国最常见的恶性肿瘤之一。现代医学对本病的治疗，有手术、放疗和化疗3种，但都有一定的适应证和限制，疗效尚不满意。手术疗法仅适用于早期病例，5年生存率可达90%。一般食管癌术后5年生存率为22%～29%，贲门癌的5年生存率更低。放疗只适用于上、中段早期，对中、晚期食管癌5年生存率只有10%左右。化疗尚无显著疗效的药物。因此，中医疗法，或中西医结合疗法，对中、晚期食管癌可能是一种重要的治疗方法。

食管贲门癌验案四则

案一［张鹏举治验，张征整理］

王某，女，64岁，陕西省神木县人。1981年6月11日初诊。

患者进食噎膈，逐渐加重，历时6个月，经陕西省某医院病理诊断为食管贲门癌。因不愿手术，回榆林治疗。

刻诊：平素情志不遂，易怒多虑，头昏目眩，气短乏力，形体消瘦，面色晦暗，纳呆呕吐，口苦口臭，大便干燥。舌质紫暗，边有瘀点，苔黄腻，脉弦大。证属肝郁气逆，津伤痰阻。立疏肝和胃、降逆化痰之法。

处方：红参（另煎兑服）、干姜各8克，姜半夏12克，麦冬、姜竹茹、蜂蜜（冲服）各15克，荜茇3克，桔梗10克，吴茱萸1克，黄连（先煎）2克，半枝莲30克。水煎服，每日1剂。

二诊：服上方4剂后，呕吐止，进食噎膈稍减，食量增加。原方加硼砂1.5克，再进7剂，噎膈基本消失。患者要求回家休息治疗，故配丸药1料、汤剂1方，令其久服，以资巩固。

处方一：红参、制半夏、石斛、汉三七各45克，赤芍、陈皮、干姜、没药、硇砂、玄明粉、血竭花各30克，木香25克，朱砂6克，焙蜈蚣20条。用半枝莲500克，夏枯草250克，煎水浓缩，浸泡上药，干燥后研末，蜜丸梧子大。每服5克，每日2次，温开水送下。

处方二：乌梅、生地黄、海藻、山慈菇、夏枯草各12克，党参、麦冬、石斛各15克，杭白芍10克，瓦楞子80克，汉三七末（冲服）、红参末（冲服）各 1 克。水煎服，每日 1 剂。

经治临床症状基本消失，治疗后存活 1 年 11 个月，于 1983 年 2 月因生气又出现噎膈，同年 5 月死亡。

案二［张鹏举治验，张征整理］

王某，男，54 岁，干部。1978 年 3 月 14 日初诊。

患者近 2 个月来形体逐渐消瘦，吞咽困难，食入即吐。左锁骨上有一肿大淋巴结如黄豆大，质硬尚能活动。舌质淡，苔白腻，脉滑涩［1978 年 10 月 10 日经陕西省某医院食管 X 线钡剂摄片示：食管贲门部环形狭窄，钡剂通过受阻，逆蠕动明显，食管边缘光滑，无明显充盈缺损。肌内注射解痉药山莨菪碱（654-2）后，钡剂检查，钡剂通过仍然受阻，呈环形狭窄。诊断：食管下段及贲门癌。食管拉网诊断同］。证属肝气郁滞，痰湿瘀阻，化毒壅膈，胃气上逆。立疏肝化瘀、燥湿化痰、解毒开膈、降逆和胃、扶正祛邪之法。

处方：党参、生赭石（先煎）、姜竹茹各 15 克，麦冬、茯苓各 10 克，半夏 12 克，干姜 6 克，胡黄连、硼砂各 2 克，草豆蔻 5 克。水煎服，每日 1 剂。

二诊：服上方 3 剂后，能进饮食，咽下不困难，知饥不欲食，二便如常，舌质红绛，诊脉弦涩。效不更方，嘱继服上方 15 剂。

10 月 7 日三诊：精神萎靡，形体更加消瘦，吞咽困难，每日只能进食 150 克稀粥，呕吐物似牛涕，大便如常，脉涩。拟参赭培气汤加减，以益气降逆、和中化痰。

处方：党参、生赭石（先煎）各 15 克，半夏 12 克，麦冬、茯苓各 10 克，吴茱萸、川黄连各 2 克，硼

按：此 2 案均以气郁痰结为主，并见气阴两虚，治以疏肝理气、降逆和胃、化痰软坚、益气养阴为法。疏理降逆用左金温胆汤合人参代赭石汤化裁。张锡纯《医学衷中参西录》说："生赭石压力最胜，能镇胃气冲气上逆，开胸膈，坠痰涎，止呕吐，通燥结，虚者可与人参同用。"化痰行瘀、软坚散结选用夏枯草、海藻、山慈菇、贝母、射干、硼砂、三七、没药、桃仁、红花、硇砂、血竭、玄明

粉、瓦楞子、珍珠、蜈蚣、水蛭等。《本草纲目》谓硼砂（月石）治"上焦痰热，除噎膈反胃"。《新修本草》谓血竭"破积血""止痛生肌"。珍珠亦有收敛生肌之功。清热解毒用半枝莲、白花蛇舌草、朱砂、雄黄。《本草从新》谓朱砂"解毒"。《神农本草经》谓雄黄"主寒热鼠瘘恶疮，疽痔死肌，杀百虫毒。"益气养阴用红参、党参、山药、石斛、麦冬、生地黄，防咸寒苦寒太过，使攻积无以伤气，散结无以伤胃，正存邪祛获效。张医师又善用矿石之品，亦为本案特色，可供后学参考。

砂1克，红花3克，半枝莲30克。水煎服，每日1剂。

10月12日四诊：服上方5剂后，诸症无明显改善，改拟下方治之。

处方：生赭石（先煎）20克，太子参、生山药、白花蛇舌草各15克，天花粉、天冬各12克，红花、硇砂、硼砂各1克，桃仁15克，水蛭3克，红参（另煎兑服）10克。水煎服，每日1剂。

10月29日五诊：药后呕吐止，吞咽好转，饮食较前增加，食而知味，每日进食200～250克，二便如常。诊脉滑涩。嘱每日以四诊方与下方交替服用。

处方：射干30克，半夏10克，甘草、肉桂、水蛭各3克，诃子、枳实、沉香各6克，木通、紫苏子各8克，白花蛇舌草15克。水煎服。每日与四诊方交替服用。

12月24日六诊：进药30余剂后，呕吐已瘥，吞咽又好转，有饥饿感，每日能食300～350克，惟大便有时干，小便短少。舌质红绛，诊脉细涩。治宜养阴生津。因患者要求回家服药治疗，故予汤药方2则，交替服用；并配丸药方1料以巩固。

汤方一：党参、生白芍、石斛、白花蛇舌草各15克，麦冬、乌梅各10克，生地黄、桃仁各12克，贝母6克，水蛭3克。水煎服。每日与"汤方二"交替服用。

汤方二：石斛、太子参、生山药、桃仁、白花蛇舌草各15克，生赭石（先煎）20克，天花粉、天冬各12克，红花、硇砂、硼砂各1克，水蛭3克。水煎服。每日与"汤方一"交替服用。

丸药方：珍珠、朱砂各10克，西红花15克，玄明粉、生鸡内金各45克，雄黄2克，干姜、硇砂各25克，硼砂20克，红参30克，焙蜈蚣10对。共研细末，蜜丸如梧桐子大，每日2次，每次6克。

经治患者临床症状明显好转，先后治疗约1年，因患家离榆林较远，未能随访。

案三 [张丽峰治验]

刁某，女，51 岁，工人。1982 年 11 月 12 日初诊。

患者自 1981 年 10 月自觉胸脘胀满，嗳气作饱，食欲欠佳。1982 年 11 月 11 日经安徽省某医院纤维食管镜检查所见：距门齿 38 厘米贲门部可见菜花状新生物 1.5 厘米×2 厘米，碰之易出血。食管镜诊断：贲门癌。病理报告示：查见低分化腺癌细胞。

刻诊：吞咽阻塞感，噎逆频作，呕恶黏液，胸骨后缘隐痛，伴灼辣感，大便干燥，小便正常。舌质暗红有瘀斑，苔薄腻微黄，脉弦涩。证属气机升降失常，痰气凝集，瘀毒内阻，形成噎膈。立化痰理气、消痛祛瘀、软坚散结之法。

基本方：白花蛇舌草、半枝莲、制鳖甲、仙鹤草各 20 克，炒枳壳、清半夏、薤白头、全瓜蒌、五灵脂、紫丹参、山豆根、川郁金各 15 克，干地龙、沉香曲、青皮、陈皮、延胡索各 12 克，制乳香、制没药各 10 克，生牡蛎 30 克，制天南星 8 克。水煎服，每日 1 剂。

随症加减：体弱乏力，加潞党参、生黄芪、炒白术、西当归；噎逆，加诃子、莱菔子、制甘松；纳差，加焦山楂、焦神曲、焦麦芽、山药；口干乏津，加芦根、知母、石斛、南沙参、麦冬；大便色黑，加地榆炭、侧柏炭、白及。

首服上方加诃子、莱菔子、制甘松各 10 克月余，吞咽阻塞及噎逆呕恶显好，隐痛已瘥。继之，连服此方 5 个月，阻塞噎逆消失，唯体倦乏力。基本方加潞党参、生黄芪、炒白术、当归各 15 克，隔日 1 剂，服 6 个月，诸症消失，纳谷如常，体重增加。治后已存活 1 年 6 个月，并能做家务事。

证治发微：本案亦由痰气瘀热所致，治宜化痰理

张丽峰，男，生于 1932 年。毕业于安徽中医学院。曾任安徽省建医院副院长、安徽省合肥市中医学会副理事长、省妇科专业学术委员会委员、《中华名医专家创新大典》编委。1997 年经安徽省中医管理局审批，授予"首届安徽省名老中医"称号。

[注] 食管贲门癌系指发于食管下段和贲门部的复合癌，可由食管下段黏膜的鳞癌向下累及贲门部黏膜上皮，也可由贲门部腺癌向上延伸而累及食管下段而成。

气，祛瘀清热。用瓜蒌薤白半夏汤加天南星、山豆根、牡蛎以化痰散结；枳壳、郁金、五灵脂、延胡索、沉香、丹参、鳖甲、地龙、仙鹤草以行气开郁，活血祛瘀；白花蛇舌草、半枝莲以清热解毒。诸药合成基本方，随症加减而获显效。

陈增铨，男，生于1920年。擅长小儿科，对消法在临床上的应用颇有心得。

案四 ［陈增铨治验，黎道谋整理］

丘某，女，69岁。1979年6月7日初诊。

患者近年来觉吞咽困难，胸闷胁痛，间有食物反流，逐渐加重，1978年10月16日和10月25日经梅县两家医院 X 线片诊断为食管贲门癌，并建议手术治疗。患者及家属不愿手术，遂来就诊。

刻诊：慢性病容，消瘦神疲，面色无华，语声低微，胸胁胀痛，有时呕吐痰涎，吞咽困难，只能食流质食物，脉象弦涩，舌质紫暗，苔白腻。久病成虚，气滞血瘀，正虚邪实之证。立益气降逆、化瘀和血、扶正祛邪之法。

处方一：生赭石、党参各15克，法半夏、当归、鸡内金各10克，丹参12克，乳香、没药各8克，三七3克。水煎服，每日1剂。

处方二［五香丸（鲍相傲《验方新编》）］：五灵脂、香附各300克，黑牵牛子、白牵牛子各60克。共研细末，醋糊为丸如绿豆大。每次6克，每日2次。

①断肠草：又名钩吻，为马钱科植物胡蔓藤的全草。味苦、辛，性温，有剧毒，禁止内服。用于肿瘤，只能烧灰用。（资料来源于厦门市中医院1978年1月内部资料《钩吻灰治恶性肿瘤的报告》）

处方三：断肠草①烧灰，每次4克，每日2次，冲开水服或入稀饭内服。

患者长期服用上述3方，或间加水蛭3克，症状逐渐减轻至消失，体重增加，面色红润。至1982年6月，改用健脾益气、养血安神之剂以巩固，仍间断服用断肠草灰，至1983年11月已停用所有药物。

经治临床症状消失，1982年6月7日经梅县某医院 X 线片示：食管光滑，扩张好，贲门间歇开放。意

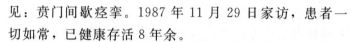

见：贲门间歇痉挛。1987年11月29日家访，患者一切如常，已健康存活8年余。

证治发微：本例乃气滞血瘀、正虚邪实之证，治以益气降逆、行滞祛瘀法。方中党参、赭石益气降逆。五香丸（五灵脂、香附、黑牵牛子、白牵牛子、丹参、乳香、没药、三七）行滞祛瘀。《用药法象》谓牵牛子"除气分湿热、三焦壅结"。断肠草以毒攻毒，《名医别录》谓其"破癥积"，《广西药植图志》用其"制膏敷贴消肿瘤"，陈老用其烧灰内服，取其功而减其毒，间断服用，获效甚捷。

结语

本病属中医学噎膈证。中医书中称病变"近咽之下"或"近于咽喉胸膈之间"曰"噎"，即食管可知；病变"与胃为近"或在"胃之上口"曰"膈"，即贲门所在。食管贲门联合病变故为噎膈，其病因证治略与食管癌相同。

本组验案4则，男性1例，女性3例，年龄为51—69岁。4例均经X线、食管镜或病理确诊。症见进食噎膈、吞咽困难或仅食流质食物，食入即吐；或呕吐痰涎，嗳气噎逆，胸脘胁肋胀满疼痛；或情志不遂，易怒多虑，头昏目眩；形体消瘦，气短乏力，面色晦暗无华，大便干燥。舌质暗红或紫暗，有瘀点瘀斑，苔薄黄腻，脉弦滑或弦涩。或有锁骨上淋巴结肿大。此乃肝气郁滞、胃气不和、痰热瘀结所致。久则伤正，成气阴两虚、正虚邪实之证。治则疏肝和胃，化痰清热，祛瘀散结，扶正祛邪。

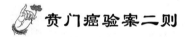 **贲门癌验案二则**

案一［谢海洲治验，孙克良整理］
赵某，男，59岁。1976年2月10日初诊。

谢海洲（1921—2005年），字鸿波，男，河北秦皇岛人。北京中医药大学名誉教授，中国中医研究员，现代中医药大师。其出身于中医世家，1990年荣获国务院颁发的"有突出贡献的专家"称号。

①石燕：为古生代腕足类石燕子科动物中华弓石燕及近缘动物的化石。味甘、咸，性凉，无毒。功效：除湿热，利小便，退目瞖。《医林纂要》说它"功同石蟹，能祛风去瘀"。

患者因吞咽困难，于1976年1月在北京某医院经食管镜检示：食管上、中段大致正常；食管下段距门齿35厘米处可见食管右侧壁有0.2厘米突出隆起物，其下外方食管前壁可见不规则的黏膜肿物，向管腔突出，表面水肿苍白，被白色假膜，碰触易出血；进入贲门口后，见贲门部小弯侧黏膜肿物呈菜花状隆起，界限不清，有胃壁浸润，肿物表面糜烂充血，有黄色分泌物，触之易出血；病变长约5.6厘米，约在距门齿45厘米处；胃底黏膜尚正常。镜检诊断：贲门癌，侵及食管下段；胃腺癌Ⅲ级。

吞咽困难，咽物滞涩而痛，伴有呕吐。只能进流食，食少腹胀，脘痛堵闷，肩背胸骨窜痛，面色无华。舌体胖嫩，苔水滑，脉沉弦。证属湿热蕴结，瘀邪阻滞，结毒盘踞，碍涩幽膈，邪盛正衰。立清热解毒、活络化瘀、启膈通幽、扶正祛邪之法。

处方：重楼、生薏苡仁、铁树叶各30克，赤芍、金银花、龙葵、天葵子、石燕①、石见穿各15克，桃仁、郁金、桔梗、红花各12克，冬瓜子18克，石菖蒲、土贝母、枳实、王不留行、急性子、山慈菇各9克，紫苏子6克。水煎服，每日1剂。另：小金丹每服1粒，每日2次。

二诊：服上方3个月，诸症稍减，吞咽稍利。仍宗前法，加扶正培本之品。上方加黄芪18克，党参、当归各12克，菟丝子、太子参各15克，生地黄、熟地黄各9克；加甘松、梭罗子各9克，荜茇3克以理气止痛。水煎服，每日1剂。另：紫金锭1.5克，紫硇砂1.5克，混匀，分2次服。

三诊：又服上方治疗4个月后，全身症状基本消除，咽下稍感不顺，脉缓神增，能参加半日工作，无倦感。上方继进。增犀黄丸1.5克，分服，每日2次。

四诊：又服药2个月，一般情况良好，食物咽下较畅，食量已增。舌质淡嫩，苔薄白，脉弦缓。嘱上方与以下所拟方交替服用，汤丸并进，巩固疗效。

处方：北沙参、丹参、重楼各 15 克，茯苓、忍冬藤、乳香、没药各 30 克，土贝母、凌霄花、川贝母、预知子、苏木、山慈菇各 9 克，郁金 12 克，蟾皮、麝香各 3 克，牛黄 6 克，神曲 60 克。将诸药研成粉末，制成糊丸，每服 1.5 克，每日 2 次。

五诊：汤丸服 1 个月后，诸症消失，咽下顺利，纳稍差，舌淡胖，脉弦细无力。拟解毒抗癌、益气扶正以善后巩固。

处方：山慈菇、川贝母、急性子、天冬、麦冬、黄药子各 9 克，重楼、龙葵、白花蛇舌草、北沙参各 15 克，连翘、生地黄、熟地黄各 12 克，生薏苡仁 80 克。水煎服，每日 1 剂。另：紫硇砂 9 克，紫金锭 30 克，混匀分 10 包。每服 1 包，每日 2 次。

药后吞咽顺畅，能食烙饼，精神转佳，饮食、二便如常，睡安，面色华泽，舌苔正，脉缓滑，半日工作不觉疲劳。效不更方，上方继服，巩固疗效。

经治临床症状消失，北京某医院食管镜复检示病灶消除，符合痊愈标准。全部疗程 1 年余，共服药 150 剂。3 年后追访，体健。

证治发微：本案病机偏重痰热血瘀，故重用化痰清热，活血祛瘀。用桔梗、石菖蒲、川贝母、山慈菇、紫苏子、黄药子等以化痰散结，用金银花、连翘、重楼、龙葵、天葵子、石燕、蟾皮、麝香、牛黄、白花蛇舌草等以清热解毒。（《本草纲目》谓"石燕性凉，乃利窍行湿热之物"，使热毒从小便而解），用赤芍、桃仁、红花、铁树叶、丹参、乳香、没药、苏木、凌霄花以活血祛瘀（《本草求真》谓铁树叶"散瘀止血"），用石见穿、王不留行、急性子、硇砂、紫金锭以软坚消积（《苏州本产药材》谓石见穿"治噎膈"；《本草纲目》谓

阅案评析

本案属中医学噎膈范畴，乃湿郁痰阻，湿热蕴结，气滞血瘀，终则壅膈瘀阻，结脘盘踞，化为癌毒，以致耗伤气血，损及阴阳所致。其恶病质即是气血耗竭的指征。所以本案的治疗不外扶正祛邪。扶正即采用益气健脾、滋阴补血、温肾壮阳之法；祛邪即采用清热解毒、活血化瘀、软坚散结、消痰化湿、通经活络等法。以冀启膈通幽，安内攘外，正复邪祛，从而达到治愈癌症的目的。

急性子"治积块噎膈"，又谓硇砂"治噎膈癥瘕"），辅用枳实、郁金、甘松、预知子以行气开郁（《四川中药志》谓预知子能"疏肝"）。诸药均为祛邪之品，故又见本案治法重在祛邪，次在扶正，因其邪气实故也。邪不祛则正难安。但祛邪又必扶正，故随症加入黄芪、党参、太子参、北沙参、当归、生地黄、熟地黄、天冬、麦冬、生薏苡仁等以益气养阴、健脾补血，则正复邪去而愈。已随访3年，体健。

刘应州，河南省清丰县人民医院中医科副主任医师。本案资料原载《四川中医》1983年5期，按本书体例辑入。

阅案评析

本案属中医学噎膈范畴，主要由忧思、恼怒或色、酒、嗜辛，导致气滞、血瘀、痰凝、火旺、津枯而成。笔者认为，本病的主要病理特点突出一个"郁（瘀）"字。郁者，滞而不通或结而不舒是也。故药用檀香、甘松、香附、郁金开郁理气止痛以解气郁；丹参、郁金活血行血以祛血瘀；半夏、云茯苓、全瓜蒌燥湿健脾、清热化痰以消痰郁；气、血、痰、郁久则化火生

案二 ［刘应州治验］

范某，男，73岁，退休教师。1982年3月11日初诊。

患者因吞咽困难，下咽即吐，1982年2月经河南省安阳某医院X线钡剂摄片、食管拉网等诊断为贲门癌，胃窦部也有癌变发生。经替加氟（呋喃氟尿嘧啶）、抗癌注射液、利血生、肿节风等药治疗，因白细胞减少而停药，求余诊治。

刻诊：饮食难下，每日仅能饮鲜奶150毫升，且须缓慢咽下，稍快则吐，胸膈疼痛，大便坚硬，状若羊屎。舌质紫暗；脉弦而涩，不耐重按。证属郁怒气滞，血瘀痰凝，火旺津枯，结为噎膈。立理气开郁、祛瘀化痰、清热泻火、软坚散结、降逆开膈、佐以益胃扶正之法。

处方一：赭石（先煎）、丹参各30克，旋覆花（包煎）、云茯苓、郁金、荷梗（为引）各15克，制半夏、檀香、甘松各12克，香附18克，砂仁壳、炒栀子各10克，全瓜蒌45克，粉甘草6克，白花蛇舌草60克，半枝莲30克，西党参12克，玄明粉（分冲）10克。水煎服，每日1剂。

处方二：西党参、炒白术、沙参、麦冬、玉竹各12克，云茯苓、陈皮、生地黄各10克，炙甘草8克。水煎取汁，加冰糖适量服，每日1剂。

二诊：服"处方一"2剂后，饮奶顺利，胸膈疼痛有减，已不呕吐，大便已软，并腹泻1次。"处方一"去玄明粉，瓜蒌减至30克。连服4剂后，胸膈疼痛已除，能进半流质食物。

三诊：上方共服10剂，患者已能食少量固体食物，日食250克左右。再予"处方一"与"处方二"交替服用，2个月后随访，患者精神愉快，日食350～400克，且能食油条、烧饼少许。

经治临床症状基本消除，因其宿患慢性支气管炎、肺气肿、脑动脉硬化、慢性肝炎等多种疾病，于1983年5月病故，但一直能进软食。治疗后存活1年2个月。

证治发微：本案病机偏重痰热气郁，故重用化痰清热、行气开郁以祛邪。用自拟噎膈方，其中化痰散结用旋覆代赭汤加瓜蒌，清热解毒用白花蛇舌草、半枝莲、栀子，行气开郁用檀香、荷梗、郁金、香附、甘松、砂仁壳（《本草备要》谓檀香"利胸膈，为理气要药"。荷梗能通气宽胸），辅用丹参、玄明粉以活血软坚。扶正用异功益胃汤，其中五味异功散以健脾和胃，沙参、麦冬、玉竹、生地黄以养阴益胃。两方交替服用，祛邪扶正并举获效。终因身患多种疾病缠身，存活1年余病故。

结语

中医学对贲门癌的认识，亦大体属于噎膈范畴。历代对其发病部位和证候的了解又有不断的发展，对其病因病机的理解与食管癌相似。元代《局方发挥》对噎膈做了详细的叙述："积而久也，血液俱耗，胃脘枯槁。其槁在上，近咽之下，水饮可行，食物难入，间或可入，入亦不多，名之曰噎；其槁在下，与胃为近，食虽可入，难尽入胃，食久复出，名之曰膈。"明代《医贯》说："噎膈者，饥欲得食，但噎塞近逆于咽喉胸膈之间，在胃之上口，未曾入胃，即带痰涎而出。"《医

热，故用栀子清热泻火以散结止郁；玄明粉软坚散结通便；白花蛇舌草、半枝莲以清热解毒，抑制癌细胞增殖；更配赭石、旋覆花、半夏以开膈下气降逆；瓜蒌、砂仁壳、荷梗以宽胸利气散结，使郁开结散；考虑患者年高气衰，又加西党参以扶正祛邪。药证相合，故获显效。

[注] 贲门癌过去常被列入胃癌的范畴，或者与食管癌混在一起，现在认为贲门癌应指发生于胃与食管交界线约2厘米范围内的腺癌。其发病与食管癌的比例为1：2或1：3，在病理学上与食管癌迥然不同。现代医学对贲门癌的诊断和治疗与食管癌基本相同，国内贲门癌手术后5年生存率为15.4%～18.5%。在我国，贲门癌的病死率和发病率在各种恶性肿瘤中位居前列。有资料表明，贲门癌的病死率约占恶性肿瘤总病死率的12%。

学入门》亦说："病因内伤忧郁失志，及饮食淫欲……俱令血液衰耗，胃脘枯槁。其槁在上焦贲门者，食不能下，则胃脘当心而痛，须臾吐出乃止，贲门即胃脘上口。"清代《医宗金鉴·杂病心法要诀》中说："三阳热结，谓胃、小肠、大肠三腑热结不散，灼伤津液也。胃之上口为贲门，小肠之上口为幽门，大肠之下口为魄门。三腑津液既伤，三门自然干枯，而水谷出入之道不得流通矣。贲门干枯，则纳入水谷之道路狭隘，故食不能下，为噎塞也。"这些论述，不仅具体阐明了噎膈病的部位和典型临床表现与贲门癌完全吻合，并且说明了贲门癌的病因病机是情志饮食所伤，气郁积热，血液耗损，灼伤津液，贲门干涸。治则理气开郁，清热散积，益气养血，育阴生津。根据上述所说，确切地说，食管癌应属中医学噎证，贲门癌当属膈证。

本组验案 2 则，均为男性老年患者。两案均见吞咽困难，仅食流质，伴有呕吐，胸膈、脘腹、肩背疼痛，面色无华，舌体胖嫩或舌质紫暗，苔水滑，脉沉弦或弦涩。证属痰热瘀结，气阴两虚。治宜化痰散结，清热解毒，行气开郁，活血祛瘀，软坚消积，益气养阴，扶正祛邪。立法虽同，因证有异，而遣药当有别。

肺癌验案九则

案一［艾儒棣治验］

夏某，男，50 岁，干部。1981 年 4 月 10 日初诊。

患者于 1981 年 3 月 12 日经 X 线检查示：右肺上叶前段，肺门上方有 4.5 厘米×7 厘米肿瘤。诊断：肺癌。1981 年 6 月 27 日经四川某医院 X 线片报告：右肺上叶支气管肺癌（中央型）。晨痰找到癌细胞。

刻诊：咳嗽、胸痛、低热 2 个月余，伴痰中带血。患者 2 个月来持续低热（37.3～38.4℃），咳嗽夜重，痰中带血，右胸疼痛且有压迫感。下午头昏，纳呆食

艾儒棣，男，生于1944 年，重庆市人。成都中医药大学附属医院教授、主任医师、博士生导师。曾于 20 世纪 70—80年代，师承全国中医外科名家文琢之教授、罗禹田教授，随师潜心学习 15年，整理出版了

少，口干欲饮，面色如常。舌质红，苔薄，脉弦细而数。过去有陈旧性肺结核史20年余。证属气阴两虚，痰毒结块。立益气养阴润肺、解毒化痰散结之法。生脉散合瓜蒌薤白散加消瘰丸加减。

处方：玄参、夏枯草、牡蛎各30克，麦冬、白芥子、秦艽各15克，五味子、知母、薤白各12克，瓜蒌皮18克，郁金、谷芽、麦芽各20克，杏仁、桔梗各10克。水煎服，每日1剂。

二诊：服上方14剂后，咳嗽胸痛减轻，低热渐退，惟经常喉中有痰，痰有脓腥味，但痰中已无血丝。舌尖红，舌苔薄黄，脉弦。药中病机，宜守法守方。原方加冬瓜子、白花蛇舌草各30克，继服。

三诊：服上方1个月余，右胸部压迫感减轻，低热退尽，咳嗽痰仍多，余正常。上方去秦艽，加生黄芪24克，再服。

四诊：患者知其患肺癌，精神不安，经再三解释，嘱其加强锻炼，精神乐观，增加营养，配合中药治疗。治法同上，重整下方服之。

处方：生黄芪60克，鸡血藤、北沙参、仙鹤草、半枝莲、白花蛇舌草各30克，麦冬、夏枯草、白芥子、淡海藻、淡昆布各15克，知母12克，瓜蒌皮18克，郁金20克，杏仁、桔梗各10克，甘草3克。水煎服，每日1剂。

五诊：服四诊方加减3个月余，临床症状消失，面色红润，体重增加，无任何不适。1981年11月24日行X线胸部摄片示：右肺上叶前段之球形病灶现有缩小（约1平方厘米）。患者高兴异常，继服上方加减，2日1剂。至1982年下半年参加半日工作。

经治临床症状消失，肿块基本消散。1983年4月26日行X线摄片示：右上肺近纵隔包块影基本消失，仅纵隔边缘稍有突出，周围纤维化较厚，肺尖区有陈旧结核，双肺纹影增多、粗糙，胸上段脊柱弯曲，心

《文琢之中医外科经验论集》《中医外科临证集要》。

[注]肺癌发生于支气管黏膜上皮，亦称支气管癌，或支气管肺癌，是最常见的肺部原发性恶性肿瘤。其发病率和病死率在急剧上升，在工业发达国家已居男性癌症死亡的首位。肺癌目前是全世界癌症死因的第1名，1995年全世界有60万人死于肺癌，而且每年人数都在上升，2003年世界卫生组织（WHO）公布的病死率是110万/年，发病率是120万/年。而女性患肺癌的发生率尤其有上升的趋势。本病多在40岁以上发病，发病年龄高峰在60—79岁。男女患病率比例为2.3∶1。种族、家属史与吸烟对肺癌的发病均有影响。

医海拾贝

【清肺养阴汤治肺癌】南沙参15克，北沙参15克，天花粉15克，海蛤壳15克，麦冬12克，白薇12克，白花蛇舌草30克，半枝莲30克，川贝粉（吞）3克，甘草6克。水煎服，每日1剂。适用于肺癌阴虚内热证，干咳无痰或痰少不易咳出，或兼咯血，胸闷气短，心烦口渴，潮热盗汗，午后颧红，声音嘶哑，舌红而干，苔光剥或光净，脉细数。（《肿瘤千家妙方》，国家级名老中医杨少山经验方）

按：杨老用清肺养阴法治疗此型肺癌105例，其中接受化疗、放疗或手术治疗者45例，6个月以上生存率达70.47%。临证加减：气虚加党参、黄芪；咯血加仙鹤草、墨旱莲、白茅根；咯血量多加生石膏；发热加生石膏、芦根、知母；胸痛加丹参、赤芍、蜈蚣、参三七。服药1～2个月，咳嗽均见减轻，原有低热下降，盗汗停止，咽干口燥减轻。

影正常。结果：①右上肺包块影基本消散，仅留极小部分紧贴纵隔边缘；②右上肺陈旧结核。至1984年2月已存活2年10个月仍健在，并恢复全日工作。

证治发微：咳嗽胸痛，痰中带血，低热不退，精神萎靡，形体消瘦，面色如常或暗，头昏食少，口干欲饮，脉象弦细数或沉细数，舌质红，苔薄白，或舌红光剥。或见纵隔淋巴结转移。证属气阴两虚，热毒痰瘀。治宜益气养阴，清热解毒，化痰消瘀。本案用大剂生黄芪（60克）、北沙参、五味子、秦艽、知母益气养阴、润肺除热，半枝莲、白花蛇舌草清热解毒，瓜蒌薤白散合消瘰丸（玄参、牡蛎、贝母）加夏枯草、白芥子、昆布、海藻、杏仁、桔梗、郁金清热消痰、软坚散结，鸡血藤、仙鹤草补血行血、凉血止血。药中病机，则热退血止，痰消肿散而愈。

案二 [刘炳凡治验]

易某，女，55岁。1973年10月诊治。

患者于1973年6月发现胸胀疼痛，经贵州某医院X线检查示：右肺门有肿块如核桃大。经上海某医院X线片诊断为肺癌，登记住院手术，患者不同意，于1973年10月来要求中药治疗。

刻诊：胸闷气急，胸骨柄后隐痛，咳嗽间见痰红，面黄怠倦，神色沮丧，眠食俱差。舌质淡红，苔薄白，脉弦缓无力。证属脾虚气弱，肺失肃降。立健脾固本、清肺化痰之法。拟参苓白术散加减。

处方：北条参、冬瓜子各15克，淮山药、薏苡仁、蛤壳粉各12克，茯苓、紫丹参、白及、土贝母各10克，炙甘草、冬虫夏草各5克，白英30克，三七3克。水煎服，每日1剂。

服药29剂后，胸闷气急减轻，痰红未再出现，眠食转佳。患者有了治愈的信心，坚持继服原方20剂，呼吸已匀，胸骨隐痛已止。原方去白英、冬瓜子，加白术 10 克，鸡内金 3 克，健脾助化。又服 30 剂，自觉症状全部消失。

经治临床症状完全消失，至 1983 年 12 月存活 10 年仍健在。

医家原按：中医学认为，疾病的发生，乃"邪之所凑，其气必虚"，若"正气存内，邪不可干"。肿瘤的发病亦是如此。邪是致病因子，正是抗病能力，"扶正祛邪""祛邪扶正"（邪去正自安），无非是要达到"保存自己"的目的。又从长期医疗实践中体会到，"脾胃为后天之本""肾为先天之本"，均属人体的生化之源。临床上包括肿瘤在内许多疾病，虽然错综复杂，而治疗时以保护脾胃健运为第一要务，故前人有"四时百病，胃气为本"的说法，只有资助后天，才能达到培养先天的目的。这样通过自然调节，使全身的阴阳达到相对平衡，从而增强机体的免疫力，战胜病邪，治愈疾病。本案即是以健脾固本为主，佐以清解毒邪而获效的。

案三［张凤郊治验，龚文德整理］

陈某，男，58 岁，商业工作者。1963 年 10 月 15 日初诊。

1963 年 10 月经上海某医院 X 线胸部摄片及痰液检查，诊断为右上肺尖段癌。

刻诊：2 个月前开始发热、咳嗽、痰中带血。目前咳甚气急，痰血加重，胸闷不舒，口干欲饮，午后低热，形体明显消瘦，面色晦暗，精神萎靡，脉沉细数，舌红光剥。证属热毒瘀滞，灼伤肺络，阴津耗涸。立益气生津、清燥救肺兼消瘀毒之法。

处方：西洋参、霍山石斛（上 2 味另煎冲）、炙桑白皮、麦冬、枇杷叶（去毛包煎）、蒲黄炒阿胶（烊化冲）、桃仁各 9 克，甜杏仁、火麻仁各 12 克，清炙甘草

🔍 **阅案评析**

本案用参苓白术散加北条参、冬虫夏草健脾补肺而固其本；用白英、土贝母、冬瓜子、蛤壳粉、白及、三七、丹参清热化痰，散瘀止血而治其标。根本已固，则标邪得解，癌症亦愈，已存活 10 年仍健在，可谓功效不凡。

阅案评析

方中蒲黄炒阿胶，使补血而不滞邪，止血而不留瘀，以达行血止血之功；珠子参代西洋参，"补肺降火，肺热者宜之"（《本草从新》），"血证用之，可代之三七"（《救生苦海》），有散瘀止血之功。热清血行瘀散则血畅其流，而痰血得止。用白花蛇舌草、鱼腥草、桃仁、犀黄醒消丸（乳香、没药、麝香、雄黄、黄米饭、牛黄）清热解毒、消瘀散结，则邪气得祛。正盛邪祛，则劳热得除，诸羌消失。

任国顺，男，生于1921年。出生在一个六世业医的中医

3克，鱼腥草30克。水煎服，每日1剂。另，犀黄醒消丸3克，分2次吞服。

二诊：服上方20剂后，咳嗽气急显减，痰中带血得止，低热减退，精神见有好转。效不更方。

11月10日三诊：稍有咳嗽，低热减而未尽，口干，易感疲劳，脉沉细数，舌红少苔。乃瘀毒未除，耗损之肺阴难以复生。拟益气生津为主，兼消瘀毒。

处方：珠子参、大生地黄、鲜石斛、百合各12克，炙黄芪、天冬、麦冬、冬虫夏草（另煎冲）、川贝母、桃仁、桑白皮各9克，白花蛇舌草、鱼腥草各30克。水煎服，每日1剂。另，犀黄醒消丸3克，分2次吞服。

服上方并随症加减，调治6个月，诸症悉除，病情稳定，体重增加，面色转润，精神亦佳。

经治临床症状消失，X线复查：右上肺尖段癌灶略有缩小。经治2年，病情未见反复。

医家原按：本案病初以瘀毒炽盛、灼伤肺络、阴津耗涸为急，故先予喻昌清燥救肺汤以救欲亡之阴，加入鱼腥草、桃仁及犀黄醒消丸兼消瘀毒，以截断邪势之亢害。待病情趋于稳定之后，续以益气生津以扶正，消瘀解毒以攻邪。两者相合，相得益彰。先师曾谓："凡肺部疾患，见有劳热征象，更易伤阴，形成恶性循环，病久必不可治。"故清除劳热非权宜之计，不可忽视。首当注重邪正消长，扶正与攻邪的目的都是为了清解劳热，制止病势进展，治疗肺癌尤当掌握这个原则。又先师经验，珠子参一药，有补肺胃之阴的功效，可代西洋参，价廉物美。

案四 [任国顺治验，任桂华整理]
雷某，男，47岁，司机。1976年3月12日初诊。
患者于1975年12月初患感冒咳嗽，治疗多次，效

不甚佳。12 月下旬因劳动汗出又复感外邪而致寒热、头痛、汗出，夜间咳甚，呼吸短促，时有喘息，胸部隐痛，咳嗽泡沫样痰，带少量血丝。诊断为肺炎。注射青霉素、链霉素，口服四环素 1 周余，其效不著。口有臭气，咯鲜血或痰血相混。终经 X 线诊断为肺癌（经湖北某医院 X 线胸部摄片示：两肺有散在性圆形结节，如乒乓球大小，边界清楚。诊断：肺癌。另一家医院诊断同）。曾在湖北某医院住院治疗 3 个月，服用各种抗癌药物，效均不显。因患者反对手术治疗，加之当时医生对手术治疗无多大把握，遂来我院求中医治疗。

刻诊：形体消瘦，呈重病容，神疲，气短，纳少，日干不欲饮，大便干结，溲赤。舌苔薄白，脉弦而细滑。此邪郁上焦、化燥伤阴之候。立滋阴润燥、清肺化痰、软坚散结之法。

处方：天冬、麦冬、百部、百合、薏苡仁、昆布、海藻、沙参各 15 克，川贝母、龙葵、炙紫菀各 10 克，半枝莲、白花蛇舌草各 30 克。水煎服，每日 1 剂，分 3 次服完，各加蜂蜜一汤匙冲服。

3 月 25 日二诊：进上方 10 剂，寒热汗出止，咳痰易出，无血，欲食，便通，余症同前。舌淡苔薄，脉弦细。上方去紫菀、龙葵，加黄芪 15 克，山慈菇 10 克，继服 10 剂。

4 月 15 日三诊：前症基本消失，自觉易感冒，时有干咳，咳时牵引胸部隐痛，头晕，心慌，气短，双下肢有轻度浮肿，脉弦细而濡。此乃邪退正虚，气液未复。治拟益气增液、养阴润肺为法，遂予下方。

处方：南沙参、薏苡仁、云茯苓、百合、黄芪各 15 克，五味子 8 克，麦冬、橘络、山慈菇、杏仁各 10 克，炙甘草 6 克。水煎服，每日 1 剂，煎服 3 次。

6 月 20 日四诊：干咳胸痛已瘥，1 个月余未感冒，头晕、心慌、气短及肢肿均好转。6 月 15 日经湖北某

世家，为湖北省名老中医，擅长内科、妇科、儿科，曾任湖北中医学院（现湖北中医药大学）儿科教研室主任。

 阅案评析

本案用沙参麦冬汤加百合、五味子滋肺救阴，龙葵、半枝莲、白花蛇舌草清热解毒，百部、薏苡仁、昆布、海藻、紫菀、橘络、杏仁化痰散结。终以上药加高丽参、黄芪、蛤蚧、獭肝为丸，久服以冀益气增液、补肺扶正。正胜邪安而愈，存活 11 年仍健在。

医院 X 线胸片示：前见肺部散在性结节，现仅见瘢痕阴影。嘱服下方，以冀巩固。

处方：天冬、麦冬、南沙参、百合、薏苡仁、黄芪、玉竹各 30 克，五味子、龙葵、橘络、高丽参、山慈菇各 15 克，炙甘草 10 克，半枝莲 60 克，蛤蚧 2 对，獭肝 2 个。上药共为细末，炼蜜为丸，如梧桐子大。每日 3 次，每次 10～15 克，饭后服。

经治临床症状消失，1977 年 5 月经湖北某医院 X 线胸片示：两肺无异常发现。至 1987 年 11 月随访，已存活 11 年余，身体健康，并能参加各种轻微劳动。

案五 [鲍严钟治验]

刘某，男，49 岁，干部。1974 年 6 月 24 日初诊。

患者于 1974 年 6 月在上海某医院经 X 线胸部摄片检查示：左第 4 肋间有 3.5 厘米×3.5 厘米大小肿块阴影。同年 10 月 10 日、10 月 11 日、10 月 12 日经浙江省某医院连续 3 次痰检均找到癌细胞。诊断：左周围型肺癌。

刻诊：持续发热半个月，干咳痰黏，带有血丝，明显消瘦，面色灰白，气急、胸痛、胸闷，胃纳减退，舌质红且有紫斑，苔光津少，脉弱无力。证属肺热阴亏，脾胃不健。立养阴清肺、健脾和胃、化痰抗癌之法。自拟清肺抗癌汤治之。

处方：北沙参、黄芩、浙贝母各 12 克，鱼腥草、半枝莲、炒谷芽、焦山楂、仙鹤草各 30 克，当归、制天南星、橘红各 9 克，蜈蚣 3 条。水煎服，每日 1 剂。

二诊：连服上方 1 个月后，诸恙好转，低热退，纳谷增，稍有咳嗽。嘱继服上方 2 个月。1974 年 10 月 5 日 X 线胸片示：左肺上叶有 1 条索状阴影，圆形病灶明显缩小。改服下方。

阅案评析

鲍老治肺癌常用自拟清肺抗癌汤加减为治，方中滋肺养阴用沙参、天冬、麦冬、石斛、当归，清热解毒用黄芩、鱼腥草、半枝莲、蜈蚣、水杨梅根（《广西中草药》谓水杨梅根"治肺热咳嗽"），化痰散结用浙贝母、天南星、橘红、款冬花、半夏、前胡，佐以仙鹤草凉血止血，谷芽、山楂健胃开窍。诸药合用，救阴抗癌，故获辄效。

处方：北沙参、黄芩、浙贝母、鲜石斛各 12 克，水杨梅根、鱼腥草、仙鹤草各 30 克，当归、橘红、天冬、麦冬、款冬花各 9 克。水煎服，每日 1 剂。

连服上方半个月，咳嗽已瘥，诸恙消失。

经治临床症状消失，恢复工作。1974 年 12 月 X 线胸片示：肺内肿瘤消失。痰检未找到癌细胞。1977 年 12 月 13 日经浙江省某医院 X 线胸部摄片复查示：左肺未见肿块影。1983 年 11 月随访，健在，治疗后已存活 9 年。

医家原按：本案属中医学肺痿范畴。《素问·至真要大论》说："诸气膹郁，皆属于肺。"证候表现有咳逆、喘促、胸胁胀满等。究其原因，由于热毒引起肺热叶焦，肺阴消灼。故治癌先治肺，治肺必救阴。清肺抗癌汤即为此而设。但求本溯源，肺癌本身又产生毒素，故加水杨梅根、半枝莲、白花蛇舌草、鱼腥草、白英、黄芩等抗癌解毒。所以，一为救阴，二为抗癌，达到救肺阴抗癌肿之目的。

案六 ［孙宜麟治验］

张某，女，59 岁。1983 年 2 月 24 日初诊。

患者于 1982 年 12 月 28 日经辽宁某医院 X 线正侧位胸片示：右肺门区有 3 厘米×3 厘米肿块影。诊断：右肿中心型肺癌，肺门淋巴结转移，右叶阻塞性肺炎。

刻诊：患者于 1982 年年底咳嗽胸痛，畏寒发热，并咳血 2 次，X 线片诊断为肺癌。经消炎及止血药治疗，热退血止，但咳嗽胸痛不减，疲乏气短，下肢无力，面色赤。舌质赤，中间有少许白苔，脉弦细略数。证属肺有郁热，内热攻鼓，煎熬津液，痰热搏结，血气阻滞，发为肺疽。立清肺益气、开痰软坚、活络散结之法。

🔑 **医海拾贝**

【新嗝煎治肺癌】生地黄、王不留行、南沙参、天花粉、麦冬、海藻、海带各 15 克，蒲公英、鱼腥草、石见穿、徐长卿、紫花地丁、望江南、丹参、夏枯草、炙鳖甲、炙穿山甲、玄参各 15 克，川贝母、浙贝母、牡丹皮、北五味子、百部、地骨皮各 9 克。用法：每日 1 剂，水煎，2 次服，或制成浸膏，每瓶 500 毫升，每日 2 次，每次 100 毫升。主治：各型晚期肺癌。对鳞癌、腺癌疗效较好。（《肿瘤千家妙方》，雷永仲教授经验方）

阅案评析

患者咳嗽胸痛不减，面色赤，舌质赤，脉弦细略数。故其证候以痰热为重，阴虚为轻，则法拟消清为主，滋阴为辅。药用天花粉、枇杷叶、桔梗、川贝母、杏仁、僵蚕、瓜蒌、橘红、海浮石消痰散结，紫草、龙葵、马齿苋、蜈蚣、壁虎、地龙清热解毒，沙参、天花粉、白芍、五味子养肺育阴。故痰消热清则阴自复、积自散矣。

林起铨，安徽中医学院教授、中医抗肿瘤科主任医师，对恶性肿瘤的中医防治有很深的造诣，特别是对肿瘤术后的预防复发、转移和癌性疼痛的治疗。

处方一：紫草 40 克，天花粉、白芍、杏仁、僵蚕各 20 克，马齿苋 50 克，枇杷叶、瓜蒌、仙鹤草各 25 克，沙参 30 克，五味子、川贝母、橘红各 15 克，桔梗 18 克。共为细末，炼蜜为丸，每丸 10 克。每次 1 丸，每日 3 次。

处方二：壁虎 10 条，蜈蚣 5 条，土地龙、龙葵各 25 克。加入黄酒 1000 毫升，浸泡 7 天。每次 1 盅，每日服 3 次。另：紫河车粉，每次 10 克，每日 3 次。

3 月 24 日二诊：服"处方一""处方二" 1 个月，咳嗽、胸痛减轻。X 线正侧位胸部摄片示：右肺门角见 1.5 厘米×1.5 厘米大小较密肿块阴影，较前片缩小。效不更方，守原方再进。

4 月 25 日三诊：咳嗽较轻，微有胸痛，舌中有少许黄苔，脉弦细转缓。X 线正侧位胸部摄片示：右下肺纹理增强密集，片状影已消失。效不更方，守原方再进。

6 月 27 日四诊：除有时微咳外，无其他明显不适。X 线正侧位胸部摄片未见肿块影。仅治疗 4 个月，临床症状及右肺 X 线肿块影均消失，仍在继续治疗中。

证治发微：肺癌在临床上所表现出来的咳嗽、胸痛或痰血诸症，往往与其他呼吸系统疾病不易鉴别，加之验痰阳性率不高，故发现每多晚期，因而在治疗上很难控制。但从以上案例来看，用清肺益气、开痰软坚法观察治疗，尚有满意疗效。

案七 ［林起铨治验］

左某，男，61 岁，工人。1981 年 6 月诊治。

患者原有慢性支气管炎病史，1980 年 7 月间症情加重，于安徽某医院就诊，X 线胸片发现右上肺块影。1980 年 8 月在该院行剖胸探查术，发现右上叶肺癌纵隔转移，未能切除而关胸。病理诊断：未分化燕麦型肺癌。1981 年 3 月发现左锁骨上有肿大淋巴结，约 2

厘米×3厘米，质硬固定。同时发现右背部手术切口处上方有一蚕豆大小肿块，质硬，活动度小。均为转移癌灶。1981年5月该院细胞室局部淋巴结穿刺检查：镜检见大量异形细胞，散在或成团，结合临床考虑为低分化鳞癌转移，可能来自肺。遂来我院门诊求治。

刻诊：面色萎黄，消瘦日久，四肢倦怠，纳谷不香，咳嗽频作，动则气喘，略黄稠痰，甚则呛咳呕吐。舌淡，苔黄腻，脉濡滑。证属脾肺两虚，痰热蕴结。立健脾养肺、清热散结、化痰软坚之法。

处方一：蒲公英、夏枯草、生牡蛎（先煎）各30克，瓜蒌皮、宣木瓜、云茯苓各15克，赤茯苓、猪苓、太子参、生黄芪、生白术各12克，光杏仁、浙贝母、莪术各10克，全当归、生地黄各8克。水煎服，每日1剂。

处方二：紫金锭5克，人工牛黄、明乳香、明没药、三七各10克，冰片1克。共研细末，每次1克，每日3次，温开水送服。

处方三：了哥王注射液，足三里穴位注射。每日1次，每次左右两侧各注入2毫升。

用上3方治疗6个月，症情日见好转，遂停用了哥王注射液穴位注射，续服中药煎剂及散剂。

经治临床症状好转，右锁骨上肿块消散，1981年10月10日行X线胸部摄片复查示：右上肺块影消失。但右背部手术切口处肿块未能控制，日见增大，终发展至拳头大，遂体力日衰，卧床不起，并发感染而死亡。从病发经治疗后，存活1年3个月。

医家原按：燕麦型低分化肺癌，预后较其他类型凶险。本案经中医药治疗1年多，原肺部病灶及锁骨上转移灶消散，说明中医药治疗有一定疗效。但背部病灶一直未能控制，当时未加用外敷药，引以为憾。

证治发微：此案汤、散、针剂同用。汤剂用太子

其研制的"消瘤散"对肺、胃、肝、乳腺肿瘤疗效显著，还能提高机体免疫力。发表论文20余篇，出版医学专著3部，多次赴我国香港、泰国、日本作防癌抗癌学术报告，其患者遍布全国各地及东南亚。

参、黄芪、赤猪苓、白术、天冬、当归、生地黄健脾补肺；蒲公英、鱼腥草、夏枯草、牡蛎、瓜蒌、杏仁、浙贝母、莪术、木瓜清热化痰，软坚散结；辅以紫金锭散、了哥王注射液以加强清热解毒、软坚散结之功（了哥王有毒，《生草药性备要》谓其"能杀人，消热毒疮"）。共奏扶正祛邪之效。

郑长松（1927—2007年），男。在60多年的学医、行医生涯中，崇尚"德成而上，艺成而下"，力求德艺双馨，大医精诚，临证尤有特色。曾任山东省惠民地区中医院副院长、名誉院长。

案八［郑长松治验，郑其国整理］

谷某，男，36岁，司机。1982年12月28日初诊。

宿疾咽干音哑，近6个月来经常咳嗽，吐少量白色黏稠泡沫痰，并伴左侧季胁部不适。1982年8月17日晚咳嗽时，吐鲜血两口，血随痰出，次日来我院就诊。X线胸透见左下肺靠膈肌处有片状模糊阴影，边缘不清，诊断为"左下肺炎症"。治疗无效，赴山东省惠民地区某医院，按结核病住院治疗旬日许，仍未见效。1982年9月23日转山东省某医院检查，确诊为支气管肺癌，决定住院手术治疗。11月17日开胸后，见支气管肺癌已经扩散，手术无法进行而关胸，仅取少许组织再送病理检查，报告为鳞状上皮细胞癌，遂予化疗。但病情日渐恶化，院方即劝导出院，改用中医药治疗。

刻诊：面色萎黄无泽，形体肌肉欠丰，常感劳倦乏力，痰内仍夹血丝，语声低弱嘶哑。舌质色赤，苔白乏津，脉象细数。证属肺肾阴虚，火盛刑金。立壮水清金、泻火凉血之法。

处方：蒲公英、沙参、半枝莲、薏苡仁、白花蛇舌草、黄芪、鱼腥草、藕节各30克，生百合、瓜蒌、夏枯草、党参各20克。每剂水煎2遍，共取药液600毫升，分早、午、晚3次温服。

1983年1月6日二诊：服上方3剂，每服药后即遍体汗出如浴，汗后全身格外舒适，余无进退。仍以壮水清金、泻水凉血法为治。

处方：夏枯草、玄参、墨旱莲、生地黄、猫爪草、藕节、鱼腥草、沙参各30克，天花粉、玉竹、冬虫夏草、麦冬各15克，五味子、石斛各12克，川贝母10克。煎服法同前。

1月17日三诊：药后未再汗出，咳嗽轻微，痰内无血迹，季胁不适解除。药既合病，原意出入，予服3方。

处方：夏枯草、玄参、生牡蛎、白茅根、蒲公英、沙参、鱼腥草、藕节、薏苡仁、黄芪各30克，炙百合、黄精各20克，生鳖甲、麦冬各15克，五味子10克。煎服法同前，2日服1剂。

2月23日四诊：患者面色渐变红润，体力日有增加，自觉诸苦若失，已在办公室做轻微工作，整日上班。前方既效，毋庸更张，再按前方继进，以冀巩固。

经治临床症状消失，1983年4月经山东省某医院X线胸部摄片示：两肺野清晰。至1984年11月已存活2年，病情稳定，无复发，并经常驾车长途行驶。

证治发微：本案属中医学咳血、息贲范畴，乃肺肾阴虚之候。阴虚则火盛，日渐煎熬则液涸痰凝，毒邪内结而成癌；火盛刑金，损伤肺络，则血随痰出或痰挟血丝；肾脉从肾上贯肝膈入肺中，循喉咙挟舌本，可见其咽干音哑久羁，为肾阴久虚之征。

方中生地黄、玄参、墨旱莲、玉竹、黄精、五味子、百合、沙参、石斛、麦冬、冬虫夏草、天花粉壮水益肾以制内干气分之火，清金养肺以补金受火克之损；蒲公英、鱼腥草、半枝莲、白花蛇舌草清内结之热，解血中之毒；猫爪草、夏枯草、鳖甲、牡蛎益阴除热，散结解凝；藕节凉血止血；白茅根导热下行；党参、黄芪虽为补益扶羸诸药之冠，但阴虚火动之际，不宜轻投，以其善补真阳之气，有内火益焰之弊，务宜慎之。

 阅案评析

咳嗽声嘶，痰少黏稠，痰中带血，面色无泽，形体消瘦，肢倦乏力，声低弱，口干咽燥，舌红乏津，脉象细数，属肺肾阴虚、痰热凝结之证。治以滋肾养肺、清热消痰之法，则力挽危候，并获痊愈之效。

089

阅案评析

肺癌的成因乃外感六淫邪毒犯肺，内有七情饮食所伤，并有脏腑正气虚损，则肺气膹郁，宣降失司，津液不布，积聚成疾，痰凝气滞，血行受阻，瘀血留结，积成息贲。因邪正盛衰，故宜详审。治宜攻补兼施，攻邪而不伤正，养正而不助邪，乃治积之要也。

案九 ［李济仁治验］

张某，女，56岁，营业员。2000年4月9日初诊。

罹咳喘病史20余年，近3年来病情加重，屡服中、西药不见缓解。于2000年1月3日在安徽省某医院摄X线正侧位片示：右肺门区有9厘米大小片状影。诊断为右中心型肺癌。患者不愿手术治疗，遂来就诊。

刻诊：咳嗽喘促、无痰，右侧胸背部疼痛，纳呆食少，声音嘶哑，疲倦乏力，小便正常，大便干燥难解。舌质红，苔薄黄，脉弦数。乃肺热壅盛，宣降失司，气郁痰凝。治以清肺益气，开痰软坚。

处方一：白花蛇舌草50克，夏枯草、鱼腥草、天花粉、重楼、沙参、海浮石各30克，枇杷叶、瓜蒌各25克，大贝、杏仁、五味子、桔梗、干地龙各15克。水煎服，每日1剂，每剂分3次服。

处方二：蜈蚣、壁虎各20条，重楼50克，土地龙30克。加黄酒1500毫升，浸泡7日后取酒。每次服20毫升，每日服3次。

用以上2方治疗6个月，症情日见好转，胸背疼痛减轻，纳谷增，大便软，一日一行。

继按"处方一"加麦冬20克，露蜂房5克，绞股蓝20克，以滋阴润肺。"处方二"同服。现临床症状基本消失。于2001年2月10日复查X线正侧位片，示右肺门区肿块影缩小2/3，疗效明显。现仍在继续治疗中。

证治发微：患者肺热壅盛，宣降失司，气郁痰凝，方用沙参、天花粉、五味子养阴清肺益气；白花蛇舌草、夏枯草、鱼腥草、重楼、干地龙解毒抗癌；海浮石、枇杷叶、瓜蒌、大贝、杏仁、桔梗开宣肺气，化痰散结，降气平喘。初获良效后，继以原方加麦冬养阴扶正，绞股蓝益气、解毒、抗癌，露蜂房"治积痰久嗽"(《本草正》），以增止咳定喘之功。标本兼治，疗效称佳。

"处方二"药酒剂选药精当，因而有显著疗效。方中蜈蚣味辛，性微温。《日华子本草》说它"治癥癖"，对于肿瘤及疮疡痈毒，皆有消坚化毒之效。各种肿瘤配合木鳖子、炮穿山甲等品，临床观察，有控制发展、改善症状的作用。

壁虎，又称守宫、天龙，味咸性寒，功能祛风定惊，解毒攻坚，抗痨消癥。《四川中药志》载："祛风，破血积包块，治肿瘤。"上海龙华医院用壁虎、干蟾皮、天冬、麦冬各9克，南沙参、北沙参、百部、预知子各12克，夏枯草、葶苈子各15克，鱼腥草、山海螺、金银花、白英、白花蛇舌草、生牡蛎、苦参各30克，水煎，每日1剂，治疗晚期肺癌。效果：共治27例，显效2例，好转15例，无效10例。上海杨浦区中医医院用"中西医结合扶正抗癌法"治疗晚期肺癌，共治晚期原发性肺癌14例，取得一定疗效。用法：在癌块较大或有阻塞性炎症及肺不张时，治以消肿解毒、化瘀软坚法。

药用壁虎粉、蜈蚣粉、土鳖虫粉各1.5克混合，分2次吞服；蛇六谷（先煎1小时）、生半夏、生天南星、重楼、羊蹄根、铁树叶、白花蛇舌草各30克，商陆、蟾皮各15克，水煎服。重楼又名蚤休、重台根、草河车、土三七，味苦性寒，功能清热解毒，消肿止痛。药理研究证实，重楼有抗肿瘤作用，其甲醇提取物对He-La瘤株有抑制生长作用。地龙清热平喘，而且有抑制肿瘤细胞生长的作用。全方用黄酒浸服，以温通活血，增强了诸药的抗癌功效。

结语

肺癌的病因病机，古人认为是"气之所积"（《难经》），"积者，生于五脏六腑之阴气也。此由阴阳不和，

按：在中医学文献中，与肺癌类似证候的记载，散见于咳嗽、哮喘、痨瘵、咯血、胸痛、痰饮、积聚、肺痿、肺疽病证的资料中，尤与肺积、息贲相似。《素问·咳论》曰："肺咳之状，咳而喘息，甚至唾血……而面浮肿气逆也。"《圣济总录》说："肺积息贲气胀满咳嗽，涕唾脓血。"《素问·玉机真脏论》又说："大骨枯槁，大肉陷下，胸中气满，喘息不便，内痛引肩项，身热脱肉破胭。"这些与肺癌咳嗽、胸痛、气促、发热的典型症状和痰中带血、头面部浮肿等上腔静脉阻塞征及晚期肺癌恶病质相似。《难经》称："肺之积名曰息贲。在右胁下，覆大如杯。久不已，令人洒淅寒热喘咳，发肺壅。"《济生方》亦谓："息贲之状，在右胁下，覆大如杯，喘息奔溢，是为肺积。诊其脉浮而毛，其色白，其病气逆，背痛少气，喜忘目瞑，

肤寒，皮中时痛，或如虱缘，或如针刺。"这些症状与晚期肺癌肝转移、淋巴管转移而引起的腋下及锁骨上淋巴结肿大的体征及皮下组织转移颇为相似。张景岳说"劳嗽，声哑，声不能出或喘息气促者"（《景岳全书》），与晚期肺癌纵隔转移压迫喉返神经以致声哑相同。

脏腑虚弱，风邪搏之，所以为积""忧思喜怒之气，过则伤乎五脏，逆于四时，传克不行，乃留结而为"（《济生方》），"积之成也，或因暴怒喜悲思恐之气，或伤酸苦甘辛咸之食，或停温凉热寒之饮，或受风暑燥寒火湿之邪"（《儒门事亲》），"壮人无积，虚人则有之。脾胃怯弱，气血两衰，四时有感，皆能成积"（《活法机要》），"积聚皆属于脾""积初为寒，久则为热"（《医学入门》），"邪积胸中，阻塞气道，气不得通，为痰……为血，皆邪正相搏，邪既胜，正不得制之，遂结成形而有块"。综上所述，肺癌成因乃外感六淫邪毒犯肺，内有七情饮食所伤，并有脏腑正气虚损，则肺气膹郁，宣降失司，津液不布，积聚成痰，痰凝气滞，血行受阻，瘀血留结，积成息贲。因邪正盛衰，故宜详审，治宜攻补兼施，攻邪而不伤正，养正而不助邪，乃治积之一端也。

分析肺癌的临床证候和论治规律，大体可分为以下 6 型。

1. 气阴两虚型　咳嗽胸痛，痰中带血，低热不退，精神萎靡，形体消瘦，面色如常或大粪暗，头晕食少，口干欲饮。脉象弦细数或沉细数，舌质红、苔薄白，或舌红光剥。或见纵隔淋巴结转移。证属气阴两虚，热毒痰瘀。治宜益气养阴，清热解毒，化痰消瘀。

2. 肺脾两虚型　面色萎黄，形体消瘦，呼吸气短，四肢倦怠，纳谷不香，咳嗽频作，胸闷气喘，甚则咳呛呕吐，痰红，或咳黄稠痰，或白黏痰，痰中带血。舌质淡红，苔薄白，或黄腻，或浊腻微黄，脉弦缓无力，或濡滑，或沉细。或有纵隔淋巴结转移。此乃肺脾两虚、痰热蕴结之证。法拟健脾补肺、清热化痰为治。

3. 阴虚痰热型　持续发热，或低热缠绵，干咳，痰黏或黄，或咳嗽不止，痰多带血，胸闷胸痛，气急声嘶，形体消瘦，神疲无力，呈重病容，纳呆食少，便干溲赤。舌质红，苔薄白，或黄燥，脉弦细数，或细滑，或弦滑数，或脉弱无力。或有锁骨上淋巴结转移。此肺热壅盛，消灼肺阴，痰热互结所致。治以滋阴救肺、清热解毒、化痰散结之法，佐以凉血止血。

4. 表里俱热型　畏寒发热，体温较高（38℃以上），精神萎靡，面色微赤，咳嗽痰黄，痰中带血。舌质红或绛红，苔薄黄，脉弦数，两寸关兼洪。证属表里俱热，痰血瘀结，兼有阴虚。故法以表里双清、化痰凉血、滋阴养肺治之。

5. 肺肾阴虚型　咳嗽声嘶，痰少黏稠，痰中带血，面色无泽，形体消瘦，肢倦乏力，声低弱，口干咽燥。舌红乏津，脉象细数。属肺肾阴虚、痰热凝结之证。治以滋肾养肺、清热消痰之法。

6. 痰热血瘀型　咳嗽胸痛，咯血不止，量少色暗，夹有膜状物，痰多黄稠而浑，面容苍晦。舌质红暗或有瘀斑，脉弦滑。证属痰热壅盛，瘀血凝结。治宜清热化痰，凉血祛瘀。方用千金苇茎汤清肺化痰，逐瘀排脓，加白花蛇舌草、土茯苓、野荞麦加强清热解毒之力，加紫草、羊乳根、丹参以增凉血活血、逐瘀祛痰之效。广州部队《中草药手册》谓羊乳根"祛痰润肺，排脓解毒"。痰热得清，瘀血得祛，则咯血自止，肺积自消矣。

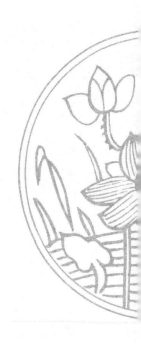

腹部肿瘤医案精析

 胃癌验案十则

案一［李济仁治验］

许某，男，40岁，工人。1992年10月初诊。

患者于1992年9月因幽门梗阻症到当地某医院门诊就诊，行胃肠钡剂摄片示：胃窦部充盈缺损。诊断：胃窦癌。遂住该院外科，行剖腹探查及病理活检示：胃窦部癌块如鸭蛋大，与胰腺粘连，腹腔大网膜及胃小弯淋巴结有如蚕豆及花生米或黄豆等不同大小的转移癌。取大弯淋巴结活检，病理证实转移性腺癌，未能切除，仅做胃肠吻合术。术后精神不振，神疲乏力，面色萎黄，形体消瘦，脘腹作胀，只能进流质饮食，二便尚可。舌质淡红，苔薄白，脉细弱。此乃癌毒犯胃，脾胃不和，正气大亏。治以健脾益气、理气和胃、兼攻癌毒之法。

处方一：黄芪25克，潞党参15克，茯苓15克，白术15克，阿胶（烊冲）10克，绞股蓝20克，广木香9克，南沙参10克，神曲15克，陈皮15克，鸡内金10克，白花蛇舌草20克，龙葵20克，石见穿20克。水煎服，每日1剂。

处方二：菝葜（根部）2500克，洗净切碎，加水12.5升，文火浓煎，去渣。得液4升，加肥猪肉（切碎）250克再浓煎，得药液2500毫升。每天服125～250毫升，服完再复煎。

服"处方一"3周后，诸恙如转，脘腹作胀明显减轻，已能进半流质饮食。改服"处方二"，3个月后，

[注] 实践中观察到，菝葜对消化道致病菌有抑制作用，对肠道黏膜发炎的充血、水肿有收敛作用。由于本品含有皂素及鞣酸等杂质，对胃肠道黏膜有一定的刺激性，所以加用猪肉同煎以中和皂素及杂质，以免刺激胃肠引起恶心、呕吐。

体力增强，体重增加，肤色转红润，精神好转，能操劳家务。服药 6 个月后症状消失，体力、精神恢复如前，能参加正常工作。此后间歇服用 5 年，临床症状消失。

2000 年 3 月复查，钡剂摄片示：原胃窦部充盈缺损症消失。触胃脘柔软，腹部无肿物，全身未见异常体征，直肠指诊阴性。治疗后现已存活 10 年。

证治发微： 本案是扶正补虚治胃癌的范例。恶性肿瘤发展迅速，邪毒嚣张，症情险恶，很快出现体质消瘦，而见阴、阳、气、血不足之证。另一方面，肿瘤到了中、晚期或通过手术、化疗、放疗等治疗之后，造成机体严重的消耗和损伤，也可导致正气虚弱。此时就必须扶正补虚。通过补益，能增强机体的抗病能力，调整人体内部平衡，控制肿瘤的发展，延长寿命。如《卫生宝鉴》中说："养正积自除……今令真气实，胃气强，积自消矣。"《外科真诠》在论及乳岩治法时亦谓："内服归脾汤等药，虽不能愈，亦可延生。"由此可知扶正补虚法的重要。因此，对那些恶性肿瘤的治疗，必须祛邪不忘扶正，扶正祛邪相结合。如四君子汤、补中益气汤、人参养荣汤、归脾汤、六味地黄丸、金匮肾气丸等，皆可随证选用。

该患者胃窦癌已属晚期，而且形成了腹腔内广泛转移，精神不振，神疲乏力，正气大亏。患者面色萎黄，形体消瘦，脘腹作胀，只能进流质饮食，一派脾胃虚衰之征象。所以采取健脾益气、理气和胃兼攻癌毒之法。方用黄芪、党参、白术、茯苓、阿胶等益气养血扶其正；南沙参益气养阴和胃；陈皮、神曲、鸡内金理气健脾，消积和胃。气血充可以匡正扶赢，脾胃健方能安胃纳谷，意在扶助正气，调动机体的抗病能力，提高机体的免疫功能，以利于消除癌肿。正所谓："正气存内，邪不可干。"再佐以绞股蓝益气、解毒、抗癌，因为它含有多种人参皂苷类成分，具有类似人参的功能。

 阅案评析

胃癌属于中医学胃脘痛、伏梁、反胃、噎膈等证范畴。胃癌的病因病机，中医学认为，多由长期的饮食不节、情志忧郁、渐致痰火胶结，或脾胃虚寒，或津液干枯、气滞血瘀而成，或食积、气结、热结、痰凝、血瘀、脏虚所致。故凡治此者，必以扶助正气、健脾养胃为主。若饮食未消，则兼去其滞；逆气未调，兼解其郁；热邪未去，兼清其热；痰结未散，兼化其痰；瘀血未祛，兼行其瘀；病久衰弱，则专用补养。不可标本杂进，以致重伤胃气，难以奏效。但其症确有气血痰火瘀积之实邪，又见机体正气尚盛，则当祛邪以养正，亦不可忽也。

[注] 胃癌是最常见的恶性的肿瘤之一，占我国消化道恶性肿瘤的50%，居第1位；占全身癌肿的10%，居第3位。发病年龄以40—60岁为多见，约占2/3；40岁以下者约占1/4；其余大于61岁。男多于女，约为3.6∶1。胃癌的好发部位以幽门区最多（48.8%），贲门区次之（20.6%），胃体部再次之（14.0%），广泛者较少（7.8%）。胃癌按病理组织学分类，绝大多数为腺癌，还常见黏液癌和低分化癌（包括髓样癌和硬癌）。胃癌的早期诊断对预后有很大意义。对可疑病例应及时进行粪便隐血检查、X线

白花蛇舌草、龙葵、石见穿等解毒、散结、抗癌。其中，白花蛇舌草的药理研究证实，能显著增强机体的免疫能力，如刺激网状内皮细胞增生，使吞噬活跃，促进抗体形成，并使淋巴结、脾、肝等组织中嗜银物质呈致密化改变；有抗肿瘤作用，如对急性淋巴细胞型、粒细胞型、单核细胞型以及慢性粒细胞型的肿瘤细胞有抑制作用；对吉田肉瘤和艾氏腹水癌有抑制作用。临床在辨证的基础上取解毒散结、消瘀止痛的白花蛇舌草，配莪术、重楼、半枝莲、山慈菇，可用于治疗胃癌、食管癌、直肠癌。龙葵味苦、微甘，性滑、寒，是解毒、散结、抗癌良药。石见穿活血化瘀、散结消肿。动物实验证实，以石见穿为主药的复方中药扶正抗癌方治疗晚期胃癌，有较好的抗癌作用及调整免疫功能的作用。

李老非常重视发掘民间抗癌验方，用菝葜治胃癌就是应用民间验方的有力佐证。菝葜解毒消肿，有一定的抗癌作用。《品汇精要》说它"散肿毒"。《中草药治肿瘤资料选编》载有治食管癌方："鲜菝葜1斤（500克）。用冷水3斤（1500毫升），浓缩成1斤（500克）时，去渣，加肥猪肉二两（100克），待肥肉熟后即可。此系1日量，分3次服完。"从上案中证实，此方治胃癌确有一定疗效。临床应用表明，本方适用于胃癌、食管癌、直肠癌、乳腺癌、宫颈癌、鼻咽癌，其中以胃癌和食管癌效果较好。此方具有增进食欲、减少呕吐、疏通狭窄食管以及利尿消肿、增强体力、提高红细胞及血红蛋白和一定的止痛、安眠作用。

案二 ［李济仁治验］

章某，男，45岁。1995年8月20日初诊。

诉1995年1月因急腹痛而在南京市某医院行剖腹探查示：胃小弯有2厘米×1.5厘米急性穿孔。病理切片报告示：胃腺癌。乃予缝合修补。术后迅即产生腹

水，曾用化疗（具体药物不详），鲜效。遂来我院就诊。症见腹部膨满而胀，形体消瘦，面色萎黄，疲倦乏力，神靡头昏，大便干结，小便短少。舌质淡，苔黄厚腻，脉细缓。体检：患者体重49千克，腹围68厘米，腹部有移动性浊音及波震感，肝、脾未触清，两侧锁骨上有蚕豆大肿大淋巴结，左腋窝有核桃大肿大淋巴结，不活动，无压痛。此乃水湿互结，正虚邪留，病在中焦。治以健脾利湿，解毒散结。

钡剂、纤维胃镜及活体组织检查、胃液细胞学检查和四环素荧光试验以明确诊断。现代医学对胃癌的有效治疗方法仍是早期根治手术，辅以化疗。

处方：白花蛇舌草、黄毛耳草、喜树果、薏苡仁、党参各30克，半枝莲60克，炒白术、茯苓、鸡血藤各20克，泽泻、枳壳各12克，制附子10克，菝葜30克。

患者坚持服上方加减治疗4年余，症状逐渐减轻，体力增加，腹水消失，临床无腹水征。腹围由68厘米减到62厘米，腹部B超检查腹水阴性，颈部及腋窝淋巴结未触及，体重由49千克增至54千克。

续服中药，继续观察。现临床症状基本消失，恢复正常工作。治疗至今已存活7年4个月。

证治发微：患者胃癌伴腹水，癥积内结，脾虚血瘀，气不化水，水湿互结，正虚邪留，病在中焦，故治拟健脾利湿、解毒散结之法。用党参、白术、茯苓、薏苡仁等健脾益气，淡渗利湿，扶正抗癌；鸡血藤配枳壳行气活血以消癥；半枝莲、白花蛇舌草、黄毛耳草、喜树果、薏苡仁解毒抗癌；附子配泽泻温阳利水，扶正祛邪。标本兼顾，疗效昭彰。

李老在选用抗癌中药方面，力求用药精良。除选用白花蛇舌草、黄毛耳草、喜树果、薏苡仁外，重用半枝莲60克以清热解毒抗癌。动物实验证实，半枝莲对肉瘤S_{180}、艾氏腹水癌、脑瘤$_{22}$等均有一定抑制作用。日本学者在通过体外试验对800种中药做抗肿瘤活性筛选时发现，有88种中药对肿瘤细胞增殖的抑制率在90％以上，其中半枝莲对JTc-26瘤细胞体外抑制率达

100％，其对正常细胞的抑制率则仅为50％。重用半枝莲则又是取其散瘀利尿之功，配以具有健脾利水渗湿之薏苡仁，以加速消除腹水。更兼薏苡仁有抗癌作用，李老认为尤以脾虚湿盛的消化道肿瘤更为适宜。动物实验证实，薏苡仁乙醇提取物能抑制艾氏腹水癌细胞的增殖，显著延长小鼠的生存时间。

方中黄毛耳草属茜草科耳草属植物黄毛耳草的全草。味苦而性凉。功能清热利湿，解毒消肿。《福建中草药》载其"治湿热水肿"。患者苔黄厚腻，正切湿热内聚之病机。喜树果抗癌，散结，破血化瘀。药理研究表明，喜树果的醇提取物对动物移植性肿瘤，均有一定抑制作用。喜树果中所含喜树碱及其衍生物，具有较强的抗癌活性。本案用药少而精，取效迅而捷，全凭妙手攻砭，足见卓尔不群。

案三［段凤舞治验，赵田雍、王惠勤整理］

王某，男，55岁，工人。1982年8月10日初诊。

患者1980年秋开始右上腹胀痛，时有呕恶，未加注意。至1981年10月上腹胀满疼痛加重，且逐渐进食发噎。1981年10月包头市某医院诊断：胃底贲门癌。1981年11月9日北京某医院上消化道X线钡剂造影示：胃体小弯侧可见约5厘米×5厘米不规则充盈缺损，局部黏膜皱裂破坏，贲门黏膜不整。诊断：胃体癌，胃底贲门受损。不能手术，建议回原地治疗，遂来我院门诊。

刻诊：诉吞咽困难已9个月，目前纯进半流质饮食，每日200～250克，胸闷腹胀，胃脘不适，时有疼痛。舌苔黄，脉弦细。证属脾胃虚弱，中焦阻塞，枢机不利。立健脾和胃、祛痰开结之法。

处方：瓜蒌、马尾连、太子参、麦冬、赭石、天花粉、急性子各15克，清半夏、郁金、旋覆花、莱菔子、焦山楂、焦麦芽、焦神曲各10克，生黄芪、威灵仙各30克，檀香、陈皮各7克。水煎服，每日1剂。

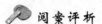 **阅案评析**

因患者吞咽困难，胸闷呕恶，乃痰结偏重，方药除用太子参、黄芪、黄精、麦冬、焦山楂、焦神曲、焦麦芽、黄芩合旋覆代赭汤化裁健脾和胃降逆外，用昆布、海藻、牡蛎、玄参、土贝母、

8月24日二诊：服上方后证情无特殊变化，大便稍干。胃虚，化源不足。加生地黄、黑芝麻各10克，继服。

9月28日三诊：偶感风寒，发热，咳嗽，咳白痰。脉细，苔薄。急则治标，先祛风寒之邪。

处方：杏仁、淡豆豉、清半夏、葛根各10克，紫苏叶、荆芥穗、薄荷各7克，芦根、瓜蒌各15克，葱白3寸。水煎服，每日1剂。嘱感冒愈后再进前方。

1983年1月18日四诊：进食发噎略有好转，胸闷气短。右肩胛处有一肿块约7厘米×6厘米，质中等硬度。苔黄，脉细。前法加入软坚散结之品，遂拟下方继服。

处方：生黄芪、黄精、女贞子、威灵仙、鱼腥草各30克，麦冬、全瓜蒌、马尾连、生牡蛎各15克，陈皮7克，清半夏、郁金、玄参、土贝母、昆布、海藻各10克。水煎服，每日1剂。

12月20日五诊：近1年来以上方酌情加减，病情稳定，右肩胛处之包块亦明显缩小，约4厘米×3厘米，中等硬度。继服上方，仍在治疗中。

经治临床症状显著好转，至1984年10月已存活2年余健在。

案四 ［巴坤杰治验］

许某，男，53岁，职员。1982年6月22日初诊。

于1982年5月4日安徽某医院X线胃肠钡剂摄片示：胃窦部大弯侧癌。5月11日手术所见：癌肿广泛转移。

诉胃痛多年，1981年纤维胃镜诊为慢性萎缩性胃炎、十二指肠球部溃疡。经常上腹定时疼痛，每于上午10时、下午3时、黎明前发生，每次痛作约20分钟方渐缓解，屡治无效。延至1982年4月7日出现黑粪。5月4日诊断胃癌，11日行胃大部切除、胃空肠吻合术，术中发现癌已广泛转移，无法清扫，予以关腹。6

急性子、莱菔子、瓜蒌、天花粉、威灵仙化痰散结软坚。《本草逢源》谓急性子"软坚搜顽痰"，《本草纲目》谓其"治积块噎膈"；《本草衍义补遗》谓莱菔子"治痰有推墙倒壁之功"；《本草图解》谓威灵仙"消痰水，破坚积"。再佐檀香、郁金以行气机。《本草逢源》谓檀香"善调膈上诸气，兼通阳明之经"，则中焦枢利，以助痰结之开。故健脾则痰源绝，气利则成痰化，终获噎开块缩之显效。

巴坤杰（1924—2005年），男，硕士研究生导师，全国首批老中医药专家学术经验继承工作指导老师之一，享受国务院政府特殊津贴。曾任安徽中医学院方剂教研室主任，安徽省中医学会、安徽省中药学会、安徽省血吸虫病研究会理事、顾问。巴老对各种疑难病证有丰富的临床经验，尤擅长治疗肝胆胃肠等消化系统急慢性疾病。

阅案评析

本案系胃癌切除术中示已广泛转移，无法清扫而关腹。出院后仍有疼痛、恶心、嗳气而求治于中医。此由湿热积滞，痰气互郁所致。治以清化湿热、化痰理气之法。方用左金丸合二陈汤加蒲公英、薜荔以清化湿热，加木香、佛手、川楝子以理气化痰，佐党参、白术、当归、川芎以调益气血，使祛邪以安正而获显效。

月1日切口愈合而出院。出院后仍呈阵发性上腹痛，伴有恶心、腹肌紧张、左上腹明显压痛。乃于6月22日来门诊治疗。

刻诊：乏力自汗，气急眠差，嗳气频作，口干欲饮，大便稀溏。舌质鲜红，苔黄厚腻、中干，脉象细弱。证属湿热熏灼，瘀毒内阻，体虚气逆，中焦不运，升降失常。立清化湿热、理气和胃佐以调益气血之法。

处方：淡吴茱萸3克，黄连、广木香各5克，陈皮9克，姜半夏、炒川楝子各6克，白芍、佛手片、薜荔、炒谷芽、炒麦芽、全当归各10克，蒲公英、太子参各12克。水煎服，每日1剂。

二诊：服药5剂，嗳逆已除，脘痛稍减，食欲稍佳，大便稍好。仍苔黄口干，口苦。原方继服。

三诊：服药12剂后，脘腹疼痛不定时无规则出现，痛势渐轻，伴胃脘嘈杂不适，大便微溏，每日2次。脉细弱无力，苔中黄腻尚未尽退。续以辛开苦降、化湿泄热和中为治。原方去当归、太子参、薜荔，加败酱草、焦白术、炒党参各12克，人麦冬10克。水煎服，每日1剂。

此后，患者开始化疗，每隔2个月1次，每周中医复诊1次，守法守方，稍作加减。1982年12月曾一度胃脘嘈杂严重，增用海螵蛸而消除。1983年1月因家事不遂，恼怒气郁，加以化疗反应，病情反复，仍守原法加用解郁生津药，渐复好转。至1983年秋，证情稳定，体重增加10千克，饮食睡眠良好，精神振作，仅残存不时嗳气与轻度胃中嘈杂，每月骑自行车前来复诊1次，中药与化疗并进。

经治临床症状基本消失，治后生存2年6个月。但于1984年12月下旬复因家庭纠纷，情绪恶劣，致病发死亡。

证治发微：湿热积滞、痰气互郁是胃痛的致病因素之一。气机阻滞、运化不足、升降失常是产生疼痛、嗳气、便溏诸证的病机。本案以通为补，以降为和，祛邪所以安正，这是符合胃的生理病理特点的。故方药始终以左金丸合二陈汤加疏理气机药物为原则，取得了显著的近期疗效。但终因患者情志不调，诱致癌毒发作，于2年6个月后死亡。

案五［潘明继治验］

柯某，男，44岁，搬运工人。1968年10月初诊。

患者于1968年10月5日在福州市某医院经胃次全姑息切除术示：癌组织穿透浆膜层，肿块4厘米×5厘米×4厘米，肿瘤与胰腺粘连，大小弯淋巴结有散在转移结节，胆总管旁有3个淋巴结转移，约1.6厘米×1.8厘米×1.8厘米。病理诊断：胃小弯浸润型腺癌，大小弯淋巴结转移。

刻诊：患者因胃小弯溃疡恶变而行手术治疗，术中发现癌灶广泛转移，仅行姑息切除术。术后腹部胀气，小便不利，精神不支，脉软无力，血压下降，舌苔浊腻带黄。此乃癌毒犯胃，日久体虚，加上手术刺激，中焦功能受扰，气血循行障碍，枢机不转。立健脾益气、理气和胃、解毒化结之法。

处方一（健脾理胃汤）：党参、生黄芪各15克，茯苓12克，白术10克，木香、沙参、神曲各9克，陈皮、鸡内金各6克，干瓜蒌、谷芽、麦芽各30克，甘草3克。水煎服，每日1剂，煎服3次。

处方二（理胃化结汤）：党参、生黄芪、熟地黄、芡实各15克，白术10克，茯苓、黄精各12克，白英①、白花蛇舌草、仙鹤草各30克，三七（研冲）1.5克，沙参6克，羊肚枣（系羊胃内由消化液及草茸结成的胃石，状如枣）、枸杞子各9克，甘草3克。水煎服，每日1剂，煎服3次。

①白英：为茄科植物白英的全草，别名白毛藤、白毛藤根。味苦，性平，有小毒。其中，全草具有清热利湿、解毒消肿、抗癌之功效；根可用于风

湿性关节炎。药理研究证实，白英茎及果实含有茄碱（即龙葵碱）；所含β-苦茄碱有抗小白鼠肉瘤 S_{180} 的作用。

随症加减：出血，选加紫草根、仙鹤草、血余炭、阿胶，任选1味或2味；气虚，贫血，白细胞减少，黄芪加量，选用当归及鸡血藤；脾胃虚寒，选加高良姜、淡附子、肉桂、龙眼肉、砂仁、豆蔻，重用田三七，酌减白花蛇舌草；疼痛，选加延胡索、乌药；口干舌燥，舌质红绛，选加麦冬、玉竹、天冬、石斛、白茅根；便秘，选用大黄、火麻仁；腹泻，选用罂粟壳、秦皮、川厚朴、川黄连；水肿，选用车前子、猪苓、茯苓皮、泽泻。患者服"处方一"3剂，腹胀消失，大便通畅，小便亦利，精神好转，舌苔较净。再服3剂后行中西医结合治疗。化疗药用丝裂霉素4毫克，氟尿嘧啶500毫克，静脉滴注1次。因反应甚剧，拒绝化疗，用中医药治疗。改服"处方二"。

服"处方二"治疗1个月后，症状消失，体重增加2.5千克。继续中医药巩固治疗3年，第1年服药250剂，第2年服200剂，第3年服100剂，以后定期复查。

经治临床症状消失，1982年秋经全面检查，未见异常。1984年春随访，全身状况良好，已退休安度晚年，治疗后已存活16年。

证治发微：本案胃癌固已广泛转移，仅姑息切除主要肿块，大量残留的转移癌单纯用理胃化结汤治疗而愈。究其病愈原因，在于手术切除主要肿块，可减少癌毒对机体的刺激，从而提高机体的抗癌能力，这是主要的第一步。中药方剂中除有扶正培本的药物外，还用三七等活血化瘀及白花蛇舌草、白英等清热解毒，三药都有抗癌活性，加上长期使用，有利残癌的抑制。此外，患者体内可能有较强的抗癌因子，机体及癌细胞对药物有独特的敏感性，在内外因素的作用下，终于取得较好的疗效。

案六 ［孙宜麟治验，孙维刚整理］

张某，男，58岁，工人。1971年3月14日初诊。

患者于 1971 年 1 月经辽宁某医院胃肠 X 线钡剂摄片示：十二指肠球部形态不整，幽门窦、幽门前有小指甲大小的钡斑，有黏膜集中象，压痛（＋）。意见：胃幽门窦部溃疡并梗阻恶变（？）。1971 年 2 月 5 日剖腹探查示：胃幽门前窦部有一 3 厘米×3 厘米的肿块，并侵犯到浆肌层，但表面未破溃，肿块与胃韧带及肝十二指肠韧带粘连。诊断：胃癌。

患者素有胃疾。于 1962 年发现胃脘堵胀，至 1965 年 11 月 10 日突然吐血，色黑紫，量约一小痰盂，有腥臭味，当即住院，拟诊上消化道出血，拒绝手术，血止出院。1971 年 1 月 18 日，觉胃脘嘈杂微痛，并有堵沉感，纳呆食少，大便色黑，至本院外科门诊，做热凝固试验（＋），X 线钡剂检查疑恶变，即住院行剖腹探查术。手术诊断为胃癌，并发现肿块广泛粘连，无法摘除，即关腹，于 2 月 23 日动员出院。遂来中医内科求治。

刻诊：精神萎靡，面色微赤，形体消瘦，声音微弱，胃有紧胀感，尤于右手上抬时觉胃发沉，时有刺痛，胃纳减少，每天能进 300 克食物，不能下床活动。舌质赤，舌中根部有白色苔，脉象沉弦。腹部按之有紧硬感。证属脾胃失调，汁沫外溢，气机不畅，血行受阻，挟痰饮搏结，而成有形肿物。立健脾和胃、软坚消肿之法。

处方一（生薏米粥）：生薏苡仁 50 克（新的为好）。每天早晨煮粥，1 次顿服。

处方二（肿瘤四号）：干蟾粉（反复炒轧成粉为佳）50 克，儿茶 50 克，明雄黄 25 克。共研末，用面粉糨糊为丸，如豆粒大，每次 4 丸（含干蟾粉 0.5 克，儿茶 0.5 克，明雄黄 0.25 克），每日 3 次。1 周后可每日服 4 次。

5 月 3 日二诊：进以上 2 方，患者胃纳增加，每天能进 400 克食物，体力见恢复，能自行出外活动，自来

阅案评析

孙老验案中患者系胃癌已广泛转移，无法切除而受治的。因肿块已成，乃痰结坚积可知，尚能进食，胃气尚存。故以生薏苡仁一味，缓健脾胃。《本草述》曰："薏苡仁除湿而不如二术助燥，清热而不如芩、连辈损阴，益气而不如参、术辈犹滋湿热，诚为益中气要药。"而且，现代研究证明，薏苡仁对癌细胞有抑制作用。祛痰散结、软坚消积以峻药散剂缓图。蟾蜍"消癖气积聚，破坚硐肿胀"（《本草正》）；雄黄"化腹中瘀血"（《本草纲目》）；"疗积聚癖气"（《名医别录》）；儿茶"清膈上热，化痰生津"（《本草纲目》）。粥、散两方，药仅四味，用之恰当，共奏远效。

103

门诊。但进食稍多，胃仍有胀闷感，腹部仍有压痛感。脉仍弦。继服前药观察。

5月29日三诊：患者进食后仍觉胃脘胀闷，1小时后可消失。胃肠钡剂摄片示：除胃窦区呈痉挛现象外，别无所见。

7月12日四诊：服药后觉胸背有热感，但很快即消失。一般情况均较好，惟自觉进面食米粥时灼心，服薏米粥后灼心消失。

8月5日五诊：术后6个月整，经2方治疗后，现无明显症状，纳谷佳，每天能进食500克左右。继服前药巩固。

经治临床症状及肿块完全消失。1972年6月6日胃肠X线钡剂摄片示：胃肠吻合处钡剂通过正常，未见异常改变；胃黏膜规则，十二指肠球部充盈完整。1973年5月15日随访，身体健康。至1982年8月已健康存活11年余，未见复发，仍上班工作。

案七［朱良春治验］

吴某，男，50 岁。1984 **年** 10 **月** 18 **日初诊。**

患者1983年4月患胃小弯癌，在常州市第一人民医院行毕Ⅱ式手术，术后恢复良好。1984年9月22日江苏省常州市某人民医院胃镜检查示：残胃端菜花样结节。1984年6月出现呕吐泛酸，逐渐消瘦。9月下旬突然呕血，约1500毫升，于9月22日再次住院，经止血、输血及对症治疗，证情好转。10月4日手术示：胃残端输出襻与胰腺、大网膜、横结肠广泛粘连，肝门淋巴结可扪及。诊断：残胃癌广泛转移。乃行空肠造口术后关腹，于10月18日出院。仍然呕吐不止，精神萎靡，家人已为准备后事。经其他患者介绍，由其子携病历前来述症求方。

此证属胃癌晚期，气阴耗竭，痰涎上逆，膈证已深。立扶正降逆、化痰和中、消癌散结之法。

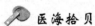
医海拾贝

【消癌丸治胃癌】
组成：僵蚕 120 克，蜈蚣、炮穿山甲各48 克，制马钱子 24克，硫黄 9 克。用法：将马钱子浸润去皮，切片，麻油炸黄，沙土炒去油。同其他诸药共研极细末，以炼蜜为丸如龙眼核大，每日服 1 粒。服用 10日后痛减而呕止。连服 2～3 个月，可控制病情。功效：消瘀止痛，解毒抗癌。主治：胃癌。（《朱良春精方验案实录》）

处方：红人参 10 克，生赭石、姜半夏、炙蜂房、炙全蝎、蜣螂虫、炙壁虎各 6 克，陈皮 3 克。共研极细末，每次服 3 克，每日 2 次。

1985 年 1 月 8 日：其子前来述症，服上方后，呕吐渐止，已能进食，1 周后插管管即拔去，精神日渐恢复，形体较前略丰，已能离床至户外活动。但有时仍泛吐痰涎，乃癌毒挟痰瘀尚未悉化之征。遂拟下方继服之。

处方：红人参 10 克，生赭石、姜半夏、陈胆南星、炙蜂房、炙全蝎、蜣螂虫、炙壁虎各 6 克，陈皮 3 克，旋覆花、刀豆子各 9 克。共研极细末，每次服 3 克，每日 2 次。

2 月 12 日：据其邻人告知，目前诸象均平，几如常人。仅治 3 个月余，临床症状消失，如常人。

案八［吴定言治验，田玉美指导］
毛某，男，55 岁，干部。1980 年 7 月 1 日初诊。
1980 年 6 月 4 日经湖北某医院 X 线胃肠摄片诊断：胃贲门癌侵及食管下段。同年 6 月 16 日，该院根治性近侧胃大部切除术示：胃小弯及贲门后壁有 6 厘米×6 厘米肿块，质硬，尚可活动，侵及浆膜面；幽门下淋巴结肿大。病理诊断：胃腺癌，淋巴结及网膜转移癌。术中并发现肿瘤与肝左叶粘连，肝左叶内可扪及有绿豆大柔软小结，怀疑为癌侵犯。病理报告：慢性间质性肝炎伴胆管囊样扩张。患者因吞咽不畅，X 线诊断为胃贲门癌侵及食管下段，行根治性近侧胃大部切除术，并清除幽门下区淋巴结，术后 2 周开始服中药治疗。

刻诊：腹部伤口处疼痛，纳差，腹胀，疲倦。脉弦数，舌边有齿印瘀点，苔黄腻。证属脾虚失运，气血互结中焦。立扶脾养血、活血散结、清热解毒之法。

处方：白花蛇舌草、虎杖、急性子、薏苡仁、党参各 30 克，胡黄连、甘草各 10 克，丹参、桃仁、淫羊藿各

吴定言，女，生于 1928 年。1989 年主导成立湖北省中医院肿瘤科，长期开展中西医结合治疗肿瘤的临床与研究。

15 克，红花 12 克，鸡血藤 20 克。水煎服，每日 1 剂。

患者术后坚持单服上方中药加减 3 年余，在观察过程中有时腹痛，但食纳及大便尚好，定期做有关检查。显效。临床症状基本消失。至 1984 年 1 月病情始终稳定，未见复发或转移，并可参加较缓和体力活动及家务劳动，同年 7 月突然病情恶化而死亡。治疗后存活 4 年。

证治发微： 患者吞咽不畅，胃脘疼痛，腹胀纳差，肢倦乏力。舌质淡红，苔黄腻，舌边有齿印瘀点，脉象弦数。证属脾虚不健，瘀热互结。治宜健脾养血，清热化瘀。药用党参、薏苡仁、淫羊藿、鸡血藤健脾益肾养血，白花蛇舌草、虎杖、胡黄连清热解毒兼退虚热，急性子、丹参、桃仁、红花活血化瘀、软坚散结。坚持长期服药，其效颇显。

案九 ［吴定言治验，田玉美指导］

姚某，男，49 岁，干部。1979 年 8 月 30 日初诊。

患者因急性腹痛于 1979 年 7 月 16 日在武汉某医院行剖腹探查术。剖腹探查示：胃小弯有 2 厘米×1.5 厘米急性穿孔。病理切片报告：胃腺癌。术后迅即产生腹水，曾用化疗（药物不详），但无效，遂来我院求治。

刻诊：腹膨满而胀，形体消瘦，疲倦乏力，神靡头昏，大便干结，小便短少。脉缓细，舌苔黄厚腻。体重 48.5 千克，量腹围 68 厘米，腹有移动性浊音及波震感，肝、脾未触清。锁骨上两侧有蚕豆大肿大淋巴结，左腋窝有核桃大肿大淋巴结，不活动，无压痛。此乃水湿互结，正虚邪留，病在中焦。立健脾利湿、解毒散结之法。

处方：白花蛇舌草、黄毛耳草、喜树果①、薏苡仁、党参各 30 克，半枝莲 60 克，白术、茯苓、鸡血藤各 20 克，泽泻、枳壳各 12 克，制附子 10 克。水煎服，

①喜树果：为珙桐科植物喜树的果实。味苦、涩，性寒，

106

每日 1 剂。

患者坚持服上方中药加减 4 年余，症状逐渐减轻，体力增加，腹水消失，临床无腹水征，腹围由 68 厘米减至 63 厘米，超声波检查腹水明显。颈部及腋窝淋巴结未触及。体重由 48.5 千克增至 54 千克。现仍在服用中药，继续观察。

经治临床症状基本消失，恢复正常工作，治疗后至 1987 年 12 月已存活 8 年 4 个月。

证治发微：吴老验案中患者系剖腹探查示胃癌穿孔，而行缝合修补术。术后迅见腹水，化疗无效，求治中医。因有腹水，故以水湿偏重。方药用党参、白术、茯苓、薏苡仁、泽泻、附子以健脾利湿、温肾行水；白花蛇舌草、半枝莲、喜树果、黄毛耳草以解毒抗癌，清热利尿。现代药理研究证明，喜树果有抗癌作用。《江西中草药学》谓其"制癌消结，对胃癌、直肠癌、膀胱癌有效"。《浙江民间草药》谓黄毛耳草"清热利尿"。佐枳壳行气，以助利尿行水之功。故脾健癌制气利则腹水消退告愈，恢复工作，存活 4 年余仍健在。

案十[吴定言治验，田玉美指导]

童某，男，44 岁。1982 年 4 月诊治。

患者于 1975 年 11 月因腹部包块行剖腹探查术，术中发现胃幽门部有 9 厘米×9 厘米肿块，幽门上下淋巴结肿大，遂行胃次全切除术。术后病理诊断：胃腺癌。未用化疗，于同年 12 月即开始服用中药治疗。1982 年 4 月因腹痛便血，再次手术，将空肠与残留胃行侧路吻合。手术示：残胃侧壁又有约鸭蛋大包块，并与膈肌、横结肠、肝左外侧叶以及腹膜间粘连。病理活检报告：胃肠吻合口腺癌，累及深部肌层及浆膜层。

刻诊：患者消瘦，面色㿠白，精神萎靡，脉细弱，舌淡有齿印裂皱，苔微黄。证属气血两虚，毒邪蕴结。立益气补血、解毒散结之法。

有毒。抗癌，散结，破血化瘀。用于多种肿瘤，如胃癌、肠癌、绒毛膜上皮癌、淋巴肉瘤等。现代药理研究证实，喜树果的醇提取物对动物移植性肿瘤，均有一定的抑制作用。喜树果中所含喜树碱及其衍生物，具有较强的抗癌活性。

阅案评析

胃癌为病，总因食积、气结、热结、痰凝、血瘀、脏虚所致。故凡治此者，必宜以扶助正气，健脾养胃为主。若是饮食未消，则当兼去其滞；若有逆气未调，则当兼解其郁；若有热邪未去，则当兼清其热；若有痰结未散，则当兼化其痰；若有瘀血未祛，则当兼行其瘀；若见病久衰弱，则当专用补养。不可标本杂进，以致重伤胃气，难以奏效。但其病确有气血痰火瘀积之实邪，又见机体正气尚盛，则当祛邪以养正，亦不可忽也。

处方：党参、白术、薏苡仁、鸡血藤、白花蛇舌草各30克，黄芪20克，当归10克，淫羊藿、菟丝子各15克，枳壳12克，半枝莲60克。水煎服，每日1剂。

患者第二次术后坚持服上方中药加减1年9个月，一般情况大为好转，体力增强，精神状态良好，饮食恢复正常，仍继续服中药观察疗效。

经治临床症状显著好转，可担负家务劳动。至1985年5月35日死亡，存活8年余。

结语

胃癌属于中医学的胃脘痛、伏梁、反胃、噎膈等证范畴。早在《黄帝内经》和《难经》中即有明确记载。如《灵枢·邪气脏腑病形篇》曰："胃病者，腹腹胀，胃脘当心而痛……膈咽不通，食饮不下。""心脉微缓为伏梁，在心下。"《难经》曰："心之积，名曰伏梁，起于脐上，大如臂，上至心下。"《济生方》又说："伏梁之状，起于脐下，其大如臂，上至心下，犹梁之横架于胸膈者，是为心积。其病腹热面赤，咽干心烦，甚则吐血，令人食少肌瘦。"心下，即剑突下，胃之部位。故这些描述与中、晚期胃癌表现的疼痛、食少、进食梗阻、呕血、消瘦和胃脘部肿块（心下至脐）完全吻合。汉代名医张仲景在《金匮要略》中描述："朝食暮吐，暮食朝吐，宿谷不化，名曰胃反。脉紧而涩，其病难治。"此与胃癌晚期幽门梗阻情况相似，亦指出其为难治之证。

胃癌的病因病机，中医学认为："凡饮食失节，冷物伤脾胃……再兼六欲七情有损者则饮蓄于中焦，令人朝食暮吐，名曰翻胃"（《扁鹊心书》）；"反胃之证，其始也，或由饮食不节，痰饮停滞，或因七情过度，脾胃内虚"（《古今医统》）；"或以酷饮无度，伤于酒食；或以纵食生冷，败其真阳；或以七情忧郁，竭其中气。总之无非内伤之甚，致损胃气而然""食入反出者以阳虚不能化也，食不得下者以气结不能行也"（《景岳全书》）。《医宗金鉴》则认为是三阳热结，灼伤津液，三门干枯，则水谷出入之道不得流通。总之，本病多由长期的饮食不节，情志忧郁，渐致痰火胶结，或脾胃虚寒，或津液干枯，气滞血瘀而成，离不开食积、气结、热结、痰凝、血瘀、脏虚所致。

原发性肝癌验案十一则

案一 ［李济仁治验］

秦某，男，54岁，教师。1980年10月20日就诊。

患者嗜酒30余年，既往曾有肝功能异常史。于1980年8月20日突觉右上腹部疼痛，经当地医生治疗后疼痛缓解。而后每隔数日发作1次，伴神疲乏力。后到某地区医院就诊为肝脓肿。经抗炎等对症治疗无效，而来我院就诊。经A型超声波示：肝波始于第5肋间，剑突下6厘米，密集微小波，丛状波，波型迟钝，出波衰减。甲胎试验阳性。又于9月12日在本院做肝扫描示：肝图像欠佳，肝影增大，肝左叶肿大，肝内放射性分布欠均匀，肝左叶下部放射性较稀疏，脾显影轻度肿大。诊断：原发性肝癌。后曾用活血、清热解毒、健脾等中药及氟尿嘧啶静脉注射治疗后症情一度稳定。近因肝进行性肿大，病情进展，遂来求治。

患者唇面晦暗，全身浮肿，腹部膨隆，青筋暴露。肝脏明显突起如盆，触之表面凹凸不平，右叶伸至脐旁，质硬而有压痛。全身皮膜及巩膜未见黄染，无蜘蛛痣和肝掌，全身淋巴结不肿大。自觉神疲乏力，纳差，右上腹时胀痛。舌质紫暗，苔薄白，脉沉涩。乃癌毒内袭，气滞血瘀，结为癥积。治以活血化瘀，解毒抗癌，散结止痛。

处方一：黄芪、党参、白术、雷丸、红花、枳实、白芍、牛膝各10克，当归15克，桃仁10克，

 阅案评析

原发性肝癌属中医学的癥瘕积聚、肥气、息贲、脾积、痞气、黄疸、肝积、癖黄等证范畴，历代中医著作中多有类似肝癌症状、体征和成因的记载。本病常见临床表现为肝胁下肿块、疼痛，纳差乏力，黄疸，消瘦，腹水及恶病质。其病因病机为外感寒湿或湿热之邪侵袭人体，加之饮食不节，损伤脾肾，或因情志失调，肝气郁滞，气

滞血瘀，水湿内停，著而成积，蓄为腹水；内因正气不足，脏腑气血亏虚，湿困脾阳，湿蕴化热，郁蒸发黄。其主要症结为正气虚弱，肝气郁结，气滞血瘀，水湿痰凝，热毒结聚。病属正虚邪实，治宜攻补兼施，以补为主，以攻为辅。但亦应根据不同病程的不同表现具体辨治，不可拘泥。若大积大聚，不搜而逐之，日进补汤无益。故李中梓言积证治法"初者受攻，中者且攻且补，末者受补"，此之谓也。

三棱10克，莪术10克。痛剧，加罂粟壳9克；便秘，加生大黄9克。水煎服，每日1剂。疼痛缓解后隔日1剂。

处方二（斑蝥烧鸡蛋）。鲜鸡蛋1枚，打开一小孔。另取斑蝥3只，去头、足及翅，放入蛋内，1层砂纸封包，再裹以湿泥，置灶火中煨熟。去虫吃蛋，每日1枚。

处方三：蟾蜍1只，去头及内脏，剥皮，煮熟汤肉并吃。每天1只。肝痛剧时，取蟾蜍皮敷贴痛处。

服用上方2个月余，肝痛消失，浮肿消退，食欲大增。改以逍遥散及六味地黄汤交替内服。1年后复诊，肝大缩小至肋下3厘米，无任何不适感。食欲旺，精神佳，能下地劳动。本案治疗存活3年5个月后，因患者自行停药，迨至1983年3月，突然复发而死亡。

证治发微：本案属中医学之血臌症。其病因复杂，绝非单纯血瘀所致。故治疗上应从多方考虑，既要活血化瘀，逐秽解毒，又要护元扶正，顾护正气。

李老方用破瘀通络、消胀除积药物作为血中开导，以毒药治癌匠心独运。斑蝥辛、寒，有大毒，所含斑蝥素有抗癌作用，口服吸收入血，直达病灶，能攻毒散结，活血祛瘀；配以鸡蛋，可缓和其毒性，以免损伤胃气。民间有斑蝥蒸鸡蛋治疗淋巴结核和恶性肿瘤（瘰疬和恶核）方，经过动物实验研究，其主要成分为斑蝥素和斑蝥酸钠。用提纯的有效成分治疗肝癌、乳腺癌、食管癌均有一定的疗效。

蟾蜍（癞蛤蟆）味甘、辛，性凉，有毒，功专解毒止痛，利尿消肿。生皮敷贴肝痛处，患者可顿时出现凉感而痛减。据研究，华蟾酥毒素和次毒素均有明显的抗肿瘤作用。因其具有麻醉作用，在癌肿疼痛的治疗中应用最多。

民间蟾蜍酒验方：活蟾蜍5只，黄酒500毫升，共蒸2小时后，去蟾蜍取酒，冷藏备用。每日3次，每次

10毫升。常用于治疗胃癌、肝癌、肺癌、食管癌等。近年来用于多种癌肿或配合化疗、放疗治癌，不仅能提高疗效，还能减轻不良反应，改善血象。

在治疗过程中，还适当服用人参、紫河车及静脉注射能量合剂等以扶正。另强调精神调摄、生活节制、远隔房事等，以调整人体内部功能活动，增强抗病能力而获显效。

案二［孙宜麟治验，孙维纲整理］

高某，男，38岁，工人。1979年3月15日初诊。

患者2个月前发现右上腹部肿块，1979年1月经沈阳某医院放射性核素肝扫描示：肝左叶占位性病变；甲胎蛋白阳性；转肽酶700单位。肝超声波示：丛状波。诊断：肝癌。

刻诊：腹胀满疼痛，纳呆食少，疲倦乏力，不欲活动，面色萎黄，舌质绛，有白苔，脉弦细略数。检肝大，右锁骨中线肋缘下10厘米，界下稍偏右5厘米，质硬不平。肝功能示：浓碘（＋＋），麝香草酚浊度18单位，硫酸锌浊度24单位，谷丙转氨酶1084单位，黄疸指数20单位。血小板$45×10^9$/升（45000/平方毫米）。证属肝郁气滞，络脉瘀闭，发为癥积，郁而化火，横乘脾胃，运化失司。立疏肝理脾、清火解毒、祛瘀消导之法。

处方一：半枝莲、生薏苡仁各50克，丹参40克，佛手、郁金、当归各20克，鸡内金、大青叶、茵陈各30克，甘草15克。水煎服，每日1剂，煎服3次。

处方二：康复丸（马齿苋制剂浓缩为丸，每丸10克）。每次1丸，每日3次。

处方三：马齿苋注射液，每支2毫升，每次2支，肌内注射。每日1次。

处方四：鲜独角莲根，剥去外薄皮捣烂，外敷肝肿块局部。每日换药1次。

处方五：强肝丸（当归、泽泻、板蓝根、白芍、郁

阅案评析

孙老验案用佛手、郁金以疏肝理气，薏苡仁、鸡内金以健脾和胃。气郁则化火，故用半枝莲、大青叶、茵陈、马齿苋清火解毒；气滞则血瘀，故又用丹参活血化瘀。再用独角莲外敷，以求内外合治、软坚消肿之效。

金、党参、玉竹各500克，丹参、黄芪、茵陈各1000克，山楂、神曲、秦艽、甘草各400克。共为细末，炼蜜为丸，每丸10克）。每次1丸，每日8次。

4月10日二诊：以前4方同用，胃纳见增，肿块缩小，肝大于右锁骨中线肋缘下7.0厘米，界下稍偏右3厘米，质硬。右胁有时疼痛。继用前方观察。

5月4日三诊：右胁有时微痛，胀闷减，肿块明显缩小。检查肝大于右锁骨中线肋缘下2.5厘米，界下3厘米。但外敷独角莲后局部破溃流水。化验甲胎蛋白阴性，转肽酶279单位，谷丙转氨酶40单位以下。继用"处方一""处方二""处方三"，停敷独角莲。

6月21日四诊：右胁疼痛已止，胃纳转佳，大便正常。检查肝大于右胁下3厘米，界下未触及。脉弦细不数。效不更方，续进前方。

7月17日五诊：右胁未痛，腹亦未胀，但咳嗽有黏痰，并出现鼻衄1次。"处方一"加牡丹皮、杏仁各15克，白茅根50克，马兜铃20克，兼以清热凉血，止咳化痰。

9月19日六诊：病情较好，无明显症状。8月2日复查肝功能、谷丙转氨酶及黄疸指数均正常；甲胎蛋白阴性；转肽酶49单位。停汤剂及马齿苋注射液，以康复丸与强肝丸交替服。

1980年4月24日七诊：右胁有时微痛，腹有时微胀，余无不适。检查肝大于右胁下1厘米，质较硬。甲胎蛋白阴性；转肽酶102单位。肝功能、谷丙转氨酶均正常范围，肝超声波为较密微小波。继用"处方一""处方二""处方三"方观察。

10月31日八诊：睡眠略差，余无明显症状。腹诊未触及肝大。停药观察。

经治临床症状及肿块均消失。1982年6月2日随访，身体健康，已存活3年余。

医海拾贝

【莲花清肝汤治肝癌】半枝莲30克，重楼30克，白花蛇舌草30克，蜈蚣5条，干蟾皮3克，柴胡12克，白芍18克，延胡索12克，田七5克，人工牛黄（冲）1克。水煎服。加减：疼痛甚者，酌加徐长卿、蒲黄、五灵脂；大便干结者，加知母、大黄。功效：清肝解毒，化瘀消癥。适用于肝癌肝热血瘀证。症见上腹肿块坚硬，疼痛拒按，或胸胁掣痛不适，烦热，口唇干，口苦喜饮，大便干结，溲黄或短赤，甚则肌肤甲错，舌苔白厚，舌质红或暗红，脉弦数或弦滑。（《肿瘤千家妙方》，周岱翰主任医师经验方）

案三［张又良治验，季明昌、张立言整理］

朱某，男，38 岁，工人。1980 年 3 月 10 日初诊。

患者于 1979 年末全厂职工健康普查时，发现肝区（右季肋下）深部有一包块，质硬，按之则痛。肝功能正常，但乳酸脱氢酶 125 单位。经杭州某医院检查：甲胎试验阳性。放射性核素扫描：肝占位性病变。诊断：肝癌。厂医务室曾动员其手术治疗，未予同意，要求中医治疗，遂来诊。

刻诊：面色黧黑，面容憔悴，体气惘怯。舌淡面胖，苔白厚，中有剥窝，干燥少津；脉弦数无力。按其右胁积聚如石，但主诉右胁胀痛不甚，偶有针刺感。中脘痞闷，胃纳一般。动辄自汗，渴不思饮。有时夜寐欠酣，眩晕乏力。素体健康，从事木工劳动，无烟酒嗜好，谈话中情绪并不悲观。证属痰浊阻滞，血瘀积聚，结毒成癌，气阴两虚。立疏肝理气、化痰降浊、解毒散结、益气养阴、扶正消坚之法。

处方：半枝莲、半边莲、仙鹤草、白花蛇舌草各 30 克，丹参、三叶青①、斑叶兰各 15 克，海藻、昆布各 12 克，炙鳖甲（先煎）18 克，糯稻根、菴蔺子各 10 克。水煎服，每日 1 剂。

二诊：服上方并随症加减，1 年 6 个月期间未停药，精神愉快，胁痛减轻，偶有拘急。复查，中间一度出现甲胎蛋白放射免疫测定阳性。守方继进，兼顾养阴扶正。

处方：党参、白花蛇舌草、仙鹤草各 30 克，鲜石斛（先煎）、炙鳖甲（先煎）各 18 克，北沙参、生麦芽、郁金、生白芍、虎杖各 15 克，莪术 10 克，生鸡内金 12 克。水煎服，每日 1 剂。另三叶青 30 克研粉，每日分 3 次吞服。

服上方 6 个月，症状体征已不明显，仍消瘦乏力，予益气固元、扶正祛邪为治。

张又良，男，生于 1912 年。1936 年前曾在苏州国医学校任教，教授、女科主任，并任苏州国医研究院实习指导主任等职。当时与王慎轩、章次公、叶橘泉、潘国贤、沈仲圭等名家一起共事，后因沦陷回家乡绍兴行医。新中国成立后在浙江省绍兴县漓渚区卫生院行医。1950—1960 年，浙江中医学院（现浙江中医药大学）及地、市、县医院曾多次聘请，均婉言谢绝。

① 三叶青：为葡萄科藤本植物，又名骨碎藤、小扁藤、青皮藤、金丝吊葫芦、三叶崖爬藤。味苦、辛，性凉。有舒筋活络、清热解毒、祛风消肿、止痛的功效。治风湿腰腿痛、跌打、骨折、疔肿、外伤出血、急慢性结膜炎、流行性腮腺炎、湿疹、蛇伤、白喉。现代医学研究发现，其有效成分为黄酮类物质，可用于抑制肿瘤的扩增。

处方：大海马（研吞）6克，生黄芪、党参、楮实子、半枝莲、半边莲、白花蛇舌草各30克，马鞭草、郁金、三叶青各15克，炙鳖甲（先煎）、炙龟甲（先煎）、鲜石斛（先煎）各18克。水煎服，每日1剂。

服上方6个月后即停服汤药。近1年内，患者仅单独服用三叶青粉，并用当地农村验方，即干马兰头根1握，每日煎汤代茶。目前证情稳定，肝区胀痛消失，眠食亦佳。

经治临床症状消失，至1983年8月已存活3年5个月。

证治发微： 张老验案用半枝莲、半边莲、白花蛇舌草、斑叶兰、虎杖清利湿热解毒（《浙江民间常用中草药》谓斑叶兰"清热解毒"）；丹参、三叶青、郁金、莪术、萹蓄子、昆布、海藻、鳖甲、龟甲以行滞祛瘀，软坚散结（《贵州草药》谓三叶青"散结理气"，《本草备要》谓萹蓄子"行水散血"）；又患者兼见体气惘怯，口燥少津，乃气阴两虚之征，故用党参、黄芪、海马、沙参、石斛益气生津，扶正消坚。诸药合参，终获良效。

邓以林，男，生于1937年。曾任湖北中医学院（现湖北中医药大学）函授教师。医技专长为中医内科。

案四 ［邓以林治验］

赵某，男，21岁，工人。1974年11月2日初诊。

患者于1971年8月始觉脘腹不适，上腹部经常疼痛，自服复方氢氧化铝（胃舒平）片缓解。而后形体渐瘦，疼痛延至右胁，且右胁及剑突下可扪及一巨块，按之坚硬疼痛。1974年10月出现全身黄疸、腹水。1974年10月经武汉某肿瘤医院放射性核素肝扫描示：肝占位性病变。甲胎蛋白试验阳性。诊断：肝癌。

刻诊：面色灰暗，形体消瘦，肌肤枯槁。中脘癥块隆突，大如覆盘，坚硬不移，按之痛剧。腹大如鼓，中下腹按之荡漾，身目皆黄。每日食量约150克。小溲短黄，尿量 480 毫升/24 小时。大便时结时溏。舌苔白厚、质暗，脉象涩滞。证属气机不畅，血瘀积聚，脾不健运，土不制水，发为癖黄。立行气消瘀、软坚散结、健脾利水、解毒抗癌之法。

处方：茵陈、白花蛇舌草、半枝莲、醋鳖甲各 30 克，茯苓、丹参各 24 克，白术、北条参、昆布、海藻各 15 克，当归、白芍、猪苓、泽泻、活蝼蛄、枳实各 12 克，土鳖虫、三棱、莪术、鸡内金各 9 克，陈皮 6 克。水煎服，每日 1 剂。

服上方 5 剂后，纳食增加，脘腹胀痛较减，精神略振，连续服至 1974 年 12 月 3 日，共服 30 剂，脘腹块明显缩小，凹凸不平征象难以扪及，纳食由每日 150 克增至 600 克，腹水消退，诸症显好，并能骑自行车行路。然气滞瘀结，痼疾难拔，邪实正虚。续予上方加黄芪 30 克，15 剂研粉，黍米粥合丸，每次 9 克，每日 3 次，蜂蜜水送下，以资巩固。

经治临床症状消失，肿块显著缩小。1975 年 3 月底经武汉某肿瘤医院放射性核素肝扫描示：肝硬化。甲胎试验阴性。1975 年 10 月起恢复工作，存活 6 年后，1980 年 11 月，因患感冒，自服复方阿司匹林（APC）、异丙嗪（非那根）糖浆，于夜间暴亡。

证治发微：本案以肝区肿块及腹水黄疸并见，又有大便时结时溏，舌苔白厚，此不仅湿热瘀滞，又有脾虚失运之机，乃邪实正虚之证。故治以攻补兼施，扶正祛邪之法。祛邪用茵陈、半枝莲、白花蛇舌草、猪苓、泽泻等以清利湿热，利尿退黄；用三棱、莪术、枳实、昆布、海藻、丹参、鳖甲、土鳖虫、蝼蛄等以破气行滞，活血祛瘀，以助利水，并能软坚散结。扶正用黄芪、白术、茯苓、沙参、鸡内金等以健脾利湿，则土能制水；当归、白芍以养血柔肝，则以利消癥。故正胜邪祛，获存活 6 年的长期疗效。

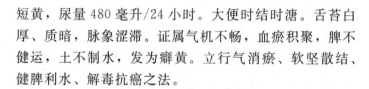 **阅案评析**

本例肝癌，腹部癥块巨大，坚硬不移，缘于气机不畅，血瘀积聚中焦，瘀毒内陷肝脏脉道，故患者早有癥积存在。而癥积之凝成，更使脾胃健运失职，土不制水，水饮停聚，形成水臌。瘀毒内攻，水热逼蒸，因而出现黄疸。与《诸病源候论》描述"气水饮停滞，结聚成癖；因热气相搏，则郁蒸不散，故胁下满痛而发黄，名曰癖黄"之机制颇为合拍。病势迭趋险途，邪实正虚，乃攻补兼施而奏效。

115

中医名家肿瘤证治精析（增补第3版）
六十六位中医名家肿瘤医案传真

林宗广，男，生于1932年。曾任上海市纺织工业局第二医院中医科主任、中华全国中医学会上海分会理事、中国中西医结合研究会上海分会常务理事兼学术工作委员会副主任等职。现任全国中西医结合消化系统疾病专业委员会副主任、上海市中西医结合肿瘤专业委员会委员。长期坚持中医、中西医结合医疗、科研工作，临床经验丰富，对消化系疾病，特别是肝硬化腹水、肝癌等肝胆疾病有较深的造诣和独特的见解。

案五［林宗广治验］

顾某，男，54 岁。1975 年 1 月 11 日初诊。

患者于 1975 年 10 月在上海市某医院防癌普查中发现：甲胎试验阳性。琼脂扩散法阳性，对流免疫电泳法阳性。1975 年 12 月经该院超声波检查丛状波（＋）；核素肝扫描右叶占位性病变，γ-谷氨酰转肽酶 24 单位。甲胎试验阳性，诊断：原发性肝癌，单纯型，Ⅱ期。

现病史：患者嗜酒 30 余年，1974 年 5 月曾有肝功能异常史。1975 年 5 月起，自感肝区疼痛、口苦、乏力、纳差。肝功能检查：麝香草酚浊度试验 10 单位。经休息治疗 1 个月后，肝功能恢复正常，但症状依然。现形体消瘦，面色晦暗，小溲黄赤，肝肋下 4 厘米，剑突下 7 厘米，质硬，结节感（＋），触痛（＋）。舌苔黄腻，舌边有瘀斑，脉弦滑。证属肝胆湿热、气滞瘀阻。立清化湿热，祛瘀理气之法。拟清化抗癌汤治之。

处方：茵陈 12 克，栀子、三棱、莪术、穿山甲、广郁金、炒枳壳各 9 克，生牡蛎、半枝莲、重楼、白花蛇舌草各 30 克，露蜂房 15 克。水煎服，每日 1 剂。

二诊：服上方治疗 1 个月后，胃纳改善，诸症减轻，但甲胎试验仍阳性，定量大于 2000 微克/升（正常小于 30 微克/升）。乃加用抗癌新注射液（本院自制，内含夏枯草、白花蛇舌草、半枝莲、丹参、血见愁各等量，每支 2 毫升，含生药 4 克），每日或隔日注入两侧阳陵泉穴，每穴 1 毫升，一般注射 3～4 周为 1 个疗程，间歇 1～3 周继续使用。

三诊：用上方治疗后，病情日趋改善。治疗后 5 个月，甲胎试验阳性，定量下降至 280 微克/升，放射性核素肝扫描右叶占位性病变消失，随之超声波丛状波消失。至 1978 年 8 月无明显不适，肝下 3 厘米，剑突下 3.5 厘米，中等硬度，体重增加，甲胎阴性，定量 140 微克

/升，仍在继续治疗。

经治临床症状消失，各项检查指标显著好转，部分指标转阴，至 1980 年 8 月已存活 4 年 9 个月，此后失治。

案六 [林宗广治验]

李某，男，56 岁。1972 年 11 月 6 日入院。

患者于 1970 年 8 月因肝区痛，乏力，食欲减退，怕冷，消瘦，肝、脾大。经上海市某医院核素肝扫描：肝右叶占位性病变。同年 10 月该院甲胎蛋白（AFP）对流免疫电泳法阳性。1972 年 11 月 6 日临床检查：肝上界第 5 肋间，肋下 15 厘米，剑突下 21 厘米，质坚硬，压痛（＋），肝区表面可触及结节，大者 2 厘米×2 厘米；脾肋下 4.5 厘米，质硬，腹水征（一）。肝功能示：白、球蛋白比值为 0.78：1。蛋白电泳：清蛋白 40.54％，γ-球蛋白 34.13％。红细胞沉降率 130 毫米/小时；碱性磷酶及乳酸脱氢酶同工酶（＋）；甲胎试验（一）；超声波检测肝脏束状波（＋）；胸部 X 线透视右膈抬高，并见 2 个弧形抬起，运动受限。诊断：原发性肝癌，硬化型，Ⅲ期。

患病后应用活血、清热解毒、健脾等中药及氟尿嘧啶静脉注射等治疗，病情一度稳定，后因肝脏进行性肿大，病情进展而入院。

刻诊：形寒肢冷，神倦消瘦，面色萎黄，肝、脾大，疼痛，纳差乏力，脘腹作胀，饭后尤甚，小便清长，苔薄黄腻，质淡红，脉细软。证属脾肾阳虚，瘀热交阻。立温补脾肾佐以活血清热之法。

处方一：制附子、党参、白术、白芍、茯苓、广郁金、炮穿山甲各 9 克，生牡蛎、白花蛇舌草、藤梨根各 30 克。水煎服，每日 1 剂。

处方二：三棱、莪术、穿山甲、胆南星、昆布、重楼、海浮石各等量。研粉，用温水调成糊状，外敷肝

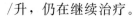

阅案评析

本案与上案均确诊为原发性肝癌，但证型不同，治法亦异。本案病程长，邪气久羁，脾胃受损，不能运化水谷，则纳差腹胀，饭后胀甚；脾主四肢肌肉，脾虚则四肢肌肉失养而神倦消瘦，面色萎黄；脾虚及肾，阳气衰微，则形寒肢冷，小溲清长，脉象细软，肾阳衰微，不能温养脾土，脾运更损，则湿浊不化，壅而化热，湿热内阻，则苔黄腻，纳差乏力更甚。按八纲辨证，以虚为主，虚中挟实，故用制附子、党参、白术、茯苓等温补脾肾，佐以白花蛇舌草、藤梨根清热化湿。

上案顾某，乃湿热为患，壅结于肝胆，胆液外泄则口苦尿赤；犯胃则纳差乏力；苔黄腻，脉弦滑为肝胆湿热之征。

按八纲辨证属实，应着重祛邪攻实，故用茵陈、栀子、半枝莲、白花蛇舌草、露蜂房、重楼等以清热化湿。并用抗癌新针剂阳陵泉穴位注射。阳陵泉穴为足少阳胆经腧穴，足少阳胆经属胆络肝，抗癌新针剂注入该穴，可借经络的传导，有效地作用于肝脏，以冀抗癌攻邪，利尿止血。

然两案均有肝大、疼痛之症，乃气机郁滞，瘀血内停所致，故均用三棱、莪术、穿山甲、广郁金、枳壳等以理气、祛瘀、软坚（本案着重外敷肝区）。同病异治，异中有同，各取得显著的近期疗效。

区。每日 1 次。

二诊：上述方法治疗 1 个月后，自觉症状开始改善，胃纳增加，肝区疼痛消失，但肝大小如前。为了加强攻击癌灶，乃于入院 4 个月后每日加氟尿嘧啶 250 毫克，静脉滴注 7 次，继用 250 毫克，隔日静脉滴注 4 次，总剂量用至 2.75 克时，出现较明显恶心、胃纳减退、神疲乏力，继则卧床不起等不良反应，乃改为 250 毫克静脉滴注，1 周 2 次。患者仍不能适应，同时肝迅速增大，肋下 17 厘米，剑突下 24 厘米，两侧乳房女性化，白、球蛋白比值由 0.78：1 至 0.46：1。于是停用氟尿嘧啶，专以中医中药治疗。

据上见症，结合脉细，舌苔薄白，为正虚（脾肾重损）邪陷，胃失和降。急拟扶正祛邪，和胃降逆。"处方一"去广郁金、炮穿山甲、白花蛇舌草，加当归、制半夏、丹参各 9 克，橘皮 6 克，水煎服之。继敷外用方，以活血软坚。并用丙酸睾酮 25 毫克，隔日肌内注射。1 周后，诸症迅速改善，体力又渐回复，可下床活动，胃纳增加。2 个月后乳房发育女性化明显好转，病情缓解达 1 年 2 个月之久。

经治疗后生存 3 年 5 个月余，于 1974 年 1 月 13 日因肝破裂出血而死亡。

案七［段凤舞治验，赵田雍、王惠勤整理］

白某，女，57 岁。1980 年 3 月 25 日初诊。

患者 10 年前发现脾大，8 年前又发现肝大。1980 年 2 月右上腹出现肿块，经北京某医院甲胎蛋白阳性。超声波示：肝内有一肿物约 3 厘米×3 厘米。确诊为原发性肝癌。因其甲状腺功能亢进，白细胞及血小板减少，不能手术，转至我院中医中药治疗。

刻诊：肝区不适，但无明显疼痛，形体消瘦，精神较差，口苦，食欲缺乏，夜寐不安，二便如常。肝大，剑突下约 8 厘米，质硬，表面未触及结节，压痛不明显，无腹水征。舌质红，苔黄，根部稍腻，脉弦。实验室检查示：麝香草酚浊度试验 51 单位，谷丙转氨酶 132 单位，血白细胞 $2.7×10^9$/升（2700/立方毫米），血小板 $68×10^9$/升（$68×10^3$/立方毫米）。证属肝气郁滞，湿热中阻。立疏肝健脾、解毒散结之法。

处方一：党参、生山药、天冬、麦冬、川厚朴、莪术、三棱、赤芍、白芍各 10 克，生赭石、天花粉、鳖甲、丹参、紫草、夏枯草各 15 克，金钱草、女贞子、虎杖、半枝莲、龙葵、白英、蛇莓、猪苓各 30 克，预知子 12 克。水煎服，每日 1 剂。

处方二：人工牛黄 15 克，麝香、雄黄各 10 克，乳香、没药各 165 克，三七粉 30 克。共为细末，米糊为丸如绿豆大小，早、晚各服 1.5 克。

4 月 7 日二诊：用上 2 方后，口苦除，夜寐转安，感背部不适，脉细弦，苔黄腻。略有转机，仍守前法，去紫草，加水红花子、白茅根各 30 克，蒲公英 15 克。再进。

5 月 4 日三诊：肝区胀较前减轻，时有心慌，余症稳定，舌脉同前，守方加石斛 30 克，继服。

9 月 26 日四诊：精神好转，体力增强，食欲增加。查巨噬细胞吞噬功能亦有所提高，吞噬率由 34% 上升至 45%，吞噬指数由 0.45 上升至 0.81。但肝较前略有增大，约在剑突下 8.5 厘米，表面有结节，质硬，无腹水。苔黄脉细。上方去赤芍，加白矾 10 克，泽泻 15 克，焦山楂、焦神曲、焦麦芽各 12 克。诸药共为粗末，每日 45 克，煎服。

1981 年 2 月 19 日五诊：服上药后证情一直稳定，其间火箭电泳值下降至 800 纳克/毫升，肝亦未见增大。日前因感冒致病情加重，低热咳嗽（体温 37.5℃），胸腹胀满疼痛，呃逆频作。肝区疼痛，肝剑突下 11 厘米，质硬，压痛明显。舌苔黄，脉细弦。

阅案评析

本案为虚实夹杂之证，以脾虚为主，兼有湿热瘀滞。如口苦，结合苔黄腻、脉弦，即为湿热瘀滞之象。故用党参、山药、厚朴、半夏、焦山楂、焦神曲、焦麦芽以健脾化湿和胃，夏枯草、金钱草、虎杖、半枝莲、龙葵、白英、蛇莓、猪苓以清热解毒利湿，三棱、莪术、赤芍、赭石、鳖甲、丹参、紫草、牛黄、麝香、雄黄、乳没、三七、水红花子等行滞祛瘀消积，则脾健而湿热瘀滞缓解获效。但因感冒致病情恶化死亡。

处方：瓜蒌、赭石、鳖甲、夏枯草、蒲公英、石斛、芦根各15克，清半夏、郁金、柴胡、预知子、川厚朴、莱菔子各10克，黄连7克，水红花子、金钱草各30克，焦山楂、焦神曲、焦麦芽各9克。水煎服，每日1剂。

经治，临床症状曾一度明显好转，治疗后存活近1年，但因感冒致病情恶化，于1981年2月21日因上消化道出血抢救无效死亡。

案八 [张志坚治验，张福产整理]

张某，女，33岁，农民。1979年8月18日初诊。

患者去年冬季培育蘑菇时不慎擦伤左颈，局部奇痒难忍，皮肤科诊为真菌感染。服灰黄霉素200片，颈痒虽止，但相继出现脘痞、纳减、右胁疼痛等症，1978年8月经常州某医院肝功能示黄疸指数18单位，碱性磷酸酶35单位。肝超声波示：波形迟钝，有束状波。肝核素扫描示：肝右叶2厘米×4厘米占位性病变。甲胎蛋白测定：血凝法阳性。诊断：原发性肝癌。患者慑于化疗，乃选择中医药治疗。

刻诊：容色苍暗，巩膜微黄，神疲乏力，低热起伏（体温37.4～37.8℃），右胁作胀疼痛，脘痞不思纳谷，经行量少色暗，足肿，便溏，小溲黄赤。舌红边有紫斑，苔薄腻而黄，脉沉细弦。肝剑突下6厘米，右锁骨中线肋下4厘米，质硬，边缘不齐，且可触及少数硬结。此乃药毒克戕肝体，肝失疏泄，气滞络瘀，正气暗耗，脾失健运，发为癥积。立健脾益气、养血柔肝、活血解毒、软坚散积之法。

处方：太子参15克，生白术、茯苓、陈皮、制半夏、香谷芽各10克，生甘草3克，炒当归、生赤芍、生白芍各9克，白花蛇舌草30克。水煎服，每日1剂。

二诊：服上方健运补气之剂7剂后，虽略有饥意，

张志坚，男。江苏省常州市中医院主任医师。先后在河北中医学院、天津中医学院任教。从事中医工作50余年，因其医德高尚、学验俱丰而名噪常武，享誉省内外。张老医术精湛，疗效卓著，不仅理论功底深厚，而且不断总结经验，在省级以上刊物发表学术论文30多篇。张老因对医药事业的贡献而享受国务院政府津贴。

但内热舌红，乃阴液已伤；便溏、跗肿、目黄、苔腻，是中焦阳气淹窒，不能疏运湿浊。姑择其养而不燥、润而不腻者投之，培脾扶正，温清兼用。改用下方，继进7剂。

处方：潞党参、生白术、茯苓、绵茵陈各15克，陈皮、六神曲、细生地黄各10克，炙甘草、煨姜各3克，生白芍、炒当归各9克，鸡内金6克，桂枝5克，白花蛇舌草30克。水煎服，每日1剂。

三诊：脘痞见松，纳谷渐香，大便转稠，足肿已减过半。脾得健运之令，胃有醒豁之权。奈毒瘀固着肝脏，木气弱而不达，所以胁痛、身热如故。法拟理气化瘀，解毒散结，予服下方7剂，以观动静。

处方：预知子、生麦芽各15克，柴胡、广郁金、太子参、炒当归、青蒿各9克，紫丹参、制莪术、山慈菇各10克，生牡蛎（先煎）、白毛藤、石打穿各30克，炙甘草3克。水煎服，每日1剂。

四诊：经行量多夹瘀，舌上瘀斑变淡，胁痛轻，内热减，恙势进入顺境。惟肝脾久伤，气血已损，非攻伐急切所能奏效。以拟养风木以助生长之气，培中土以护健运之本。继服下方7剂。

处方：潞党参、生黄芪、炙鳖甲（先煎）、生薏苡仁各15克，炒当归、炒白芍、生白术、柴胡、陈皮、茯苓各10克，鸡内金、炙甘草各5克，白花蛇舌草30克。水煎服，每日1剂。

药后精神、食欲明显好转，乃以四诊方和三诊方交替出入，每半个月轮换1次，守法随症施治3个月余，热清、痛止、黄退，诸症消失。复查肝脏右锁骨中线肋下1.5厘米，剑突下3厘米，质地稍软，遂停药观察。

经治临床症状消失，肿块显著缩小。甲胎蛋白测定：血凝法阴性。肝功能正常，肝超声波偶见微波。

 阅案评析

本案乃药毒损伤肝脏致癌，木病乘土，中气受戕，气血亏虚，虚处便是邪薮，以致气结、湿阻、血瘀、毒聚。《医宗必读·积聚篇》谓："积之成也，正气不足，而后邪气踞之。"斯时若不力挽式微之中土，则五脏何所依，肝木岂能荣？治宗张仲景旨义，木病乘土，当先实脾。故本案始末，均从保元建中、养血柔肝、抑木培土佐以攻毒入手。处方时一直把握两点：①适事为度，不使太过；②攻中寓养，补中寓疏。因为邪势不尽，纯补反而助纣；肝脾已亏，纯攻必更伤正。因此，或攻或补，攻补交替，扶正祛邪，则正足邪自去矣。

1983 年 1 月随访，面色丰腴，体力复常，肝大如上，质地转软，表面硬结未触及，至 1983 年 11 月已存活 4 年余。

证治发微： 本案证属脾虚湿热型，兼见低热起伏，乃脾虚不健，湿邪不化，久稽生热之故。用六君汤健脾化湿，当归、白芍养血柔肝，茵陈、白花蛇舌草、白毛藤以清利湿热，莪术、丹参、山慈菇、牡蛎、石见穿、鳖甲以行滞化瘀。湿热久稽，又有伤阴之弊，则用生地黄、柴胡、青蒿以滋阴清热。故脾气得健，肝血得养，则湿热得清，瘀滞得化，低热得除，肿块缩小，而获显效。

案九 ［林芹璧治验］

智某，男，46 岁，工人。1971 年 6 月 17 日初诊。

患者右上腹部长一硬块，迅速长大，持续疼痛 2 个月余，劳动后加重，入夜尤甚。恶心欲吐不得，不思饮食，咽干口苦，周身乏力，后脑刺痛阵作难忍，头晕目眩，身体明显消瘦。1972 年 11 月 30 日经郑州某医院放射性核素肝扫描示：肝右叶外缘缺如，肝内放射性分布大块缺如，肝左侧及左下部出现放射性，剑突下 7.0 厘米，右锁骨中线肋缘下 55 厘米。印象：原发性右叶肝癌。曾给静脉注射环磷酰胺及肌内注射 201 针，口服白花蛇舌草、半枝莲等月余，病情进展，遂来门诊治疗。

刻诊： 面色青灰，红络满布，舌质红绛发紫，苔薄黄而干，脉细弦数。右上腹部癥块膨隆，超出肋面 3 厘米。肝上界第 3 肋间，下界平脐，左右二叶边界不清，边缘极不规则，肿块高低不平，结节大如拳头，小如核桃，坚硬如石，推之不移，压痛明显。脾肋下 3 厘米。10 个指甲条纹极粗糙，高低不平。其中 8 个指甲与甲床完全分离，色呈紫暗。证属肝肾阴亏，热毒蕴结，水不涵木。立滋肾柔肝、清热解毒兼以活血化瘀之法。

处方一：北沙参、赤芍、白芍、制何首乌、炙鳖甲、生牡蛎、丹参各30克，全当归6克，枸杞子、漏芦各12克，瓦楞子25克，天花粉、夏枯草各20克，天冬、麦冬、金银花、焦山楂、焦神曲、焦麦芽各15克，三棱、莪术各10克，女贞子24克，三七（研末冲）3克。每日1剂，水煎3次混匀，分3次口服。

处方二：王不留行150克，生牡蛎120克，壁虎、蜈蚣各10条，蟾蜍10个，桃叶5000克。煎膏外敷肿块处，每日或隔日换药1次。

处方三：塞替派10毫克加50％葡萄糖注射液40毫升，静脉注射，每日1次，连用5天后，隔日1次，共注射30次为1个疗程。并加服维生素C及多种维生素。

经上方药治疗后，自觉症状明显减轻，肝区疼痛消失，开始思食。内服中药30余剂时，肿块结节开始变软缩小，原超出肋面上之肿块低于肋下。

但在治疗过程中，病情极不稳定，变化多端，时而犯胃，时而犯肺，阴阳寒热也转化不定。例如，在1971年9月7日，初病时的症状复作，大便极不通畅，心烦焦急不安，肿块又高出肋面，而且锁骨上出现核桃大淋巴结1个，表面极不光滑，质硬不活动，舌又绛紫，脉弦滑数。急以清热解毒，逐瘀攻下，用大承气汤加减数剂，药后泻出大量黑色黏状物10余次，自泻下后，肝区疼痛等减轻，上腹肿块又缩小，低于肋面下，左锁骨上淋巴结消失，转危为安，继服前方。

1973年3月来诊，晨起恶心，口腻喜热，晚饭后腹胀，便溏次频，舌紫、滑，脉沉细，肿块又高隆超出肋面。超声波由原丛状波、迟钝变为弥漫性高波，并开始出现多个液平反射，囊腔3～5厘米。考虑系肝细胞坏死液化所致。急以温阳散寒，通滞消癥，用阳和

本案运用内外合治法，内用沙参、麦冬、天花粉、当归、白芍、制何首乌、枸杞子、女贞子滋阴养血柔肝，漏芦、夏枯草、金银花清热解毒，三棱、莪术、赤芍、丹参、牡蛎、鳖甲、三七行滞化瘀；外用软坚消肿之剂煎膏敷贴。病情显著好转，痛消思食，肿块软小。但病程中出现两次变证，分别用大承气汤和阳和汤加减，以冀清热解毒、攻下逐瘀和温阳散寒、通滞消癥，均力挽危候，终以肝脾两调之剂为丸，长期服用而痊愈，获存活12年的远期疗效。实乃珍贵之医案。

汤加减。药后诸症消失，肿块又缩小低于肋面以下，10个指甲逐渐恢复正常，后以调理脾胃、消癥化瘀之法配成丸药，继续服用，直至1974年7月因自觉无任何不适感而要求停止服药，开始上班。

经治临床症状消失，肿瘤变软缩小2/3，前后共经6次放射性核素扫描均为肝占位性病变。1977年11月21日经某医院放射性核素肝彩色扫描图示：肝脏位置正常，形态失常，肝左叶增大，肝内放射性分布不均匀，肝右叶呈大片放射性缺损区，脾明显肿大。与1972年11月30日扫描比较，缺损区缩小约2/3。意见：肝右叶占位性病变。1983年12月随访，身体健康，退休后一直在砖瓦厂劳动，生存至今已12年余。

案十［林芹璧治验］

陈某，男，49岁，干部。1982年3月8日初诊。

患者右季肋部跳痛6个月。患者自陷性腰椎骨折后，一直头晕头痛，双目干涩，两耳失听。近年来右胁肋持续麻木，沉困隐痛。6个月来右胁肋部初如枣核大区域固定跳痛，后逐渐扩大如掌面大，入夜痛甚，右侧睡卧更剧，急躁易怒。1982年3月5日经郑州某医院检查示：甲胎火箭电泳1170微克/毫升，碱性磷酸酶8.75单位，乳酸脱氢酶225单位。超声波检查示：肝下界右肋下3厘米，剑突下5厘米，脾厚度3.5厘米。肝区波型密集，部分为丛状波反射。静脉注射磷酸胶体^{113m}In肝彩色扫描图显示：肝显影尚清晰，位置略低，体积无明显增大，形态大致正常，肝内放射性分布不均匀，肝下缘放射性明显稀疏，肝镰状韧带区有约3厘米×3厘米圆形放射性稀疏区。脾略显影。结论：肝内占位性病变不除外。西医诊断：原发性肝癌；硬化型，Ⅱ期。

刻诊：近月来每于夜间发热，烦躁不安，无法入睡。胃纳极差，进食恶心，欲吐不得，泛吐清涎，口腻不渴，饮凉为舒。周身疲乏无力，两腿酸困，不欲行

阅案评析

本案精血久损，肝肾防耗，肝失濡养，内热阻络，毒邪蕴结，故胁痛持续。肝为藏血之脏，体阴用阳，主疏泄，喜条达，恶抑郁。肝癌时疏泄无权，癌肿极易耗阴伤津，导致肝血亏损，形成精血俱伤。故肝癌之胁痛非疏肝理气解郁之所能达，反可燥伤阴血。因肝性至刚，宜柔而不宜伐，必须柔养肝木，滋水涵木，故用生地黄、女贞子、当归、白芍等属滋养阴血，牡丹皮、赤芍、郁金、白茅根、合欢皮、

动。病后逐日消瘦，终日嗜睡，精神萎靡，额部阵痛，面色青黄，两颊布满红缕，皮肤枯槁。舌质淡红略嫩，舌边有齿痕，舌苔薄黄腻，多津，舌下紫斑 2 条，脉细弦而数。肝上界正常，右肋下 3 厘米，剑突下 5 厘米，质硬，表面高低不平，边缘不整齐，压痛明显。脾横径16 厘米。两侧手掌大、小鱼际肌发红。指甲表面条纹粗糙变薄。以前曾患过胃下垂，达髂嵴下 18 厘米。其家属中无肝炎病史，但本村曾有数人患肝癌死亡。患者此次病后曾服中药数百剂未见其效。证属肝肾阴亏，血热毒结，气滞血瘀。立滋阴凉血、活血化瘀之法。

泽兰、三七之属凉血散结，活血化癥。肾水足而肝木有养，胁痛皆平，癌肿渐消。然后转入调理肝脾，以善后图本。

处方：当归、重楼、生地黄、女贞子、土茯苓、丹参各 30 克，杭白芍、牡丹皮、合欢皮、焦山楂、焦神曲、焦麦芽、赤芍各 15 克，龙胆、焦栀子各 9 克，丝瓜络 24 克，生薏苡仁 40 克，白茅根 18 克，川郁金 12克，败酱草、泽兰叶各 21 克，三七（研末冲服）6 克，麝香少许（冲服）。水煎服，每日 1 剂，煎 3 次服。

服上方月余后，右胁疼痛减轻，晚上疼痛消失，食欲大增，精神好转。1982 年 4 月 14 日复查超声波示：肝右肋下 2 厘米，剑突下 2.5 厘米，脾厚度 3.5 厘米。波型密集，可见复波。继以上方出入，滋阴柔肝，益气健脾为治，间断服药 1 年。患者在治疗过程中一直坚持上班。

痊愈。临床症状及癌肿消失，各项检查指标正常。1982 年 5 月 6 日复查甲胎火箭电泳小于 31 微克/毫升。1982 年 5 月 10 日经郑州某医院静脉注射磷酸肢体^{113m}In肝彩色扫描显示：肝显影清晰，位置如常，形态正常，肝体积未见增大，肝内放射性分布尚均匀，肝内未见放射性明显稀疏区。此次扫描与 3 月 5 日扫描比较，原肝镰圆韧带区放射性稀疏区已不明显。脾显影，脾中度肿大。结论：肝内未见占位性病变。1983 年 12 月随访，脸色红润，体重较前增加，胃纳良好，身体健康，

李 仲 守 （ 1909—1984 年），男。全国名老中医，历任广州中医学院学术委员会委员、内科教研室顾问，中华全国中医学会内科学会顾问，中华全国中医学会广东分会主任委员等职。李老在中医理论上善于汇百家之长，创自家之说，十分重视阴精在人体生理病理变化中的作用和地位。在临床上积累了 50 余年的丰富经验，擅长内科和妇科。

一直全日上班。已生存 1 年 9 个月。

案十一 ［李仲守治验，高庆通、陈沛坚整理］

罗某，男，71 岁，中医副主任医师。1983 年 5 月 5 日入院。

患者于 1980 年体检时发现左上腹部有一约 4 厘米×4 厘米肿块，质中，无压痛，无明显自觉症状，有关化验未见异常，故未进行治疗。1983 年 2 月 29 日，在无明显诱因情况下，突然左上腹部持续性胀痛，阵发性加剧。当卧床翻动体位及下床活动时，疼痛更为明显；站立时，剑突下偏左可见一鸡蛋大小隆起肿物，触之觉痛而拒按，疼痛当天起伴有腹泻水样便，泻 10 余次，无里急后重感，亦无发热、恶心呕吐。遂请一名老中医诊治，经服四逆散加味 3 剂，疼痛稍缓解，腹泻次数减少至每日四五次，但腹部肿物未见缩小，胃纳欠佳，尤厌油腻食物，体重锐减。本院肝功能试验属正常范围，胎甲球试验呈阴性，红细胞沉降率为 48 毫米/小时，转肽酶 42 单位，但本院及某医院等 B 超均示：肝左叶占位性病变（肝癌），并收入总医院住院。有关科室会诊意见：①肝左外侧叶肿瘤（肝癌可能性大）；②胰腺癌（？）。建议剖腹探查。因患者年事已高，体质素弱，惧于手术，故要求出院，返回本院内科行中医治疗。

刻诊：形体消瘦，面色萎黄，神疲乏力，动则气促，下床活动十分困难。体重 38.7 千克，双侧巩膜及全身皮肤黏膜无黄染，全身未触及肿大之表浅淋巴结，颜面可见多个散在性老年斑。左上腹部仍有胀痛，行走时疼痛加剧，腹壁软，无腹水征，坐位时剑突下偏左可见一如鸡蛋大小肿物隆起，卧位时于同一部位可触及 7 厘米×6 厘米一包块，表面稍粗糙，质硬，有明显压痛及叩击痛，包块可随呼吸上下移动。脾未扪及，肠鸣音正常存在。胃纳呆，口淡，尿如常，大便溏，每日二三次，睡眠欠佳，易惊醒。舌质暗胖淡，苔薄白，口唇淡白，脉弦细弱。过去有吸烟史，但已戒烟10年，无饮酒嗜好。证属气血亏虚，气滞血瘀，发为癥积。立大补气血、行气活血、软坚消积之法。

处方：黄芪、党参、制何首乌各20克，紫花地丁、白芍各15克，丹参12克，延胡索、枳壳、青皮、素馨花①各10克，鳖甲（先煎）30克，甘草5克。水煎服，每日1剂，复渣再服。

服上方10剂后，精神好转，左上腹部疼痛基本消失，坐位时已看不见上腹部有肿块隆起，胃纳仍欠佳，大便溏，嘱服下方。

处方：黄芪、党参、制何首乌各20克，白芍15克，丹参、鸡内金、山楂各12克，延胡索、枳壳、素馨花各10克，鳖甲（先煎）30克，甘草5克。水煎服，每日1剂，复渣再服。

连续服上方2周，精神、胃纳明显好转，大便软，每日1次，但仍觉疲乏、气短。舌质淡，苔薄白，脉弦细。再服下方。

处方：黄芪、党参、制何首乌各20克，白术、丹参、鸡内金、山楂各12克，茯苓15克，延胡索、素馨花各10克，鳖甲（先煎）30克，甘草5克。水煎服，每日1剂，复渣再服。

服上方2周后，诸症基本消失，面色润泽，精神胃纳佳，体重增加，下床活动觉轻松有力，生活基本自理。检查包块明显缩小，约为2厘米×2厘米，无压痛。核素肝扫描报告：肝左叶占位性病变较前缩小。仍守上方加减服至7月下旬，病情继续好转，无明显自觉症状，体重增至42千克。复查红细胞沉降率为8毫米/小时，转肽酶降至7单位。B超复查示：肝内未见明显占位性病变，上次所见左叶实质性暗区亦无明显显示。遂于7月底出院，出院后，患者坚守原方加减服

①素馨花：为木犀科藤本植物素馨花的花蕾。又称耶悉茗花、素馨针、大茉莉。味辛、甘，性平。能疏肝解郁，理气止痛。用于肝郁气滞，胁肋胀痛；脾胃气滞，脘腹胀痛，或泻痢腹痛。广州部队《常用中草药手册》载："治肝炎、肝硬化的肝区病，胸胁不舒，心胃气痛，下痢腹痛。"

阅案评析

本案偏于脾虚失健，气血两虚，故见口淡纳呆，大便溏泄，唇白脉弱。肝脏肿块疼痛为气血瘀滞之象。故用四君子汤加山楂、黄芪、白芍、制何首乌以健脾开胃、益气补血，用青皮、枳壳、素馨花、延胡索、丹参、鳖甲行滞化瘀、软坚止痛（广州部队《常用中草药手册》谓素馨花"治肝硬化的肝区痛"），合以扶正祛邪而愈。

药3个月，精神、体力、胃纳、睡眠已恢复正常，生活自理，经常外出散步。

经治临床症状及肿块消失，1983年10月21日及12月15日分别做B超及有关化验检查，全部正常。

医家原按： 本案属中医学积证范畴。积证是腹内结块或胀或痛的一种病证。积是有形，固定不移，痛有定处，属血分，为脏病。正如《金匮要略》说："积者脏病也，终不移。"积证之发生，多因七情郁结不舒，饮食内伤等，致使气机阻滞，肝脾受损，瘀血内停，日久渐成积。此外，积证的形成，与正气不足亦有关系，此即《黄帝内经》所述"壮者气行则已，怯者著而为病"。《活法机要》亦云："脾胃怯弱，气血两虚，四时有感，皆能成积。"本案腹内结块，质地坚实，或胀或痛，痛有定处，即属于此。几经现代医学检查，虽未能最后做病理切片以确诊，但B超、肝扫描及三大医院会诊，仍把肝癌列于诊断之首。

由于患者坚持要求采用中医辨证施治，并主动配合，故使我们能够对本案单纯采用中医中药治疗，获得一次较成功的临床探讨。按《沈氏尊生书》所述："若积之既成，又当调营养卫，扶胃健脾，使元气旺而间进以去病之剂，从容调理，俾其自化，夫然后病去而人亦不伤。"故治疗之方药中，重用黄芪、党参以补气扶正；白术、茯苓以健脾渗湿；山楂、鸡内金以消滞醒脾，且能化积；丹参、何首乌、白芍以养血活血；尤用丹参，取古人云"一味丹参，功同四物"之意；鳖甲能软坚散结通瘀；再配以行气止痛之枳壳、延胡索、素馨花等药，使配方温而不燥，凉而不寒，补而不滞，攻而不伤，补中寓攻。诚为温运和平，补气养血，行气活血，清积散结之良方。因药证相符，使正气渐复，邪气渐衰，正胜邪祛，积块缩小至散，故临床上取得较满意的疗效。这种疗法，有别于一般治疗癌肿多重用清热解毒、破血化瘀的方法，即用大寒大凉，大攻大破之法。由此启示，对于治疗肿瘤病证，仍须遵循中医传统之辨证施治原则，方能达到理想之疗效。

结肠癌验案六则

案一 ［李济仁治验］

沈某，女，45 岁。1998 年 5 月 2 日初诊。

患者腹泻多年，腹痛时作，头晕乏力，近半个月来曾便血 1 次，其量可畏。一日自己在左侧腹部扪及一拳头大小肿块，即来我院就诊。疑为恶性肿瘤，遂行剖腹探查术示：结肠肝区有 6 厘米×12 厘米肿瘤，表面不光滑，质极硬，已浸润邻近网膜，肿瘤与胃只相离 1.5 厘米，分离至十二指肠下降部，见已被肿瘤浸润，粘连带较硬，水肿。病理诊断：结肠腺癌，淋巴结转移。于 1998 年 5 月 2 日来就诊。

患者形体消瘦，面色萎黄，神情倦怠，不欲饮食，腹部疼痛，大便干秘。舌质淡红，苔少，脉细微弦。证属癌毒瘀阻，脾不健运，气血两虚。治以解毒抗癌、健脾养血之法。

处方一：蟾蜍酒，每隔 2 天服 1 次，每次服 100 毫升。

处方二：水杨梅根、藤梨根、菝葜、半枝莲、白花蛇舌草、白英各 30 克，党参、白术、茯苓、当归各 15 克，虎杖、生薏苡仁、红藤、大枣各 20 克。水煎服，每日 1 剂。

二诊：两方同用，共服 3 个月。药后体重增加，面色好转，精神亦振，纳谷增加，腹痛已瘥，大便转软。舌质淡红，苔薄白，脉细。

三诊：继续上方辨治 1 年余，1 年内饮蟾蜍酒 1 个月。患者体重增加并已上班。以后每隔日服"处方一"

按：民间有蟾蜍酒验方，取活蟾蜍 5 只，黄酒 500 毫升，共蒸 2 小时后，去蟾蜍取酒，冷藏备用。每日 3 次，每次 10 毫升。常用于治疗胃癌、肝癌、肺癌、食管癌等。近年来用于多种癌肿或配合化疗、放疗治癌，不仅能提高疗效，还能减轻放疗、化疗的不良反应，改善血象。

［注］结肠癌是胃肠道常见的恶性肿瘤，属大肠癌之一。大肠癌最常见于结肠下段，约 60% 位于直肠，25% 位于乙状结肠，其余依次见于盲肠、升结肠、降结肠及横结肠。其发病率和病死率在消化系统恶性肿瘤中，仅次于胃癌、食管癌、原发性肝癌等。结肠癌男性多

于女性，男女比例约为2：1。以41—50岁年龄组发病率最高。本病病因尚未十分明确，但有些病，如家族性息肉病，已公认是癌前期疾病，结肠腺瘤、溃疡性结肠炎及结肠血吸虫病肉芽肿与结肠癌的发生有较密切的关系。

阅案评析

患者热毒蕴肠，则腹痛便秘；脾不健运，则神疲不食；苔少，脉濡细，为脾虚之征。邪不去则正不安，故以祛邪扶正为治。方药用蟾蜍酒、核桃树枝煮鸡蛋，合汤剂水杨梅根、藤梨根、半枝莲、白花蛇舌草、白英、虎杖以清热解毒而祛邪；四君子汤加薏苡仁、大枣、当归以健脾养血而扶正。合而用之，则邪去正安，终获良效。

1剂，每年服蟾蜍酒1个月，以巩固疗效。

经治患者基本痊愈，体重显增，一直上班。随访身体健康，现已存活4年零5个月。

证治发微：本案系结肠腺癌、淋巴结转移后接受中医治疗。热毒蕴肠，则腹痛便秘；脾不健运，则神疲乏力；纳差，苔少，脉细亦为脾虚之征。邪不去则正不安，故李老以祛邪扶正为治。方用蟾蜍酒合汤剂水杨梅根、藤梨根、菝葜、半枝莲、白花蛇舌草、白英、红藤、虎杖以清热解毒，抗癌而祛邪；四君子汤加薏苡仁、大枣、当归以健脾养血而扶正。合而用之，则邪去正安，恙情转佳，生活质量明显提高。

抗癌药物中，水杨梅根为双子叶植物药茜草科植物细叶水团花的根。味苦、辛，性凉。功能清热解表，活血解毒。药理研究表明，水杨梅根醇浸膏对小鼠L615白血病有抑制作用，抑制率为21.4%；对宫颈癌细胞、AK肉瘤、W256也有抑制作用。

藤梨根为猕猴桃科植物猕猴桃的根。味酸、涩，性凉。功能清热解毒，祛风除湿，利尿止血。本品含猕猴桃碱，其乙醇提取物腹腔给药对小鼠肉瘤S_{180}及宫颈癌V-14均有抑制作用，对小鼠肉瘤S_{180}的抑制率为30%～40%。常与野葡萄藤、半枝莲、半边莲、白茅根等配伍，使用于各种癌症，尤其对于胃肠道方面的癌症应用更多。

白英为茄科茄属植物白英的全草，《中华本草》称为白毛藤、白毛藤根。味苦，性平，有小毒。功能清热利湿，解毒消肿，抗癌。综合国内资料，白英含有多种药理作用，具有抗肿瘤、抗过敏、增强免疫力、抑菌、抗炎、护肝、灭钉螺和毒理活性等药理作用，在临床上已作为常用抗癌中草药。并配以红藤补血活血，虎杖清热利湿，散瘀，尤宜于病在下焦之肠癌。研究已证实，虎杖所含大黄素对小鼠肉瘤S_{180}、肝癌、乳腺癌、艾氏腹水癌、淋巴肉瘤、小鼠黑色素肉瘤及大鼠瓦克癌等 7 个瘤株均有抑制作用。

案二［王泽时、鲍严钟治验］

徐某，男，59 岁，干部。1970 年 9 月诊治。

患者因腹痛，胃纳差，消瘦，乏力数月，于 1970 年 9 月经杭州某医院剖腹探查术示：升结肠癌伴腹腔广泛转移。病理报告：肠癌伴转移。因转移灶广泛无法清扫，仅在升结肠部位做姑息切除术，术后 2 周即出院，遂来我院求治。

刻诊：形体消瘦，面色萎黄，神情倦怠，不欲饮食，腹部疼痛，大便干秘。舌质淡红，苔少，脉象濡细微弦。证属癌毒瘀阻，脾不健运，气血两虚。立解毒抗癌、健脾养血之法。

处方一：蟾蜍酒，每隔 2 日服 1 次，每次服 100 毫升。

处方二：核桃树枝 30 克，鸡蛋 1 枚，水煎服，每日 1 次，饮汤吃蛋。

处方三：水杨梅根、藤梨根、半枝莲、白花蛇舌草、白英各 30 克，党参、白术、茯苓、当归各 9 克，虎杖、生薏苡仁、大枣各 15 克。水煎服，每日 1 剂。

嘱患者 3 方同用，共服 3 个月，体重增加，面色好转，精神亦振，纳谷增加，腹痛已瘥，大便转软。继之，连续服 3 方 1 年，1 年内服蟾蜍酒 1 个月，体重从 44.5 千克增加到 73 千克，并已上班。以后隔日服"处方三" 1 剂，每年服蟾蜍酒 1 个月，以巩固疗效。

经治临床症状消失，体重显增，1972 年、1978 年、1979 年连续 3 年随访，一直上班。1983 年 10 月 5 日信访，身体健康，已存活 13 年。

医海拾贝

【清肠消肿汤治肠癌】预知子 15 克，广木香 9 克，红藤 15 克，白花蛇舌草 30 克，菝葜 30 克，野葡萄藤 30 克，苦参 15 克，生薏苡仁 30 克，丹参 15 克，土鳖虫 9 克，乌梅肉 9 克，瓜蒌仁 30 克，白毛藤 30 克，凤尾草 15 克，贯仲炭 30 克，半枝莲 30 克，壁虎（研粉分 3 次吞服） 4.5 克。用法：每日 1 剂，水煎 3 次。其中分服 2 煎，另 1 煎（约 200 毫升）保留灌肠，每日 1～2 次。功效：理气化瘀，消肿解毒。主治：直肠癌、结肠癌，并适用于胃癌和肝癌。主治：肠癌未做手术者。本方治疗经病理检查证实的 50 例大肠癌患者，疗程均在 3 个月以上，治疗 1 年生存率为 80%，2 年为 43.5%，3 年为 31.7%，5 年为 20%，10 年为 9.1%，其中有 5 例治后病灶消失，获临床治愈。（《肿瘤千家妙方》，上海中医药大学博士生导师刘嘉湘主任医师经验方）

刘志明，男，1924年出身于湖南湘潭一中医世家。15岁时拜湘潭名医杨香谷先生为师，颇得其真传。杨香谷于张仲景之学造诣颇深，临床以善治"外感证"闻名，尤崇清代杨栗山《伤寒瘟疫条辨》，主张治外感须"急以除秽为第一要义"，善用杨氏"升降散"等15方。他不仅医术精湛且为人正派，医德高尚，其医术、医德影响了刘老一生，所以刘老回忆自己的医林生涯时，总是深有感触地强调"读书明理在师承"。刘老曾任中华中医学会副会长。

阅案评析

大便脓血，腹痛里急，口苦，苔黄腻，显为湿热下注，蕴滞肠中；形瘦纳呆为久病伤正。病延数载，不可速效，故以微清淡补之剂，邪正兼顾悉效。

案三 ［刘志明治验］

蔡某，女，43 岁，教师。1981 年 6 月 29 日初诊。

患者于1975年下半年出现左下腹隐痛，大便每日2～4次，便稀带黏液。多次粪便常规示：白细胞满视野。1976年做纤维结肠镜检，诊断为慢性结肠炎、过敏性结肠炎，经西医治疗效果不显。

1981 年 1 月起，腹痛加重，并向骶尾部放射，大便仍稀，除黏液外，常有鲜血，病理确诊为乙状结肠腺癌。3 月初行乙状结肠部分切除，乙状结肠、直肠端吻合术，术后配合化疗，症状明显改善。但 1 个月后腹痛、又便脓血，虽经化疗、支持疗法，不见好转，西医考虑为癌扩散，并与其家属谈话谓"预后不良"，且患者体质每况愈下，不能再受化疗，遂来我院求治于中医。

刻诊：形体消瘦，面色㿠白，脐周及小腹阵阵作痛，痛甚则欲便。大便每日三四次，稀，可见黏液及血，排便不畅，里急后重。口中黏腻而苦，纳呆，每餐仅 50 克许。心悸乏力，睡眠不实。舌苔黄腻，脉细滑。粪便常规示：红细胞、白细胞均满视野。此湿热蕴蒸，腑气阻滞，气血凝涩，化为脓血，病延数载，正气大伤之候。立清利湿热、调气行血、兼以扶正，标本同治之法。

处方：当归、白芍、防风、枳壳、黄芩、黄连、川厚朴、槟榔各 9 克，生黄芪 15 克，木香 4.5 克，生薏苡仁 18 克，甘草 6 克。水煎服，每日 1 剂。

7 月 27 日二诊：服用上方近 1 个月，腹痛减轻，里急后重症状基本缓解，大便中脓血亦减少，黄腻苔已化，湿热之证显减。仍宗上方进退。去防风、枳壳、黄连、薏苡仁，加太子参 12 克，苍术、陈皮各 9 克，焦山楂、焦神曲、焦麦芽各 18 克。水煎服，每日 1 剂。

继以上方加减，坚持服用 2 年余，患者体质明显增强，体重增加，饮食改善，腹痛缓解，大便每日一行，已成形，仅有少许黏液，粪便镜检已无红细胞。

经治临床症状基本消失，治疗后至 1983 年 11 月已存活 2 年余，并能从事轻家务劳动，恢复半日工作。

医家原按： 患者腹痛、便脓血已 6 载有余，西医确诊为结肠癌，行切除术后，症状虽减一时，然又复发同前。乃属胃肠湿热蕴结、气血阻滞之证。便带脓血，滞下不爽，当予清疏消滞，行气活血之法，故取黄芩、黄连等苦寒之剂清之燥之，以祛湿热之邪；合木香、槟榔、枳壳、川厚朴等行气导滞之品，气调则后重自除；取当归行血，血行则脓自愈；白芍一味，性味酸甘，有补脾制肝之功，取法于张元素（张元素，字洁古，金代医学家）芍药汤之意。又因病发 6 载，气血耗伤，形体疲惫，病至此境，徒攻之则更伤正气，妄补之又滞实邪，两相掣肘，惟邪正兼治是治。然清之不可过于寒凉，防伤脾胃，取黄芩、黄连之微清可也；补之又不得过于温燥，防火加油，取生黄芪、太子参之淡补可也。如此，既无兜涩留邪之弊，更无荡涤伤正之害，是为两全之计，终获显效。

案四 ［林芹璧治验］

任某，女，41 岁，检验师。1975 年 4 月 18 日初诊。

患者腹泻多年，腹痛时作，头晕乏力，于 1975 年 1 月发现贫血，体重减轻约 10 千克。同年 3 月 8 日晚，肠鸣腹痛，继之便血，色呈棕红，量 700 毫升许，后又便血 1 次，其量可畏。经住院注射止血药等好转出院。嗣后大便隐血，均呈强阳性。一日自己在左侧腹部扪及一个拳头大肿块，即请外院会诊，疑为恶性肿瘤，行剖腹探查术证实，并经病理确诊（1975 年 4 月 3 日经洛阳市某医院行剖腹探查术，见结肠肝区有 6 厘米×12 厘米肿瘤，表面不光滑，质极硬，已浸润邻近网膜，肿瘤与胃只相离 1.5 厘米，分离至十二指肠下降部，见已被肿瘤浸润，粘连带较硬，水肿。肿瘤周围淋巴结均已转移。病理诊断：结肠腺癌，淋巴结转移），为晚

医海拾贝

【蛇龙汤治肠癌】 白花蛇舌草、红藤、瓦楞子、黄芪、薏苡仁各 30 克，龙葵、鳖甲、龟甲各 15 克，牡丹皮 12 克，大黄 9 克。用法：以上药物水煎，每日 1 剂，分 2 次温服。功效：清肠解毒，活血软坚，健脾益气。适用于结肠癌中晚期，证属热毒瘀滞，久郁结块，症见肿块增大，有时发生肠梗阻，腹部阵阵疼痛，或腹胀便秘者。（《中医癌瘤证治学》，中国百年百名中医临床家贾堃经验方）

期结肠癌。由患者所在医院介绍来我处诊治。

刻诊：面色萎黄，精神抑郁，术后输液反应大，高热持续半个月之久，腹部阵发性作痛，痞胀难忍，头晕眼花，纳食极差，周身疲乏无力，夜寐不安。左颌下有一鸡蛋大肿块，质硬，表面高低不平，不活动。舌质淡，苔中黄厚腻，脉滑数。既往患冠心病及糖尿病。证属湿热邪毒，蕴积肠中，热毒灼津，传导不利，日久气血两伤，脾胃升降失司，肝肾亏损。治宜先清热解毒，攻下逐瘀；继以大补气血，健脾和胃，滋水涵木，佐以清热解毒。

处方：白花蛇舌草120克，半枝莲、重楼、黑牵牛子、白牵牛子、炒麦芽、当归各30克，大红消①90克，土茯苓、生薏苡仁各60克，败酱草24克，虎杖18克，槟榔10克，炒枳实、玄明粉（冲服）、乌药各9克，杭芍12克。水煎服，每日1剂。

二诊：前进上方，身体一般情况好转，配合氟尿嘧啶化疗。但每次化疗后，胃脘胀满，食纳大减，恶心欲吐不得，腹胀便秘，周身困乏，四肢无力，头晕目眩，心慌气短，动则汗出，咽干舌燥，烦热失眠。舌质红，苔黄，脉数。改服下方，寓攻于补。

处方：当归、太子参、制何首乌、半枝莲、板蓝根、炒麦芽各30克，杭白芍、生地黄、天花粉各15克，黄芪、枸杞子各18克，北沙参24克，石斛21克，枳壳9克，竹茹12克，白花蛇舌草120克，大红消60克。水煎服，每日1剂。

2年多来，均以上方为主，辨证加减党参、生地黄、熟地黄、黄精、虎杖、丹参、鸡血藤、焦白术、忍冬藤、山药等，并配合化疗13个疗程，诸症均消。左颌下肿块逐日软化，变为囊状，行手术切除。病理报告：涎下腺混合瘤，低度恶性。

经治临床症状消失，体重增加15千克多，五六年来

①大红消：又名朱砂根、八爪金龙、地红消等，为紫金牛科紫金牛属常绿矮小灌木，始载于《本草纲目》，分布于我国浙江、江西、贵州等地。朱砂根的根及全株入药，味苦、辛，性凉，具有清热解毒、散瘀止痛、清咽利喉、祛痰止咳等功效，治疗上呼吸道感染、扁桃体炎、急性咽喉炎、白喉、丹毒、淋巴结炎、劳伤吐血、心胃气痛、跌打损伤、风湿骨痛诸病。药理分析：已鉴定的化合物占总组分的97.55%，其中相对含量较高的成分有油酸（29.061%）、亚油酸（22.415%）和棕榈酸（20.914%）等；所含β-没药烯具有散血去瘀、消肿止痛作用。

一直全日工作。1978 年行 X 线胃肠钡检时未发现任何异常。1983 年 12 月随访，已健康存活 8 年 8 个月。

医家原按：本案系结肠癌并淋巴结广泛转移，病情垂危，局部病灶虽已切除，但癌毒未清，故急用中药清热解毒，攻下逐瘀，以防复发。继之扶正培本，大补气血，待一般情况好转后，再用氟尿嘧啶大剂量冲击治疗，以彻底消灭癌毒。但化疗反应较大，故每逢化疗后即用中药之偏以调整脏腑之偏，调理脾胃升降功能，使气血通畅，生理功能复常。故在中西医结合治疗中，权衡扶正祛邪之间的轻重缓急，实属重要。

案五 ［吴定言治验，田玉美指导］

石某，女，42 岁，职员。1969 年 3 月诊治。

患者因结肠部分梗阻表现，拟诊结肠癌行剖腹探查术。1969 年 3 月 17 日湖北某医院剖腹探查示：乙状结肠中段有 4 厘米×5 厘米硬肿块，沿肠系膜下血管周围有多个肿硬淋巴结。病理诊断：乙状结肠腺癌及淋巴结转移癌。乃行乙状结肠连同肿瘤切除及端-端吻合术。手术彻底性不足，术后未用化疗，采取中医药治疗。

刻诊：腰痛，疲倦，口干不欲饮，寐差梦多，大便尚好。脉弦细，舌淡欠润，苔白。证属脾肾两虚，毒邪内蕴。立扶脾补肾佐以解毒之法。

处方：党参 20 克，白术、桑椹、女贞子、沙参、麦冬各 15 克，薏苡仁、冬瓜子、藤梨根、白花蛇舌草各 30 克，枸杞子 12 克，甘草 6 克。水煎服，每日 1 剂。

患者坚持连续和间歇服上方中药加减 13 年余，坚持工作，生活正常，未发现癌复发现象。1982 年 11 月，因不规则阴道出血 2 个月，经妇科检查子宫稍增大，质软，而行子宫切除术。术中探查腹腔内无癌复发，病理检查为子宫内膜非典型增生及内膜息肉。术后仍坚持服中药，一般情况良好。

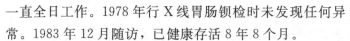 **阅案评析**

本案系乙状结肠腺癌淋巴结转移，证属脾肾两虚，热毒内蕴，治宜健脾益肾，佐以清解。方药用党参、白术、薏苡仁、沙参、麦冬健脾养胃；桑椹、女贞子、枸杞子补肾滋阴；藤梨根、白花蛇舌草、冬瓜子清热解毒抗癌。先后天之本得补，正气自胜，余毒即解，已健康存活 18 年。

随访，结肠癌术后行中药治疗，临床症状消失，未见癌复发和转移，至 1987 年 12 月，已健康存活 18 年 9 个月，照常工作。

案六［吴圣农治验，陈湘君、徐正福整理］

田某，女，29 岁，医生。1982 年 4 月 22 日入院。

患者腹泻、便秘交替发作 2～3 年，结婚 3 载未孕，因在本院做超声波发现卵巢囊肿而于 1981 年 12 月住入某妇幼保健院手术治疗。12 月 22 日在该妇幼保健院行卵巢囊肿摘除术发现：大网膜与子宫体粘连，大网膜上有散在大小不等乳头状结节，大的约 3 厘米×3 厘米×2 厘米，小的约赤豆样大小；乙状结肠上有 2 厘米大小乳头状结节及大小不等的结节，子宫壁有肿瘤种植灶，双侧卵巢为巧克力囊肿，大小约 6 厘米×6 厘米×5 厘米，术中取下结节速冻切片检查，为乳头状腺癌。12 月 23 日病理诊断：大网膜转移性乳头状腺癌 1～2 级。考虑为结肠癌广泛转移可能，因无法切除而关腹。曾先后用过化疗、放疗，但均因白细胞迅速减少而无法坚持，改服中药，病情亦无明显好转。1982 年 4 月初起中上腹部疼痛，至 20 日疼痛突然加剧，并伴有恶心呕吐，于 22 日入院，经抗生素及解痉药治疗无效，服哌替啶（杜冷丁）短暂止痛。24 日邀余会诊。

刻诊：脘腹疼痛 5 天，痛甚即欲登厕，便行不畅，质稀而不成形，痛处固定不移，按之有形可及。形体消瘦，精神萎靡，面色少华，纳呆。舌质淡，舌体瘦瘪，脉象细弱。证属气血虚衰，脾失健运，湿浊内蕴，气滞血瘀，痰凝毒聚。立益气健脾、养血缓急、理气活血、化痰解毒、软坚消积、内外并治之法。

临证思辨：患者气血虚衰已极，如投峻药，非但不能忍受，且有残炉泼水之虞，故内外并治，内服以扶正，外敷以攻邪，以观后效。

处方一：炙黄芪、党参、生白芍各 15 克，当归、延

阅案评析

本案系卵巢囊肿摘除术发现结肠癌大网膜广泛转移无法切除，化疗、放疗反应大，不能坚持，并腹痛剧烈而会诊施治。吴老洞察病情，虽标证危殆，但本虚已极，气血衰败之至，何以转危为安？若投峻药攻邪，则更伤正而正更虚；若投补剂扶正，则恐助邪；若投攻补兼施之剂于一炉，又恐药力平均而难挽危候。故以内外并治之法，外以攻邪，内以扶正。因此，内用香砂六君子汤化裁而守顾胃气，加人参、黄芪、当归、白芍益气补血，少佐马钱子片解毒抗癌，金铃子散行滞止痛；外用桃仁、赤芍、乳香、乌药、香附、阿魏研末蜜糊外敷，以活血化瘀，软坚止痛。药后合度，恰中病机，腹痛缓止，纳谷渐增，正气得扶，邪毒即去，故获显效。

胡索各 12 克，川楝子、半夏、广木香各 9 克，陈皮、炙甘草各 6 克，降香（后下）3 克。水煎服，每日 1 剂。另：马钱子片，每次 1 片，每日 3 次。

处方二：乳香、红花各 6 克，赤芍、桃仁、生香附、乌药各 12 克，阿魏 4.5 克。共研细末，以蜂蜜调成糊状，外敷痛处，用纱布固定。每日换药 1 次。

4 月 27 日二诊：经内服、外敷治疗以后，痛势日渐缓解，稍能进食稀粥，脉、苔同前。药已合度，毋庸更张，惟马钱子片改为每次 2 片，每日 3 次。

4 月 30 日三诊：脘腹疼痛已止，胃纳渐增，精神亦逐渐好转，但仍气怯无力，声音低微，脉象细濡，舌体瘦瘪。正气尚未复，故停用马钱子，加强补益，扶得一分正气，即祛除一分邪气，正气不存，邪将焉祛。

处方：炙黄芪、党参、生白芍各 15 克，当归、山药、炒谷芽各 12 克，白术、炙甘草各 9 克，大枣 3 枚。水煎服，每日 1 剂。另：生晒参 9 克，煎汤代茶。

外敷方药同前，因中上腹部疼痛已止，但中下腹部肿块坚硬如石，遂将外敷药移至此处。经 3 个多月间断性外敷治疗，肿块质地明显变软，按之已不感疼痛。

经治临床症状消失，至 1984 年 2 月治疗后存活已近 2 年，脘腹疼痛未复发。

结语

中医学古籍中类似于结肠癌的记载散见于肠澼、伏梁、肠蕈、癥瘕积聚等疾病的范围之内。如《素问》曰："肠澼下脓血""食饮不节，起居不时者，阴受之""阴受之则入五脏""入五脏则䐜满闭塞，下为飧泄，久为肠澼""病有少腹盛，上下左右皆有根""病名曰伏梁""裹大脓血，居肠胃之外，不可治，治之，每切按之致死……此下则因阴，必下脓血。上则迫胃脘"。《灵枢》说，肠蕈是"寒气客于肠外，与卫气相搏，气不得荣，因有

[注] 目前，本病的早期诊断仍有困难，对可疑病例应进行乙状结肠镜、X 线钡剂灌肠或气钡造影及纤维结肠镜检查、活检，以明确诊断。血清 CEA 测定亦可供诊断参考。现代医学对本病的治疗以早期根治性手术切除为主，加化疗综合性疗法，术后 5 年生存率约为 50%。从上述医案可以看出，中医治疗本病有很大优势，特别对晚期结肠癌的治疗，能提高生存质量，延长患者的存活时间。统计表明，中医或中西医结合治疗的 5 年生存率为 66.7%，10 年生存率为 50%。

所系,癖而内著，恶气乃起，瘜肉乃生"。这些论述与本病表现的腹泻、腹痛、脓血便及腹部肿块相似，还说明本病病因与饮食不节，外邪入侵，营卫失调，伤及五脏有关。《诸病源候论》说："诊得脾积……累累如桃李，起见于外，腹满呕泄，肠鸣，四肢重，足胫肿厥，不能卧。是主肌肉损……色黄也。"又说："癥者，由寒温失节，致脏腑之气虚弱，而食饮不消，聚结在内，染渐生长块段，盘牢不移动者，是癥也……若积引岁月，人即柴瘦，腹转大遂致死。"此与结肠癌晚期出现不完全梗阻性腹胀及腹部肿块坚硬不移，浮肿、黄疸及消瘦、腹水等恶病质相同。又指出其预后不良，由寒温失节、脏腑虚弱、饮食聚结所致。《圣济总录》指出其病因："有得之于食，有得之于水，有得之于忧思，有得之于风寒，凡使血气沉滞留结而为病者。"《医宗金鉴》谓："积聚、癥癖、肠覃之疾，皆得之于喜怒不节则伤脏，饮食过饱则伤腑，肠胃填满，汁液外溢，为外寒所袭，与内气血食物凝结相成也。"

从临床证候及辨证规律，结肠癌大体可分为以下3型。

1. 湿热瘀滞型　表现为大便黏液脓血，里急后重，次数增多，或下鲜血，或大便干秘，或腹泻与便秘交错，腹部疼痛痞胀，肿块质硬，压痛明显，或有发热口苦，纳食少，精神不振，形体消瘦，面色萎黄枯槁。舌质红或淡红，苔黄腻，脉细弦滑数或细弱。证属湿热客肠，气滞血瘀。治宜清热解毒，行滞祛瘀，佐以扶正。常用方药中，清热解毒常用水杨梅根、藤梨根、半枝莲、白花蛇舌草、白英、重楼、土茯苓、虎杖、败酱草、大红消、蟾蜍酒、核桃树枝煮鸡蛋等以祛邪；攻下瘀滞常用槟榔、枳实、玄明粉、牵牛子等；用四君子汤、薏苡仁、大枣、当归以健脾养血，扶正抗癌。合而用之，则邪去正安，获存活13年健康的远期疗效。

2. 脾肾两虚型　表现为腰酸膝软，肢倦乏力，腹部胀痛，肿块未硬，口干不欲饮，舌淡不润，苔薄，脉细弦。本案系乙状结肠腺癌淋巴结转移。证属脾肾两虚，热毒内蕴，治宜健脾益肾，佐以清解。药用党参、白术、薏苡仁、沙参、麦冬健脾养胃；桑椹、女贞子、枸杞子补肾滋阴；藤梨根、白花蛇舌草、冬瓜子清热解毒。

3. 气血两虚型　表现为面色苍白，形体消瘦，精神萎靡，脘腹疼痛，时有剧痛，痛处固定，按之有形坚硬，纳呆食少，大便溏泄，排便不畅。舌质淡，舌体瘦瘪，脉象细弱。证属气血两虚，毒邪瘀滞。用香砂六君子汤化裁而首顾胃气，加人参、黄芪、当归、白芍益气补血，少佐马钱子片解毒抗癌，金铃子散行滞止痛；外用具有活血化瘀、软坚止痛作用的膏贴（如"案六"）。

直肠癌验案五则

案一 ［张鹏举治验，张征整理］

艾某，男，30 岁，记者。1970 年 9 月 14 日初诊。

患者于 1 年前大便经常出血，鲜红色，量多。继之大便次数增多，便形逐渐变细。县、省医院均认为痔疮，西安市某医院诊为直肠息肉。西安另一家医院肛门指检示：患处硬，极大，肛门呈菜花样突起，诊为直肠癌，行手术治疗。直肠切除术后病理诊断：直肠结节型黏液腺癌，侵及肠壁全层。

刻诊：患者诉出院后经常腹胀已 70 余日，大便困难，便形细，食欲和睡眠尚好，畏术后转移，故来求诊。面色㿠白不泽，唇燥微绀，时时咳嗽，但无痰。舌尖红，苔微黄，舌边有瘀斑，脉虚大而芤涩。证属肺胃津亏，血燥挟瘀。立滋阴润燥、养血化瘀、佐以解毒之法。

处方：桑叶 30 克，沙参 15 克，生石膏（先煎）、生桑白皮各 12 克，麦冬、阿胶（烊化）、粳米（另包）各 10 克，贝母、杏仁各 6 克，甘草 3 克，琥珀 5 克。水煎服，每日 1 剂。

［注］直肠癌是指位于齿状线至乙状结肠、直肠交界处之间的癌。消化道的癌肿中，直肠癌的发病率仅次于胃癌，约占胃肠道癌中的 25.9%。在大肠癌中，直肠癌占 60% ～ 70%，在直肠肛管癌中腹膜反折以下的直肠是癌肿的好发部位，约占 75%，因此从总体而言约有半数大肠癌位于直肠指诊检查可及范围之内。

阅案评析

本验案系直肠癌术后病理确诊为结节型黏液腺癌并扩散肠壁全层，证属肺胃阴虚，血燥挟瘀。盖肺与大肠相表里，胃和大肠同属六腑。肺胃阴虚，则津液亏乏，上不润肺则咳嗽无痰；下不濡肠则便难形细；阴血互生，阴虚必血少而燥，面唇失养则㿠白干燥；血燥生瘀，腑气不通则腹胀；唇绀、舌紫、脉涩均血瘀之征。故治宜滋阴养血，润燥化瘀，佐以解毒。方用桑杏汤合白虎汤化裁，加桑白皮、麦冬、阿胶、亚麻子、生地黄滋阴养血，润肺滑肠，以冀止咳通便；地榆、桃仁、琥珀、郁金、枳实凉润化瘀，理气行滞，以除腹胀；山豆根、金银花、夏枯草、半枝莲、黄芩清热解毒。诸症悉瘥，脉缓有力，再用丸剂解毒生肌而缓图，已健康存活13年，所以相济而成功也。

二诊：服上方20剂后，面色润泽，腹胀瘥，大便量增多，稍畅，但仍干，知饥欲食，夜晚咳嗽无痰，诊脉弦涩。原法出入。

处方：麦冬、山豆根各10克，亚麻子、生地黄、生石膏（先煎）各12克，桑叶、金银花、生地黄、地榆各15克，夏枯草、半枝莲各30克，黄芩6克。水煎服，每日1剂。

三诊：服上方30剂，咳嗽瘥，大便通爽，惟夜间口苦，便前腹中不舒，诊脉缓而有力。继以养阴清肠、化瘀抗癌法治之。

处方：麦冬、桃仁、天花粉各10克，生地黄、亚麻子、郁金各12克，生地黄、地榆、金银花各15克，山豆根5克，半枝莲30克，黄芩、枳实各6克。水煎服，每日1剂。

四诊：服上方30余剂，精力充沛，肤润发泽，饮食日增，诸症悉除，二便正常，诊脉缓而有力。故拟丸剂缓图，每年服1料，以资巩固。

处方：上珍珠3克，西红花、朱砂、干姜、硼砂各10克，地榆炭、金银花炭、硇砂各30克，蜈蚣10对，玄明粉15克。共为细末，蜡六蜜四（蜂蜡与蜂蜜的比例为6：4）为丸，梧桐子大，分1个月服之，早、晚各1次。

经治临床症状消失，癌灶无复发。1975年9月20日经西安市某医院X线钡剂灌肠摄片复查示：钡剂灌至直肠与乙状结肠交界处略有停留，加压后通过尚好，肠管充盈良好，未见狭窄及充盈缺损。降结肠、升结肠、横结肠充盈均好，结肠袋清晰，排空后钡剂全部排完，黏膜观察不理想。意见：下消化道钡透见正常直肠癌术后表现，未见异常改变。现患者身体健康，正常上班工作，至1984年1月随访，已健康存活13年4个月。

案二［薛盟治验］

陈某，男，66岁，工程师。 1983年2月3日初诊。

1983年初，患者觉腹部胀满，肛门重坠，时有便意，此后大便次数增多，粪形变细，或呈水样，混有黏液和血液，饮食睡眠一如平时。惟形体日渐消瘦，面色黧黑而晦滞，下肢酸软。初未介意，来我处初诊，作泄泻便血施治，服药5剂，无进退。旋易医更治，亦未发现异常。逾1个月，便血量骤增，泄泻无度，继见痰内带血，呃逆频作，饮食点滴不能沾唇。不久，症状愈益恶化，出现瞳孔缩小，呈循衣摸床、神识半昏迷状态，乃邀我前往出诊。因诊断未明，建议送肿瘤医院先行会诊，遂确诊直肠癌（1983年3月经某肿瘤医院肛门指检：查见距肛门5厘米处，直肠有菜花状肿物，质硬，直径5～6厘米，固定，指套带有血液。诊断：直肠癌），复来就诊。视其舌淡，苔白腻，脉沉细欲绝。证属肠道恶血癌阻，正气垂败，胃气欲绝。治宜扶正救逆以制其邪，急则治标以挽覆辙。

处方：生黄芪、仙鹤草各60克，边条参（另炖）、刀豆子、枇杷叶、炒陈皮、炒竹茹各10克，香茶菜30克，猫人参①、檵木花②各15克，鲜石斛（先煎）18克，生地黄、地榆各10克。水煎服，每日1剂。

综观脉症，证候险恶，脾胃生机将灭，颇感棘手。因病家固请，勉为疏方，试作什一之救，遂拟上方，嘱服2剂，以观进退。试投上方后，呃逆痰血渐止，神志转清，虽不再循衣撮空，但目睛无神，如无所见，已少能进食半流质食物，大便溏而不畅，一日间如厕10余次，血随便俱下。立方仍主攻补兼施，拟按原方义出入，续服3剂。

处方：生黄芪、仙鹤草各60克，边条参另（炖）、炙甘草各9克，炒白芍、猫人参、炒焦扁豆、白花蛇舌

①猫人参：为猕猴桃科植物对萼猕猴桃的根。味苦、涩，性凉。具有清热解毒、消肿的功效。民间用于治疗痈疖，临床上可用于治疗多种肿瘤。

②檵木花：为金缕梅科檵木的花蕊，又名刺木花。味甘、涩，性平。具有清热、止血的功效。临床常用于各种血证。

草各 15 克，香茶菜 30 克，炒麦冬 10 克，石榴皮、枳壳各 12 克，鲜石斛（先煎）18 克。水煎服，每日 1 剂。

前方已效，连服上方 18 剂，自觉症状减轻，精神渐有起色，能起床活动，健饭（可食 150 克干饭），进肉食亦无碍，每隔 1 周即步行前来门诊。由于本人尚不知身患重症，恣意口腹，故大便仍溏，有时杂有少量血液，且肛门重坠，欲便不畅，往往虚坐努责。再守上方之义出入，姑拟下方。

处方：边条参（另炖）、蜂房、五倍子各 9 克，生黄芪 45 克，升麻 5 克，山豆根 10 克，楮实子、香茶菜各 30 克，焦山楂 12 克，生地黄 15 克，白花蛇舌草 20 克，仙鹤草（煎汤代水）60 克。煎服，每日 1 剂。

患者连续治疗近 6 个月，经急性危重阶段，现已转入稳定期。目前眠、食如常，并不时外出散步，便溏出血偶见，仍守原方调治，未见有何反复。

随访，临床症状基本消失，至 1984 年 2 月已存活 1 年健在。

医家原按：直肠癌早期症状不明显，其见症与泄泻或痔血下痢相似，不易引起人们注意。本案病情发展较快，当大出血、呃逆、昏迷等全身症状出现时，已濒血脱气消、脾气竭厥之候。此时扶正既虑助邪，攻邪又恐伤正，几希之间，必致危亡。因思标本同治，并行不悖，正胜则邪却，故俾能转危为安。

案三 ［吴定言治验，田玉美指导］
李某，男，52 岁，技术员。1975 年 12 月 17 日初诊。

患者因大便带血及黏液确诊为直肠癌（1975 年 12 月经武昌某医院内镜及病理诊断为直肠癌），拒绝手术，遂来我院要求中医药治疗。

刻诊：大便次数多，带血，肛门坠胀感，胀痛。脉

阅案评析

此案系直肠癌危证，出现大出血、神昏、呃逆、不食、脉绝等五大危候，虽肠道恶血瘀阻至盛，但正气垂败，已濒血脱气脱、胃气绝竭之际。薛老当机立断，标本同治，扶正救逆以制其邪，急则治标以挽覆辙。方用大剂黄芪（60 克）、边条参益气固脱，鲜石斛养胃救阴（胃气一复，血自循经），刀豆子温中下气、益肾补元，此为扶正救逆而遣；香茶菜、猫人参、白花蛇舌草、山豆根、露蜂房等清热解毒抗癌，地榆、仙鹤草、檵木花等凉血散瘀止血，陈皮、竹茹和胃止逆，石榴皮、五倍子涩肠止泻。诸药共为祛邪治标而施。正胜则邪祛，邪祛则正安，并行不悖，无不效焉。

缓，舌胖有瘀点，苔黄腻。胸膝位肛诊可扪及直肠内 10～11 点处有 3 处如蚕豆大结节，其基底宽，硬，界限不清。证属脾虚湿滞，郁久化热，热伤络脉，而致便血。立扶脾运湿、清热利湿、解毒散结之法。

处方：白花蛇舌草、半枝莲、黄毛耳草、薏苡仁各 30 克，冬瓜子 20 克，槐花、山慈菇、白术、莪术、墨旱莲、丹参各 15 克，水蛭 12 克。水煎服，每日 1 剂。

患者坚持服上方中药加减 7 年余，肿块无明显增大，病情稳定。但到 1983 年初大便次数又增多，有时带血及黏液，乃于 1983 年 4 月行腹会阴联合切除术，病理检查为黏液腺癌。术后化疗 1 个疗程，未用中药。4 个月后于 8 月 17 日来诊，发现左腹股沟淋巴结肿大如拇指，经穿刺病检为转移性腺癌。又用氟尿嘧啶 1.5 克静脉注射，每日 1 次，共 5 次，并用丝裂霉素 10 毫克静脉注射 1 次。经观察 18 天，肿大的淋巴结未缩小，又再服中药治疗。3 个月来肿大淋巴结无明显改变，但病情稳定，仍服药观察治疗。

随访，经治临床症状消失，肿块无增长，病情稳定，但 7 年后复发转移，于 1984 年 12 月死亡，治疗后存活 9 年。

证治发微：此案系直肠癌，纯用中医治疗，稳定 7 年，以后复发再行手术加化疗、中医综合疗法。证属脾虚失运，湿热瘀滞，故方用白术、薏苡仁、冬瓜子等健脾运湿，白花蛇舌草、半枝莲、黄毛耳草等清热解毒，槐花、墨旱莲、丹参、山慈菇、莪术、水蛭等化瘀止血、行滞散结。脾气得健，湿热得清，瘀滞得化，血归经矣，遂获显效。

案四 ［文琢之治验，艾儒棣整理］

代某，男，55 岁，驾驶员。1978 年 3 月 15 日初诊。患者因大便脓血 3 个月余，当地医生从痢疾治之不

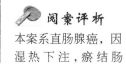
阅案评析
本案系直肠腺癌，因湿热下注，瘀结肠

道，熏灼络脉而便下脓血；癌阻气血，传导失司，腑气不畅，则便次增多；苔黄腻、脉弦数均为湿热之征。故用四妙散合消瘰丸（玄参、牡蛎、贝母）清热燥湿，软坚散结，加黄连、夏枯草、白花蛇舌草清热解毒，木香、郁金、刺猬皮行滞止痛，槐花、地榆清肠止血，昆布、海藻、消核浸膏片（成药）祛瘀散结。因癌症多有消瘦正虚，故佐黄芪、鸡血藤益气养血，亦当满意。

效，遂于1977年11月前往四川某医院检查，经直肠镜检发现距肛门5～7厘米处有一包块，约3厘米×3厘米。病理报告：直肠腺癌。因包块在直肠前壁，术中出现并发症，患者又不愿改道，故改为中药治疗。

刻诊：面部秽垢无光泽，消瘦。大便每日3～5次，脓血便，量少。纳可，眠差，厌油。舌质淡红，苔薄黄微腻，脉弦细。证属湿热下注，热毒结块。立除湿解毒、软坚散结之法。拟四妙散合消瘰丸加减治之。

处方：苍术、广木香、黄连各10克，黄柏、牛膝、刺猬皮各12克，玄参、郁金各20克，薏苡仁、牡蛎各30克，夏枯草、槐花、地榆、淡海藻、淡昆布各15克，甘草3克。水煎服，每日1剂。另：消核浸膏片，每日3次，每次3片。

二诊：服上方1个月后，大便次数减少，每日2～3次，脓血亦少。饮食增加，已不厌油。舌质淡红，苔薄白，脉弦细。上方去四妙散，加生黄芪、白花蛇舌草各30克，鸡血藤20克，再进。消核浸膏片继服。

三诊：2个月后，大便通畅，每日1次或2次，脓血很少，体重增如，饮食如常，面色微红，有光泽，无不适感觉。舌质淡红，苔薄白，脉弦。仍守前方再进。

四诊：4个月后检查，肿块未增大，脓血消失。继服上方。

经治临床症状消失，1年后检查，肿块仍同样大小，至1980年2月随访，已带癌生存2年，未见不适。

案五 ［王泽时、鲍严钟治验］

林某，男，60岁，干部，杭州市人。1972年1月诊治。

患者于1967年发现黏液血便数月，去上海某医院门诊，检查直肠14厘米处有一0.4厘米×0.4厘米息肉，摘除并活检；示直肠息肉癌变。5年后，现骶部疼痛，又出现黏液血便，X线钡剂灌肠摄片示：升结肠及回盲部充盈缺损。诊断：肠癌复发且转移。左锁骨上窝触及一肿大淋巴结，质硬，活动。舌质红，苔薄黄微腻，脉弦数。证属癌毒久蕴，湿热下注，脾不健运，发为肠澼。立解毒抗癌、清解湿热、健脾理肠之法。

处方：水杨梅根、藤梨根、半枝莲、白花蛇舌草、白英、香谷芽各30克，虎杖、白头翁各15克，茯苓、沉香曲各12克，焦白术、广木香各9克。水煎服，每日1剂。另：蟾蜍酒，每隔2日服1次，每次服100毫升。

用药3个月后，黏液血便消失，大便成形，左锁骨上淋巴结消失，体重增加。1979年11月访问患者，身体健康，恢复工作。1980年10月及1983年11月随访，健在，已退休协助街道企业工作。治疗后已存活12年。

证治发微： 本案系直肠癌手术后复发转移，采用中医治疗。王老治多例直肠癌患者，立方遣药，常用水杨梅根、藤梨根、半枝莲、白花蛇舌草、白英、虎杖、白头翁、重楼清利湿热，蟾蜍酒内服以解毒抗癌，白术、茯苓、谷芽、木香、沉香曲、鸡内金健脾和胃，当归、牡丹皮、仙鹤草和络止痢，其效甚佳。本案患者获存活12年的远期疗效。

结语

直肠癌临床表现和病因病机的论述，可见于中医学的肠蕈（已于结肠癌中论述）、下血、脏毒、锁肛痔等疾病中。古籍文献有很多类似直肠癌的记载，如将便血称为"下血"，有远近之分。"下血先便后血，此远血也；下血先血后便，此近血也"（《金匮要略》）。"远血谓血在胃也，即古之所谓结阴，今之所谓便血也；近血谓血在肠也，即古之所谓肠澼为痔下血，今之所谓脏毒、肠风下血也"（《医宗金鉴》）。"大肠热极则便血；又风中大肠则下血"（《中藏经》）。"肠胃不虚，邪气无从而入。人惟坐卧风湿，醉饱房劳，生冷停寒，

[注] 直肠癌发病率是大肠癌中的首位（占65%左右），也是消化道恶性肿瘤中至为重要的一种。直肠癌多见于男性，男女之比为（2～3）：1；发病年龄多在40岁以上，但20岁左右年轻人也有所见。病理组织学分类为腺癌（占75%～85%）、黏液癌（占10%～20%）、未分化癌和其他癌（包括鳞癌等）4类。病因尚不大清楚。目前认为与结直肠癌发生的有关因素有局部慢性炎症，如溃疡性结肠炎、日本血吸虫病等；致癌物质多环烃增加（高蛋白饮食引起胆酸分泌增加，后者被肠内厌氧菌分解曲不饱和的多环烃）。直肠腺癌是目前引人注目的因素。直肠癌位置较浅，易于诊断，经常性大便隐血检查是早期发现的有效措施。还应进行直肠指检、X线钡剂灌肠、直肠镜或乙状结肠镜检查、活检以确诊。

早期手术根治性切除是现代医学主要的治疗方法，5年生存率为50％左右。但因癌肿深入盆腔之中，范围狭小，且与肛门括约肌接近，不易根治，局部复发率高，多数手术不能保留肛门，成为临床之难题。

酒面积热，以至荣血失道，渗入大肠，此肠风脏毒之所由作也"（《丹溪心法》）。"有湿伤血"（《平治荟萃》）。"血清而色鲜者为肠风；浊而暗者为脏毒"（《证治要诀》）。"自外感得者曰肠风，自内伤得者曰脏毒""皆因七情六淫，饮食不节，起居不时"（《医学入门》）。这些论述，与直肠癌便血之症相似。病因由外感六淫起居，内伤七情饮食，肠胃不足。病机为湿热渗肠，营血失道。又如"蕴毒结于脏腑，火热流注肛门，结而为肿，其患痛连小腹，肛门坠重，二便乖违，或泻或秘，肛门内蚀，串烂经络，污水流通大孔，无奈饮食不餐，作渴之甚，凡犯此未得见其有生"（《外科正宗》）。"锁肛痔，肛门内外犹如竹节锁紧，形如海蛇，急里后重，粪便细而带扁，时流臭水"（《外科大成》）。"凡有小肉突出者皆曰痔，不独于肛门边生也"（《医学纲目》）。"此证有内外阴阳之别。发于外者，由醇酒厚味，助劳辛苦，蕴注于肛门，两旁肿突，形如桃李，大便秘结，小水短赤，甚者肛门重坠紧闭，下气不通，刺痛如锥……发于内者，兼阴虚湿热，下注肛门，内结壅肿，刺痛如锥，大便虚闭，小水淋漓"（《医宗金鉴》）。这些叙述，与直肠癌梗阻时出现腹痛、大便困难、粪便变形及晚期可引起尿痛、尿频很相近，同时阐明其发病由火热蕴毒、阴虚湿热所致，并指出其预后不良和难治。总之，中医学对直肠癌病因病机的认识与结肠癌基本相同，亦有外因和内因，病机为湿热蕴毒、阴虚火热、胃肠虚衰，治则当知虚实之要。

 ## 家族性大肠多发性腺瘤验案一则

[叶朗清治验]

某女，22岁，1971年4月就诊。

患者1969年开始出现大便次数增多，时有阵发性下腹痛，1970年起经常解黏液血便。1969年2月经上

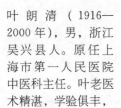
叶朗清（1916—2000年），男，浙江吴兴县人。原任上海市第一人民医院中医科主任。叶老医术精湛，学验俱丰，

海市某医院 X 线钡剂灌肠示：自横结肠降曲到直肠满布大小不一腺瘤，多至无法计数。诊断：家族性大肠腺瘤。1971 年 4 月直肠镜检查，又发现直肠腺瘤大小 14 个，最大直径为 1 厘米，最小为 0.5 厘米。诊断：大肠多发性腺瘤。4 月做横结肠及降结肠、乙状结肠切除术，直肠内腺瘤进行电灼。术后 1 年，便血又作，遂用中医药治疗。

刻诊：大便黏液带血，便次增多，腹部不适，胃纳不佳，神疲乏力，面色无华。苔白质淡，脉涩。证属气血两虚，瘀毒内蕴，发为肠蕈。立益气补血、解毒消坚、活血止血之法。

处方一：黄芪、党参、山豆根、炙穿山甲片各 12 克，当归、熟地黄、阿胶珠各 9 克，半枝莲、红藤各 30 克，丹参、皂角刺各 10 克，三七粉（分冲）3 克。每日 1 剂，煎 2 汁分服。

处方二：乌梅 12 克，贯众、海浮石各 15 克，五倍子、半枝莲、槐角各 9 克，夏枯草 30 克，牡蛎 20 克。浓煎 150～200 毫升，保留灌肠，每日 1 次。黏液多者，可在上方内再加大黄 6 克，黄柏、黄芩各 9 克，白矾 3 克。

经上述内服方及灌肠方治疗 5 个月余，多次直肠镜检查，腺瘤全部消失。

医家原按：本案属中医学肠罩、便血范畴。患者的便血都是黏液、血液和粪便混合一起，不能以先血后便、先便后血之近血、远血来辨治，而仿照《普济本事方》治肠痔在腹内有鼠妳下血的方和法，采取方中的贯众和槐角，加入能蚀恶疮胬肉的乌梅，治久痢下血的五倍子，消瘿软坚的夏枯草、海浮石、牡蛎等，把坐药改成灌肠，同时内服益气补血，消毒止血之剂，而获良效。

证治发微：本病病因病机为内有胎毒遗肠，外因

1975 年曾参加周总理医疗组中医治疗工作，为干部保健事业做出了贡献。1985 年获上海市卫生局从事中医事业五十年表彰奖状，为著名老中医。

[注] 家族性大肠腺瘤是一种少见的常染色体显性遗传性疾病。其特点是婴幼儿期并无腺瘤，常开始出现于少年时期（12—13 岁），性别无差异，到成年时在直肠和结肠常布满腺瘤，极少累及小肠。腺瘤包括管状腺瘤和乳头状腺瘤，癌变的倾向性很大。直肠指检、乙状结肠镜、纤维结肠镜检查、活检和 X 线钡剂灌肠可确诊。乙状结肠镜检和病理检查时，可见到数量多到数不清的腺瘤，酷似蟾蜍皮状，治疗比较困难。20 岁以前腺瘤极少癌变，即应做全结肠切除和回肠直肠吻合术，直肠的腺瘤可在术后行电灼治疗，但易复发。若不在年轻时切除，在中年以前 50％ 可能癌变。

六淫侵袭，饮食不洁，湿热下注，引动伏毒，气机不畅，瘀毒蕴结，凝成肠覃。热毒灼伤腑络，则便血下痢；久血久痢，则损正伤血。故本病也多为虚实夹杂之证，临证时宜详审。此案系大肠腺瘤行结肠切除术后1年便血复发而接受中医治疗。因病程迁延数年，则久病必虚。脾胃虚弱，健运失司，则纳呆食少，腹部不适；气血两虚，机体失养，则神疲乏力，面色无华，舌淡苔白；余毒复萌，蕴结肠道，则便下黏液带血，便次增多；脉涩为久病必瘀和气血两虚之征。本案为气血两虚，热毒瘀结。治宜益气补血、清热解毒、化瘀散结、内外合治之法。内服方用黄芪、党参、当归、熟地黄、阿胶珠益气补血，气血自复则血归经；山豆根、半枝莲、红藤清热解毒，热毒得清则便归肠矣；丹参、三七、穿山甲、皂角刺化瘀散结，瘀结得散则积自除。再以清热解毒、涩肠止血、消瘤散结之剂，煎汤作保留灌肠，使药力径达病所，直驱消瘤。内外相得益彰，自无不愈。

胰腺癌晚期验案一则

[高肇基治验，张文尧、沈丽中整理]

程某，女，60岁。1979年12月29日初诊。

患者于1978年5月出现上腹胀痛，X线摄片为胆囊结石。1979年10月胃纳减退，嗳气，经上海某医院B超示左上腹肿块。12月中旬剖腹探查术确诊为胰腺癌（体尾部），向胃、十二指肠、肝脏广泛转移。因无法切除而关腹，转来中医治疗。

刻诊：胸腹窜痛，腹胀严重，腹水明显，终日卧床不起，半卧时疼痛加剧，坐则减轻，伴嗳气，胃纳减。舌质紫暗、有瘀斑，苔白腻，脉细。证属湿热内蕴，入营伤阴，气滞血瘀。立清热解毒、渗湿利水、理气行滞、逐瘀软坚、益气养阴、扶正祛邪之法。

高肇基（1916—1994年），男，上海中医学院、上海中医研究所主任医师。1927年毕业于上海中医专门学校（即今上海中医学院）。1949年起先后任职于上海市卫生局、上海市公费医疗第五门诊部、上海市气功研究所，从事中医事业近60年，工作兢兢业业，学术上有较高的造诣。

处方：白花蛇舌草、石见穿、半枝莲、海藻、预知子、茯苓皮、天花粉、腹水草各30克，穿山甲、皂角刺、山豆根、川楝子、鸡内金各9克，失笑散（包煎）、延胡索、枳壳、山楂、神曲、党参各12克，柴胡、生甘草各6克，白芍、生黄芪各15克。水煎服，每日1剂。

1980年8月18日二诊：以上方出入治疗7个月余，腹水消退，腹胀改善，纳谷渐增，夜间有饥饿感，体力渐复，能起床活动。舌质紫红，苔少，脉细。正虚邪恋，续予清热养阴、理气导滞之法治之。

处方：白毛藤、白花蛇舌草、石见穿、猪苓、天花粉、腹水草、仙鹤草各30克，半枝莲24克，生鳖甲、山豆根、山药、白术、白芍、大腹皮、黄芪、沙参、生地黄、麦冬、谷芽、麦芽各15克，柴胡4.5克，山楂、神曲、玄参、牡丹皮各12克，青皮、陈皮、川楝子各9克。水煎服，每日1剂。

1981年5月16日三诊：证情平稳，腹痛消失，纳谷增进，体力渐复，能外出活动。惟乏力，嗳气，下肢轻浮，便溏。药合病机，继予上方治之。

11月19日四诊：患者于1981年6月赴贵阳，停服上药5个月，其间劳累，且有精神创伤。现病情明显恶化，腹泻较频，消瘦纳呆，腹胀腹水，面浮足肿。脾失健运，肝肾不足，气血已衰。治以扶正为主，佐以祛邪。姑予下方治之。

处方：太子参、白毛藤、白花蛇舌草、石见穿、生黄芪、山药、生薏苡仁、天花粉、谷芽、麦芽、预知子、陈葫芦、仙鹤草各30克，麦冬、白术、猪苓、茯苓、诃子、大腹皮、六味地黄丸（包煎）各15克，五味子、枳壳各9克，山楂、神曲各12克，补骨脂20克，蚕茧壳10只。水煎服，每日1剂。

经治前期临床症状基本消失，后期停药5个月，劳

主编了《高血压的定风平肝疗法》一书，先后发表论文数十篇。

🔍 **阅案评析**

本案系胰腺癌广泛转移。症以疼痛、腹水为重。因湿热内蕴，阻碍气机，脾胃运化失权，水湿不得运行，停留腹中，而为腹水；气机不行，则血行不畅，必致气滞血瘀，瘀滞伴加重气阻，不通故痛。如此恶性循环，久之必积成癥块。其舌质紫暗、有瘀斑，即为气滞血瘀之征；脾胃乃仓廪之官，湿浊碍脾，则脾虚不健，故嗳气纳少，舌苔白腻。故此案系湿热内蕴、气滞血瘀、脾虚不健之虚实错杂之证。高老即以攻补兼施之法，清热解毒，利湿行水，行滞逐瘀，健脾益气，扶正祛邪，获得良效。

累和精神创伤致病情恶化而死亡。治疗后存活2年。

医家原按： 胰腺癌早期往往难以确诊，晚期病程进展迅速，一般于6个月内死亡。本案诊断明确，剖腹证实已广泛转移，病属晚期。高老以攻补兼施之法取得显效。方以石见穿、白毛藤、半枝莲、白花蛇舌草、山豆根等清热解毒，以海藻、穿山甲、皂角刺等软坚散结，以四逆散、金铃子散、芍药甘草汤等理气止痛，以太子参、黄芪、白术等健脾和胃，以失笑散、三七、莪术等活血化瘀，以猪苓、茯苓、腹水草、薏苡仁等利水渗湿，以增液汤、天花粉等养阴生津。经治6个月，病情渐趋稳定，体力渐复，持续1年有余。后因停药5个月，加上疲劳及精神因素，病情复发恶化而死亡。自初诊之日起，病程历时2年，如能坚持服药，避免上述不利因素，定能取得更好的疗效。

证治发微： 本病属于中医学的癥积、肝积肥气、脾积痞气等证范畴。《难经》说："气之所积名曰积……积者阴气也，其始发有常处，其痛不离其部，上下有所终始，左右有所穷处。"《金匮要略》说："积者脏病也，终不移。"《肘后备急方》说："凡癥坚之起多以渐生，如有卒觉便牢大，自难治也。腹中癥有结节，便害饮食，转羸瘦。"《诸病源候论》说："癥者由寒温失节，致脏腑之气虚弱。而食饮不消，聚结在内，染渐生长块段，盘牢不移动者是癥也。若积引岁月，人皆柴瘦，腹转大，遂致死。"《难经》又说："肝之积，名曰肥气，在左胁下如覆杯，有头足""脾之积，名曰痞气，在胃脘复大如盘，久不愈，令人四肢不收，发黄疸"。这些论述与胰腺癌表现的腹痛、黄疸、上腹部肿块、腹水、消瘦及恶病质相似，并指出其难治性和预后极差。

中医对本病的病因病机亦有不少论述。如《证治汇补》中记载："积之始生，因起居不时，忧虑过度，饮食失节，脾胃亏损，邪正相搏，结于腹中。"一般认

[注] 胰腺癌系消化系统较少见的恶性肿瘤，发病率次于胃癌、食管癌、肝癌、直肠结肠癌，但近年来有渐增的趋势，从全身恶性肿瘤的第20位上升为第12位，占全身恶性肿瘤的1%～2%。发病年龄以40—70岁为多见，占患者的80%以上。男女之比为（1.5～2.0）：1。本病的病因尚未明了，家族和遗传因素尚未有定论，一般认为可能与饮食（亚硝胺类、高脂肪、高蛋白等）、吸烟、慢性胰腺炎、糖尿病等因素有关。现代医学对本病治疗应争取早日手术切除，但手术切除率不高，5年存活率仅4%。本病预后甚差，在症状出现后平均寿命为1年左右。

为，胰腺癌的发病与饮食、情志、环境致癌物质有密切关系。如嗜烟、嗜酒，都被认为是诱致胰腺癌的因素。情志不遂，内伤七情，导致脏腑气血功能失调，也可以诱发肿瘤。另外，长期在被致癌物质污染的环境下生活者，其肿瘤的发病率明显提高。现代医学还认为，慢性胰腺炎亦与胰腺癌的发病有关。总之，胰腺癌的发生，与机体内外多种发病、致病因素有关。由于正气不足、脏腑虚弱或情志不遂、饮食内伤，脏腑功能受损，外邪乘虚而入，致使气血运行不畅，气血凝滞，久留不散，渐成肿块，形成癥积。故本病邪重正虚，克伐过胜，正不抗邪，治当详审。

左腹膜后肿瘤验案一则 [华廷芳治验]

任某，女，58 岁。 1982 年 12 月 27 日初诊。

患者于 1982 年 12 月初发现腹部包块。上消化道 X 线钡剂摄片示：腹部胃后肿块癌变。B 超示：左中上腹部混合性包块。经哈尔滨某医院诊断：左腹膜后肿瘤。因患者年龄已大，经济不足，不同意住院手术治疗，乃求中医诊治。

刻诊：左上腹包块如拳大，连及脐左，按如石硬，边界不清，已月余。初起痛，现按之则痛，口干，不欲食饮，气短无力。脉象沉数，舌体胖，舌苔黄燥厚。证属气郁血滞，痰湿胶结，久成癥瘕。立行气化瘀、消积软坚之法。方以鳖甲煎丸合化癥回生丹加减治之。

处方：柴胡 10 克，三棱、莪术、甘草各 5 克，龟甲、鳖甲、丹参、白芍、生地黄、陈皮、香附各 15 克，当归 20 克。水煎服，每日 1 剂。

1983 年 1 月 1 日二诊：服药 5 剂，包块渐小，趋向柔软，有矢气感觉，但舌苔仍黄厚。原方三棱、莪术改 10 克，加生大黄 5 克，水煎服。

华廷芳（1911—1985 年），男。青年时即悬壶齐齐哈尔市。新中国成立后曾任齐齐哈尔市中医联合诊所所长、齐齐哈尔市第一医院中医科主任。1959 年调黑龙江中医学院任教，并任伤寒教研室主任。华老在 50 年临床教学中深深体会到，要想解决疑难大证，必须熟读四大经典，以《伤寒论》之方，用于临床，屡试屡验。华老被列为全国著名中医学家，对血液病治疗有较高的造诣。

151

三诊：服上方20剂，包块已小如鸽卵大，且已柔软，不重按则摸不着，气力有增。脉象转平，厚苔渐退，已不黄燥。意欲归家服药，乃以上方又服20剂后，来信云包块消除，扪之不及。

经治包块消除，体力正常，恢复家务劳动，至1984年2月已健存1年2个月。

医家原按：在中医学古籍中，记载论述治疗癥瘕之处很多，而且多取得疗效。如《医宗金鉴》云："五积六聚分脏腑，七癥八瘕气血汇，癥积不动有定处，瘕聚推移无定形。"《黄帝内经》亦云："大积大聚，其可犯也，衰其大半而止。"说明数千年之前，不但认识癥瘕为病，而且提出治疗原则和注意事项。《金匮要略》则有鳖甲煎丸，后世有化癥回生丹等，治癥瘕之方药，日趋完善。但现在此项病证，中医治疗较少，其原因有以下几点：①认为此系难治大病，药物不易攻下消散；②介绍到西医院手术，以求速效；③患者信心不足，不能坚持服药；④药源缺乏，不能得心应手；⑤有的中医也认为中医不能治愈此证，失去信心，长此以往，删治疗此证之法，恐有失传之险。

中医学治癥瘕积聚、包块肿瘤等病，有寓攻于补、寓补于攻，攻、补兼施者，有舍脉从症、舍症从脉者。笔者治疗此证，必视包块之性质，病情之轻重，时间之远近，身体之强弱，因人而异，辨证施治，又非一方一药统治所有之肿瘤。本案虽有气短无力，但脉数苔燥，病期较短，故舍症从脉，以攻为主。方中三棱、莪术、龟甲、鳖甲以化积软坚，除湿消痰；丹参、当归、白芍、生地黄以活血化瘀；陈皮、香附、柴胡以行气解郁；大黄攻下，助血药以破血积，助气药以行气滞，助软坚药以化癥；甘草调和诸药。故服药40余剂，包块完全消失而痊愈。

证治发微：中医学认为，本病亦属癥瘕积聚范

[注] 腹膜后肿瘤亦称腹膜后间隙肿瘤。腹膜后肿瘤是指该间隙部发生的原发性肿瘤，不包括腹膜后器官（如胰、肾上腺、肾、肝）的肿瘤和转移瘤，

畴，尤与痃癖相似。《诸病源候论·癖病候》曰："癖者，谓僻侧在于两胁之间，有时而痛是也。"又曰："久癖，在于两胁下，经久不瘥，乃结聚成形，段而起。"又曰："饮水结聚在于膀胱，遇冷热气相搏，因而作癖……冷气久乘于脾，脾得湿冷则不能消谷，故令食不消。使人羸瘦不能食，时泄利，腹内痛，气力乏弱，颜色黧黑是也……腹内有癖，不能食也。"这些描述，指出癖病的发病部位在胁肋间和腹内，与腹膜后肿瘤的发病部位一致。并有良性、恶性之分。前两条似为良性肿块，后条与腹膜后恶性肿瘤出现的食欲下降、便次增多、腹痛、乏力、消瘦等症相似。并指出其病因病机为水饮结聚，寒热相搏，脾为湿困。还指出其病由饮食相搏，痰凝沉滞和饮酒无度所致。《外台秘要》云："久寒癖，胸满短气，心腹坚，呕吐，手足逆冷，时来时去，痛不欲食，食即为患，心冷，引腰背强急。"《圣济总录》谓："癖之为病，僻在胁肋……不即治，日渐增长，盘结牢固，邪气日盛，令人正气衰微，累岁不已，其则身瘦腹大。"又谓："痃气，谓脐腹左右紧硬而痛，横连如臂，取象如弓弦之急，故谓之痃气。盖因寒温失宜，房事过度，真阳虚惫，阴冷内生，所以水饮入于胃，而不能消铄，流于胁下，经久不去，遂成痃疾……久则不能饮食，肌肤消瘦。"这些记述与本病恶性肿瘤腹块坚硬不移、腹痛加剧、恶心呕吐、消瘦、腹水及恶病质颇同。《医宗金鉴》称："痃者，外结募原肌肉之间；癖者，内结隐僻膂脊肠胃之后。"此更明确指出本病发生范围在胸脊到盆膈间隙之间，肿瘤来自于腹膜后脂肪、筋膜、肌肉及淋巴组织等。可见，中医学对腹膜后肿瘤早已有认识，并认为其形成原因为水饮结聚、寒热相搏、饮食不节、饮酒无度、房事劳倦、痰凝沉滞、脾虚湿困、肾阳虚衰，渐而成之。故治须渐磨溃削，使血气流通，则病可愈矣。

仅包括来自腹膜后的脂肪、疏松结缔组织、筋膜、肌肉、血管、神经、淋巴网状组织以及胚胎残留组织的肿瘤。本病有良性和恶性两大类，恶性肿瘤占 60%～80%。现代医学对本病的治疗以手术切除为主，亦可选择性辅以放疗、化疗等综合疗法。良性肿瘤手术摘除后可治愈，切除不彻底则易复发；恶性肿瘤预后很差。

 阅案评析

华老验案一则，系超声波及 X 线诊断为左腹膜后恶性肿瘤。症见右上腹肿块坚硬如石，边界不清，按之疼痛，脉沉数，苔黄燥而厚。此乃气滞血瘀，痰湿结聚成有形之实邪痃癖。虽有气短乏力，但脉症均以邪实为主，故治则应以祛邪为务，法以行滞化瘀，软坚散结，以冀磨痃削癖。方用鳖甲煎丸合化癥回生丹加减而取效。

153

腹腔恶性肿瘤一则

[高肇基治验，张文尧、沈丽中整理]

陆某，男，68岁。1982年4月10日初诊。

患者自1981年3月始胃纳减退，自觉乏力，日渐消瘦。1982年2月上述症状加重，在香港某医院住院检查，拟诊腹部恶性肿块。经剖腹探查及活检证实（香港某医院剖腹探查及病理报告：腹腔恶性肿瘤，癌性腹水）。医生告知家属，最多只能生存3个月，遂返沪求中医诊治。

刻诊：面色少华，形体消瘦，面足浮肿，腹臌腹水。剑突下、右中腹、左下腹可触及3个大肿块。其中左下腹块如胎头大小，剑突下腹块如拳头大小，右中腹块如鹅蛋大小。肿块质地偏硬，表面不平，无按压痛。大便溏薄，每日3次。舌苔薄腻，脉象细数。证属热毒内蕴，痰凝气滞，脉络瘀阻。立清热解毒、利水渗湿、理气导滞、化瘀软坚佐以益气健脾之法。

处方：白花蛇舌草、白毛藤、石见穿、生薏苡仁、陈葫芦各30克，猪苓、茯苓、泽泻、预知子各15克，大腹皮、谷芽、麦芽、党参、白术、山楂、神曲各12克，枳壳10克，青皮、陈皮各9克。水煎服，每日1剂。

二诊：服上方14剂后，下肢浮肿消退，胃纳略振，腹胀稍减。苔薄，舌边红，脉细。继以立清热解毒、软坚消癥、健脾利水法治之。

处方：生牡蛎、白花蛇舌草、白毛藤、石见穿、生薏苡仁、陈葫芦各30克，猪苓、茯苓、泽泻、预知子各15克，大腹皮、谷芽、麦芽、党参、白术、山楂、神曲各12克，枳壳10克，青皮、陈皮、炙穿山甲、炙鳖甲、香橼皮各9克。水煎服，每日1剂。

三诊：以上方加减治疗2个月，腹胀渐减，纳谷增

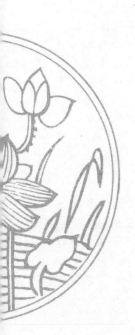

加，腹水消退。但瘀热未清，痰核未消，正气尚存。再予原法，加强清热软坚之力。

处方：白花蛇舌草、石见穿、白毛藤、半枝莲、蒲公英、生牡蛎各30克，党参、枳实、山楂、神曲各10克，苍术、白术、土鳖虫、炙穿山甲、酥鳖甲各9克，猪苓、茯苓、预知子、海藻各12克，大腹皮、生黄芪、当归各15克，川厚朴4.5克，壁虎3条，丹参20克。水煎服，每日1剂，3煎服。

1982年8月7日四诊：腹胀消失，右中腹肿块已触及不到，剑突下肿块变软，左下腹块如前。苔薄，脉弦细带数。守上方加路路通9克，消瘰疬丸（包煎）9克。

9月18日五诊：左下腹块变软，右中腹及剑下腹块完全消失，腹胀不显，大便正常，纳谷已馨，全身筋脉酸痛，肢体活动欠利。苔薄，脉细弦。

1983年2月25日随访，临床症状及肿块完全消失，治疗后至1983年10月已存活1年6个月，仍在随访治疗。

医家原按：本案属中医学积聚范畴。既久病气虚，又热毒内蕴，痰湿瘀滞，乃正虚邪实，本虚标实，以标实为主，故投以攻补兼施，重点去邪，佐以扶正之剂，可使邪祛则正安。因此，高老用大剂白花蛇舌草、石见穿、白毛藤、半枝莲、蒲公英等清热解毒消痈；用海藻、牡蛎、天龙、穿山甲、鳖甲等软坚散结通络；用大腹皮、枳壳、青皮、陈皮、预知子、香橼皮等疏肝行气导滞，以助上药消块散结之功；用陈葫芦、泽泻、薏苡仁、猪苓、茯苓等利水渗湿消肿；用土鳖虫破血逐瘀消癥；用丹参、当归养血活血祛瘀，推动理气消坚之力；用党参、黄芪、苍术，山楂、神曲、谷芽、麦芽等健脾益气和胃，使正盛邪祛，肿瘤自愈。

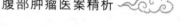

阅案评析

腹腔恶性肿瘤在临床上较少见，但中医学根据其以腹部肿块为主要临床特征，故亦属于癥瘕积聚范畴。本案系剖腹探查及病理确诊为腹腔恶性肿瘤并癌性腹水。中医学认为，恶性肿瘤的形成，不外乎热毒、水湿、气滞、血瘀、痰凝五要素。本案症见全腹上、中、下三具肿块，质硬不平，腹部膨隆，内有腹水，乃邪实标急之候，由热毒内蕴、气滞血瘀、水湿内停、痰凝结聚所致。故治以清热解毒、行气导滞、活血逐瘀、渗湿利水、化痰散结为法，以冀祛邪治标。癥积日久，必伤正气，损耗气血，脾不健运，故见面色少华，形体消瘦，面足浮肿，便溏苔腻，乃正虚本亏之证，故以益气养血、健脾和胃为治。合则攻补兼施，重点祛邪，佐以扶正，故祛邪则正安，正安瘤自除。

155

泌尿、生殖系统
肿瘤医案精析

膀胱上皮细胞瘤验案一则

[洪子云治验，戴玉整理]

罗某，男，60岁，工人。1982年10月20日初诊。

患者于1982年4月因尿血确诊为膀胱上皮细胞瘤（武汉某医院膀胱镜检示：膀胱壁有数个大小不等的乳头状瘤。活体组织病理诊断：上皮细胞瘤）。经放疗、化疗，症状未见缓解，反而尿血加重，排尿困难，排尿终末时疼痛，左侧腰痛，舌红少苔，脉细数。证属下焦邪热，深入血分，损伤阴络，瘀血阻塞，发为癥瘤。治宜先清热解毒，凉血散血；再则清热解毒，凉血止血，兼补脾肾。

处方：干生地黄、鸡血藤、大红藤、忍冬藤、败酱草各15克，粉丹皮、川赤芍、生甘草、怀牛膝、生侧柏、生地黄、地榆、桑寄生各10克。水煎服，每日1剂。

11月3日二诊：进上方3剂，尿中即排出大量块状物（镜检系凝血块、结缔组织等），小便较畅，但仍带血，左侧腰痛。治以清热解毒，凉血止血，兼补脾肾。

处方：干生地黄、忍冬藤、怀山药、桑寄生、白云茯苓各15克，粉丹皮、败酱草、川续断、炒侧柏、炒地榆、炙甘草各10克，薏苡仁30克。水煎服，每日1剂。

11月13日三诊：服上方10剂，尿血好转，腰痛

洪子云（1916—1986年），名元恺，湖北省鄂州市新庙乡洪港村人。生前任湖北中医学院（现湖北中医药大学）伤寒教研室主任、教授、副院长，湖北中医学院附属医院副教授、副院长，湖北省人民代表大会常务委员，中国人民政治协商会议湖北省委员会常务委员，中华全国中医学会常务理事，中华全国中医学会武汉分会副理事长，中华全国中医学会湖北分会理事长等职。擅长治疗内科杂病和外感热病。著有《流脑的中医治疗》。

减轻，效不更方。服药至 6 个月余，尿血止、腰痛瘥。嗣后，尿血又作，仍以上方出入为治，至 1983 年底仍在治疗。

经治尿血及其他临床症状均消失，后复发，至 1983 年底已带瘤存活 2 年余。

医家原按： 本案长期尿血，舌红，脉细数，乃下焦邪热深入血分，灼伤阴络。《黄帝内经》云："阴络伤则血内溢。"离经之血停聚，阻塞尿窍，则排尿困难而疼痛，此即《素问·气厥论》所云"胞移热于膀胱，则癃尿血"。《类证治裁》曰："痛为血淋，不痛为尿血。"故本案属中医学血淋范畴。但其基本病理变化为热伤阴络，小便本身并无短少淋涩之苦，其淋痛乃血瘀血阻塞尿窍所致，非湿热为患，故治疗大法在于凉血散血，逐瘀止痛，不可滥用利尿通淋之品。本案初诊以凉血活血为主。服药后排出大量瘀血块而使尿急尿痛顿减。瘀血既去，故二诊以凉血止血为主而奏效。因此，治疗膀胱肿瘤引起的血淋时，有瘀应以逐瘀为主，瘀去则以止血为要。

证治发微： 本案系膀胱上皮细胞瘤，放疗、化疗无效而采用中医治疗。因下焦邪热，深入血分，损伤阴络，故血热妄行而尿血；阴络伤瘀血阻塞，故排尿困难而疼痛；舌红、脉细数亦血分郁热之征。故治以清热解毒，凉血散血，化瘀止血。方用忍冬藤、败酱草清热解毒，生地黄、粉丹皮、赤芍、生地黄、地榆、生侧柏、大红藤、鸡血藤凉血散血，炒地榆、炒侧柏化瘀止血，佐川续断、桑寄生、怀牛膝固肾摄血。故热毒得清，瘀血得去，则尿血自止。

 膀胱癌验案二则

案一 ［孙宜麟治验，孙维纲整理］

王某，男，65 岁。1978 年 6 月 1 日初诊。

 医海拾贝

【蜈蛇汤治膀胱癌】蜈蜣虫 9 克，白花蛇舌草 60 克，半枝莲 60 克，野葡萄藤 60 克，河白草 30 克，金茶匙 30 克。用法：水煎，每日 1 剂，2 次分服。若伴有血尿加无名异 15 克；小便不利加石蟹 30 克，小茴香 9 克。主治：膀胱癌。（《段凤舞肿瘤积验方》）

阅案评析

本案以尿中带血、尿道灼痛为主症，由湿热下注膀胱、热伤血络、气化不利所致，属实证。实则泻之，故立清热利湿、凉血止血之法。方中石韦、瞿麦、萹蓄、生薏苡仁清利湿热；女贞子、墨旱莲、益母草、血余炭凉血止血，并有益肾滋阴之功，以防热灼肾阴之弊；再加马齿苋注射液肌内注射、蟾皮豆油煎内服，加强清利湿热、解毒抗癌之力。故湿热邪毒得祛，血热得凉，尿血即止，获效甚佳。

患者于 1973 年 6 月出现尿不禁与尿道痛，未经检查，至 1977 年 6 月又见尿中带血，用青霉素、氯霉素治疗不效。后经沈阳某医院 4 次膀胱镜及 3 次病理组织学检查均诊断为移行上皮癌。拒绝手术，遂至中医内科求治。

刻诊：尿中带血，尿道灼痛，尿色黄。舌质赤，白苔，脉象沉细略数。尿常规示：蛋白（＋），红细胞 30～40/高倍视野，白细胞 1～2/高倍视野。证属湿热蕴结下焦，膀胱气化不畅，灼伤血络，乃致尿血。立清热利湿佐以止血之法。

处方一：墨旱莲、石韦、生薏苡仁各 50 克，瞿麦、萹蓄各 40 克，女贞子 25 克，血余炭 20 克，益母草 30 克。水煎服，每日 1 剂。

处方二：马齿苋注射液，每支 2 毫升，每次肌内注射 2 支，每日 1 次。

处方三（蟾皮豆油煎）：蟾蜍皮 2 个（头、身剥皮），豆油 100 毫升。将蟾蜍皮放在豆油内，慢火煎沸稍许，取油。每次服 10 毫升，每日服 2 次。

7 月 11 日二诊：前以"处方一""处方二"同用，尿血及尿道痛减轻。尿常规示：蛋白微量，红细胞 10～15/高倍视野，白细胞 5～6/高倍视野。嘱 3 方同用，观察。

11 月 27 日三诊：尿已不带血，尿道亦不痛，唯劳累时尚有尿道不适感。停服汤药，继用马齿苋注射液及蟾皮豆油煎观察。

1979 年 3 月 27 日四诊：无明显症状，饮食睡眠均好。尿常规示：蛋白（－），红细胞 0，白细胞 0～1/高倍视野。

经治临床症状消失，1981 年 2 月 27 日随访，停药 6 个月，体健，治疗后已存活 2 年 8 个月。

案二 [郑长松治验]

周某,男,58 岁。1980 年 2 月 2 日初诊。

1980 年 1 月 22 日,患者突然于小便终末尿血如注,尿毕头晕目眩,心悸不宁,继之尿频不爽,每日排尿 15 次左右,色如浓茶,小腹正中坠胀,耻骨部酸楚不适。1 月 26 日来我院就诊,确诊为膀胱癌(1980 年 1 月 26 日经山东省惠民地区某医院 X 线膀胱造影示:膀胱癌),遂收入外科住院。经观察认为,患者年龄较大,体质太弱,不能行手术,劝其出院中药治疗。

刻诊:形羸肌削,面色晦暗,呼吸气短,1 年来经常腰痛,尿血前时常觉小腹部内火燔燎。现症如上。患者夙有吸烟嗜好,素日纳谷欠馨,罹咳嗽咳痰,胸脘满闷,病势逐年加重 20 年之久。口唇黑褐,舌质暗红,苔黄中剥,脉弦稍数。证属金不生水,毒热内结。立清金泄热、解毒化瘀之法。

处方:薏苡仁、白茅根各 60 克,夏枯草、昆布、生牡蛎、瓜蒌、半枝莲、沙参、土茯苓、玄参各 30 克,清半夏 12 克,川贝母、青皮、陈皮、莪术、荆三棱各 10 克。每剂水煎 2 遍,共取 1000 毫升,分 4 次温服。每日服药 2 次。

3 月 6 日二诊:溺行已如常时,腰痛亦去十五,纳谷日渐馨香,小腹坠胀痊瘳。前方既合病机,仍步原意化裁。上方去玄参、半夏、川贝母、青皮、陈皮,加蒲公英 60 克,丹参、海藻、鱼腥草各 30 克,紫菀、天花粉各 15 克。煎服法同前。

4 月 7 日三诊:腰痛尽止,食纳日增,耻骨部酸楚消失,咳嗽咳痰及胸脘满闷亦明显减轻。体力渐趋恢复,病势日有好转。前方合度,毋庸更张,上方共为极细末,加蜂蜜适量为膏,蒸熟后每服 1 汤匙(约 9 克)。每日服 3 次。

9 月 7 日四诊:近几个月来,除仍有轻微咳嗽咳痰

阅案评析

本案患者宿恙咳嗽,呼吸气短,乃肺金本虚,则金不生水,热毒乘虚而入,灼伤膀胱胞络,故突发小便终末尿血;膀胱开合失司,则小便频数。可见本案乃虚实夹杂,本虚标实之证。本虚为肺肾阴虚,标实为膀胱热毒。故治以标本兼顾,阴虚当益,热毒当解,并佐化痰散结,活血化瘀,凉血止血之法,则新病痼疾皆愈。

中医名家肿瘤证治精析（增补第3版）
六十六位中医名家肿瘤医案传真

外，余恙悉平。

经治临床症状消失，至 1983 年 11 月已存活 3 年 9 个月，病情稳定，并能沿河捕鱼。

医家原按：本案属中医学溺血范畴。溯其源，由金不生水、热毒内结所致。其热毒当解，阴虚当益。故方中以半枝莲、土茯苓、蒲公英、鱼腥草、白茅根、薏苡仁清内结之热，解血中之毒；沙参、玄参壮水制火，专益肺肾之阴，以冀金水相生；夏枯草、天花粉、瓜蒌、昆布、海藻、牡蛎、半夏、川贝母、紫菀解热邪之郁结，散痰浊之壅滞；丹参、三棱、莪术活血化瘀；青皮、陈皮理气行滞，消积和中而奏效。

 右睾丸精原细胞瘤纵隔转移

验案一则 [宋道儒治验]

宋道儒，男，生于 1940 年。曾任四川省灌县中医院院长、灌县医学会秘书长、温江地区中医学会理事等职。现任四川省都江堰市卫生学校校长、成都市中医学会理事。长于中医内科、妇科、儿科疑难杂证，对中医治疗急症有一定的研究和实践。

桑某，男，40 岁，已婚，农民。1982 年 5 月就诊。

患者 25 年前（15 岁）因用力过度致右下腹疼痛，右睾丸隐痛肿大，质软，渐变硬。此后，疼痛每 2～3 年复发 1 次，痛后增大，服药即愈。1981 年 9 月，右睾疼痛复发，不断加剧，进行性长大，质地坚硬，难以忍受，行右睾丸切除术。灌县人民医院右睾丸切除术示：阴囊内面有 6 厘米×8 厘米包块，呈菜花状凹凸不平，质地坚硬，周围粘连，内有淡红黄色液体约 100 毫升。活检诊断为（右睾丸）精原细胞瘤。

术后放疗 35 次。至 1982 年 5 月，患者因农忙过劳，自觉病情加重。颜面黄瘦，倦息乏力，咳嗽心悸。X 线诊断意见：右睾丸精原细胞瘤纵隔转移。遂求治于余。

刻诊：咳而气紧，心悸气短，头面、颈项肿甚，四肢肿胀，按之没指。舌苔黄、微腻，脉数无力。证属痰热郁肺，肺失宣降，脾失健运，水气不行，凝结成癥。立宣散和营、清热消痰、益气健脾、渗湿利水、攻坚散结之法。

处方：麻黄9克，桂枝10克，白芍、杏仁、茯苓、白术各12克，石膏、防己、黄芪各24克，全瓜蒌15克，夏枯草31克，甘草3克。水煎服，每日1剂。

二诊：服上方30余剂，头面、颈项及四肢肿胀全消，余症均有好转。拟益气化痰、软坚散结法，以冀巩固疗效。

处方：党参、三棱、莪术、荔枝核各15克，白术、茯苓、半夏、青皮、橘核各12克，陈皮10克，夏枯草31克，甘草3克。水煎服，每日1剂。

服上方并随症加减，续服40余剂，症状解除，病灶消失，体力恢复。

经治临床症状消失，恢复体力劳动，治疗后至1984年3月已存活1年10个月，未复发。

证治发微：中医学称睾丸为外肾，睾丸肿瘤属于疝病和阴癩范畴。中医学认为，其成因由荣卫虚弱，寒邪乘入，情志不调，房事过度所致。后世医家还认为"疝痛湿热，痰积流下作病"（《丹溪心法》），"疝证皆有虚实"（《医方考》）。疝证有寒、热、虚、实、气、血、痰、湿的不同，虚疝又有阴虚、阳虚之别（《景岳全书》）。因此，睾丸肿瘤不仅与足厥阴肝经有关，而且属于难治的全身疾病，有正虚邪实的病理变化。故治宜分其虚实缓急，当攻则攻，可补则补，去邪之实，补肝之虚，各量病势，勿拘俗法。

本案系手术及病理确诊为右睾丸精原细胞瘤，放疗后病情加重并纵隔转移而接受中医治疗。因痰热郁肺，肺气失宣，故咳嗽气紧；脾失健运，水气不行，则全身浮肿；舌苔黄腻为痰热之征，脉象无力为正虚之象。故本案为邪实正虚之证，治宜宣散和营、清热消痰以祛其邪，益气健脾、渗湿利水以扶其正。先用麻杏石甘汤加夏枯草、瓜蒌宣泄清肺，化痰止咳；合防

[注] 精原细胞瘤起源于睾丸原始生殖细胞，在睾丸生殖性肿瘤中最为常见，占35%～71%。年龄多在30—50岁，20岁以下者极少。常发生于萎缩或未降的睾丸。生长速度较其他睾丸肿瘤稍慢。其病理组织学可分为典型、未分化及精细胞型精原细胞瘤之类。典型的精原细胞瘤对放疗及化疗敏感，预后较好。发生远处播散的大多为未分化精原细胞瘤。现代医学对睾丸肿瘤的治疗以早期手术为主。精原细胞瘤对放疗和化疗敏感，可配合进行，综合治疗5年生存率可达50%～100%。但睾丸转移性肿瘤治疗非常棘手。

己黄芪茯苓汤益气健脾，渗湿利水。再用六君子汤加三棱、莪术、青皮、橘核、荔枝核健脾化痰，理气行滞，以冀扶正破积而瘤消病愈。

 子宫颈癌验案六则

案一 [何任治验，范永升整理]

黄某，女，61岁。1973年3月1日初诊。

患者因绝经数年后赤带下红，于1973年1月在上海某医院做宫颈病理切片示：子宫颈鳞形细胞癌Ⅰ～Ⅱ级；宫颈刮片阳性。

1973年3月经杭州某医院宫颈切片报告：宫颈鳞癌Ⅱ级；阴道分泌物涂片找到癌细胞。患者拒绝手术治疗，故来我处就诊。

刻诊：赤带下红，伴少腹作胀，倦怠乏力，二便尚调。脉象细数滑，舌红少苔。证属热毒内结，气滞血瘀，脾肾不固，血溢妄行，邪实正虚。立清热解毒、活血化瘀、健脾固肾、扶正祛邪之法。必要时止血塞流。

处方：猫人参60克，半枝莲、枸杞子各12克，焦酸枣仁、白芷各9克，白毛藤、金银花、陈棕炭、生地黄、熟地黄各15克，仙鹤草30克，黄连0.9克。水煎服，每日1剂。

3月12日二诊：服上方5剂，下红已止，带下略少，腹胀亦减。效不更方，原意出入再续服。上方去酸枣仁、黄连，加虎杖10克，千金止带丸（包煎）18克。

1974年3月10日三诊：服上方调治载余，病情时有反复，近期尚有下红。姑拟止血塞流法急治其标。

处方：补骨脂、枸杞子、莲房炭、熟地黄、紫珠叶、炒阿胶珠各12克，仙鹤草、猫人参、藕节各30

何任，男，生于1921年。医学得自家传，1940年毕业于上海新中国医学院。新中国成立后潜心于中医教育和医疗事业。历任浙江中医学院（现浙江中医药大学）院长、学术委员会主任，杭州市中医学会会长，浙江省选拔中医学术鉴定委员会主任，中华全国中医学会常务理事、浙江分会会长，《中医报》报社社长等职。行医50年，桃李遍布浙江，海内享有盛名。对中医经典著作钻研有素，特别对《金匮要略》有较深研究。临床医疗以内科、妇科为主，专于传染病及时病，喜用"经方"，亦长于江南叶桂的时方。2009年被授予"国医大师"荣誉称号。

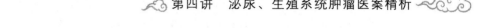

克，血余炭、醋炒牛角腮各9克，陈棕炭15克。水煎服，每日1剂。

5月11日四诊：近日下血甚多，急拟止涩法为治。

处方：仙鹤草60克，焦栀子、地榆炭各9克，十灰丸4.5克（分3次吞）。水煎服，每日1剂。

6月19日五诊：见血少，纳尚可，然胃脘部欠舒，腿酸软，尚有带下。以理益为进。嘱与3月10日所拟之方每日交替服用。

处方：补骨脂、地榆炭、生地黄、熟地黄各15克，紫珠叶30克，山茱萸、赤石脂各12克，猫人参60克，焦六曲、卫矛各9克，黄连1.2克，砂仁、豆蔻各1.5克。水煎服，每日1剂。

7月18日六诊：自交叉服用上述两方以来，已连续1个月余未见下红，神情甚好。要求再服上两方，故续投上方各15剂。

1975年9月22日七诊：近日出血1次，续进下方10剂。

处方：猫人参60克，白术、山药、紫珠叶、藕节各30克，椿根皮、赤石脂、杜仲、仙鹤草、阿胶珠各12克，补骨脂、生侧柏叶各15克，川续断6克，醋炒牛角腮、山茱萸各9克。水煎服，每日1剂。

1976年11月21日八诊：以上各方加减，交替治之3载余，病情稳定，偶有见红，然量极少，带下不多。近来血压偏高，口苦，周身骨节酸痛。再拟下方疏理续治。另配十灰丸500克，每日2次，每次9克。

处方：炒金银花、地榆炭、阿胶珠、陈棕炭、醋炒牛角腮各12克，杭菊花、山茱萸、炒蒲黄各9克，补骨脂、侧柏叶、生地黄、熟地黄各15克，仙鹤草、紫珠叶、藕节各30克，猫人参60克。水煎服，每日1剂。

阅案评析

本案系病理确诊为子宫颈鳞癌Ⅰ～Ⅱ期，纯用中医疗法而获效。热毒下注胞宫，气血瘀滞胞门，则赤带下血；脾气虚弱，则倦怠乏力。阴道出血还与脾肾不固有关。故此案属邪实正虚之证。何老在辨治过程中，紧紧掌握扶正祛邪和对症处理（止血塞流）两个环节，不拘泥于一方一药，急则治标，缓则治本，应对自如，力挽沉疴，终获存活10年健在的远期疗效。

经治临床症状基本消失，至 1983 年 7 月存活 10 年 4 个月健在。

医家原按： 本案确诊为宫颈癌，拒做手术，服中药治疗，存活 10 年之久健在。综其整个疗程，可见中医对肿瘤辨治均要掌握两个环节。

第一，平时连续服用扶正祛邪方。所谓扶正，即以生地黄、熟地黄、枸杞子、补骨脂、山茱萸、山药、白术等补肝肾、益奇经和健脾胃的药物扶助正气，使元气渐复，以自身的抗病力量使癥瘕消除。所谓祛邪，即针对病情以清热解毒、活血化瘀的药物为治。如猫人参、半枝莲、白毛藤、活血龙、地榆、金银花等。

第二，对症处理。本案主要是出血。若出血不多，在扶正祛邪方中佐入紫珠叶、牛角腮、藕节、金银花等；如出血量多，以十灰丸、地榆炭、焦栀子、仙鹤草 4 味煎服止血以塞其流，甚至可用云南白药吞服止血；若胃脘不舒，可配合砂仁、豆蔻、焦六曲等理气醒脾以助运；血压偏高，以金银花、甘菊花等清肝散风。

第三，用中医中药治疗恶性肿瘤，不能依赖于一方一药，必须根据中医辨证论治的特色，从扶正祛邪、整体疗法及对症处理几方面配合进行，减轻症状，稳定病情，增强抗病力，在抑制肿瘤生长方面可能会起到一定的效果。

案二 ［许国华治验］

王某，女，40 岁。1954 年 9 月 24 日初诊。

患者原发性不孕，50 天前，因停经 40 天，突然有少量子宫出血，少腹剧痛而昏厥，急诊入温州市某医院，经妇科检查，拟诊宫外孕。剖腹后为误诊，当即缝合，仅取病理切片寄上海会诊，并于 9 月 24 日邀余诊治。

刻诊：少腹疼痛、阴道出血等症有增无减，俯体按腹，蹙眉呻吟，精神、体力日渐委顿，面容萎黄，肌

🔍 阅案评析

本案系崩漏之急证，病理确诊为宫颈鳞癌。症见停经 40 天后突然阴血漏下，少腹剧痛，俯体呻吟。湿热下注胞宫，郁久化毒，损伤胞宫络脉则漏下；邪毒凝结胞络，则腹

肤消瘦，起卧须人扶持，痛苦万状，两脉沉细无力，舌淡苔黄薄腻。此乃湿热下注胞宫，郁久化毒，漏下日久，元气津液甚耗，邪实正虚之证。立清利湿热、解毒消肿、益气养血、扶正祛邪之法。猪苓汤加味治之。

处方：猪苓、滑石、阿胶、连翘各12克，土茯苓、蒲公英、贯众、生黄芪各15克，泽泻、苍术、当归、白芍各10克，黄柏6克，生何首乌18克。水煎服，每日1剂。

上方稍事出入，治疗1个月余，临床症状完全消失，转用归芍地黄丸加人参、黄芪，调理月余，精神、体力恢复正常而出院。

医家原按：本案接受中医治疗时尚未确诊，中医是根据临床证候论理施治的，西医诊断仅供参考而已。方用二苓、二妙、泽泻、滑石、贯众等清利胞宫湿热，阿胶、白芍养阴血，当归、黄芪补气血，连翘、蒲公英、生何首乌解毒消肿、方药对证，故能取得满意疗效。患者出院后半个月，前寄上海会诊的病理切片报告寄回确诊为子宫颈鳞状上皮细胞癌。此系无意中治疗的一例子宫颈癌，可以说是通过辨证施治治疗癌症而获显效的一个例子。

案三 [陈苏生治验，陈明华、马叔斐、沈增康整理]
沙某，女，50岁，干部。1961年10月诊治。

患者1955年因卵巢囊肿在上海某医院行手术治疗，1957年又在直肠部位进行深度X线照射治疗；1959年新疆某医院病理诊断为子宫颈癌伴直肠转移。后在上海试服神农丸，有不良反应。遂来我院门诊求治。

刻诊：头晕呕吐，面部浮肿，面色如青铜暗灰而带青，下腹疼痛，白带淋漓。脉象濡细，舌质略红，苔黄腻。证属湿热下注，瘀积成癥。立清利湿热、燥湿

痛剧烈；面黄肌瘦，脉细无力，乃邪毒猖獗，损伤气血所致。故此案亦属邪实正虚之证，治以清利湿热、解毒祛邪、益气养血以扶正。治疗1个月，诸羔消失而获显效。

陈苏生（1909—1999年），男。16岁时，经介绍至上海幼科名医沈仲芳之门，从师3年，后又拜钟符卿先生为师。1943拜于祝味菊先生门下。1955年被调往中国中医研究院进行筹建工作。

1961年到新疆维吾尔自治区中医院工作。后返沪，被聘为上海市卢湾区中心医院、上海市第一结核病院中医顾问。1991年经人事部、卫生部、国家中医药管理局确认为老中医药专家学术经验继承工作指导老师，1995年被评为"上海市名中医"。

解毒、活络化瘀、散结消癥之法。复方土茯苓汤治之。

处方：土茯苓30克，忍冬藤、甘草梢、萆薢、大贝母、郁金各9克，鸡冠花、车前子、川楝子、合欢皮、海螵蛸各12克。水煎服，每日1剂。

另：化癥回生丹，每次5丸，每日3次。此药中断时，可用大黄䗪虫丸代之。

二诊：服上方30剂，面肿退，面色好转，带浊大减，腹痛亦平。乃予加味土茯苓方治之。

处方：土茯苓、何首乌各80克，萆薢、菟丝子、冬瓜子、合欢皮、酸枣仁各15克，泽泻、甘草梢、僵蚕、刺猬皮各9克，露蜂房、蛇蜕各8克，鸡冠花、海螵蛸各12克。水煎服，每日1剂。

1962年1月三诊：服上方50剂，面色晦气消减，带下又减。嘱再服50剂，间歇治疗。

1963年四诊：停药一段时期后复诊，无明显不适，嘱仍服50剂。再拟丸药1料，常服，以冀巩固疗效。

处方：土茯苓、忍冬藤各30克，萆薢、贯众、重楼、冬葵子各12克，露蜂房、蛇蜕、全蝎、香附各9克，蜈蚣3条，冬瓜子、合欢皮、党参各15克，鸡冠花、甘草梢、陈皮各10克。共研细末，炼蜜为丸，每丸9克。早、晚各服1丸。

经治诸恙皆安，全日工作。经本院妇科检查示癌组织比前软而小。1964年5月追访，已2年7个月未复发。

证治发微：本案系病理确诊宫颈癌伴直肠转移，八纲辨证属邪实之证。湿热下注，则白带淋漓；湿浊上泛，则头晕呕吐，面部浮肿；湿热瘀滞胞宫，则下腹疼痛；舌红、苔黄腻即为湿热之象。故治以清利湿热，解毒化瘀。方用土茯苓、忍冬藤、萆薢、生何首乌、重楼、冬葵子、鸡冠花、海螵蛸清热解毒、利湿止带，露蜂房、蛇蜕、全蝎、蜈蚣或化癥回生丹、大黄䗪虫丸解毒化瘀、行滞消癥，合欢皮、郁金、川楝子、香附、贯众、刺猬皮行气和血、消肿止痛，共奏祛邪之效，邪去则诸恙皆安。

案四 [孟磊、江希萍、蔡玉华治验]

刘某，女，53 岁。1975 年 10 月诊治。

患者绝经 10 年后白带增多，色黄有味。舌质红，苔薄黄，脉细弦数。妇科检查示：宫颈结节，宫旁增厚，左侧弹性差，未过中线。1975 年 7 月北京某医院宫颈细胞学涂片报告：恶性裸核。病理诊断：鳞状上皮癌。临床诊断：宫颈癌 Ⅱ 期结节型。证属热毒下注胞宫，发为黄带，积聚成癌。立催脱癌肿、祛腐生肌、清热解毒之法。

处方一（催脱钉，原为北京市宫颈癌协作组协定处方）：山慈菇、枯矾各 18 克，砒霜 9 克，麝香 0.9 克。将上药共研细末，加入适量液米粉，用水调匀，制成"丁"字形或圆钉形的栓剂，每枚药钉长 1～1.5 厘米，直径为 0.2 厘米，晾干备用。有凝固、坏死及脱落癌组织作用。

处方二（玉红膏）：当归身 60 克，白芷 90 克，紫草 9 克，甘草 30 克。将上药共研细末，制成油膏剂备用。有祛腐生肌的作用。

处方三（新 11 号粉）：漳丹、儿茶、雄黄各 15 克，蛤壳粉 30 克，乳香 9 克，没药 3 克，冰片 1.8 克，硼砂 0.9 克。将上药制成粉剂备用。有清热解毒作用。

治疗方法：采用宫颈管及瘤体插钉法，即向宫颈管内或瘤体上直接插入"催脱钉"，每次 1～3 枚，一般 3～5 日换药 1 次，连续用药 3 次或 4 次。待瘤组织凝固坏死，自行脱落后，改用玉红膏，每日 1 次，以促进新生上皮增生。如宫颈癌合并局部感染时，可先用新

孟磊，女，生于 1929 年，1984 年离休，主治医师。从事中医妇科工作 30 余年，尤以治疗妇科肿瘤为专长。

江希萍，女，生于 1942 年。中国中医研究院广安门医院妇科主任医师。

蔡玉华，女，生于 1945 年。中国医师协会会员，中华医学会中西医结合学会妇科专业委员会委员，中华医学会中医学会会员，北京市中医学会会员。长期从事中医、中西医结合治疗妇科疾病的临床与科研工作，积累了丰富的经验。

11号粉，待感染控制后再用"催脱钉"治疗。

患者于 1975 年 10 月入我院住院治疗，局部上"催脱钉"10 次，治疗 5 个月。细胞学检查连续 3 次阴性；病理学检查阴性。妇科检查：宫颈光滑，结节消失。1976 年 3 月痊愈出院。

经治临床症状及肿瘤消失。1981 年 3 月门诊复查，阴道细胞学检查：未见癌细胞。病理学检查：宫颈为正常鳞状上皮。治后已健康存活 5 年 5 个月，并一直坚持全日工作。

医家原按：我们在 1975—1981 年，无选择地单独使用"催脱钉"，治疗早、中期宫颈癌共 11 例，取得了近期临床治愈的效果，并经过 1～5 年的随访观察，无 1 例复发，其中 6 例（Ⅱ期 3 例，Ⅰ期 1 例，0 期 2 例）已存活 5 年以上，可见"催脱钉"对早、中期宫颈癌确有较好的疗效。

我们在此组病例的临床观察中发现，用"催脱钉"治疗后都能使宫颈癌组织转为正常组织，开始由鳞状上皮癌转变为鳞状上皮非典型性增生，然后再转变为正常的鳞状上皮。同时，我们亦在阴道细胞学及宫颈活检切片中发现白细胞浸润，并出现大量的吞噬细胞及退化的癌细胞等，这些现象与"催脱钉"作用原理之间的关系，是值得今后深入探讨的。

催脱钉为砒霜制剂，但由于含量少，用量小，故其不良反应，毒性小，使用安全。本疗法方法简便，易于掌握，能够推广。

案五 ［许菊秀治验］

肖某，女，60 岁。1976 年 1 月 5 日初诊。

患者 1975 年 10 月经某医院诊为宫颈癌Ⅲ期。1976 年 5 月复查发现左宫旁有二三个硬结，接触出血，诊断为宫颈癌左宫旁复发。1977 年 6 月在某医院摄胸片示：右上纵隔及肺门处见结节状阴影，考虑肺内转移灶。

阅案评析

本案确诊为宫颈癌Ⅱ期。症见绝经 10 年后带下色黄恶臭，舌红，苔黄，脉弦数。乃热毒下注胞宫，熏灼阴液而成。故治以清热解毒。方用催脱钉、玉红膏和新 11 号粉局部外用，以达祛腐生肌、催脱癌肿的作用，取得了较好的疗效。本案已健康存活 5 年 5 个月，为局部直接外用法治疗宫颈癌创出了一条新路，值得同道共研。

许菊秀，女。湖北中医学院附属医院（现湖北中医药大学）肿瘤组主任医师，擅长中医中药治疗各种肿瘤。

行右锁骨上肿块活体检查，发现大量恶性细胞，遂诊为宫颈癌肺内转移，伴锁骨上淋巴结转移。

刻诊：咳嗽气喘，口干喜饮，大便干燥，面色不华。右锁骨上有乒乓球大肿块，溃破，分泌物多。舌苔薄黄，脉细数。阴道出血，小腹胀痛。证属邪毒内结，气血两虚。立解毒散结、补气养血佐以宣肺祛痰之法。

处方一：白花蛇舌草 30 克，山慈菇、重楼各 15 克，龙葵 30 克，莪术 12 克，黄芪 30 克，党参、白术、山药、云茯苓各 15 克，酸枣仁 12 克，广木香 6 克，龙眼肉 15 克，生地黄、熟地黄各 12 克。水煎服，每日 1 剂。

处方二：蛇床子 30 克，苦参、地肤子各 15 克，半枝莲、忍冬藤各 30 克，黄柏、苍术各 12 克。煎水洗患处，每日 1 剂。

二诊：初诊时患者小腹胀痛，阴道出血量多，精神不振，少气懒言，纳呆，面色不华。脉细弱，舌质淡红，苔薄白。即以转移前内服方、外洗方治疗 3 个月余。药后患者精神好转，阴道已不出血，小腹痛消失，可做一般家务。患者以为病愈，自行停药，6 个月后因咳嗽发热，痰中带血，胸痛，体检中发现癌转移灶。

处方：半枝莲、蒲公英各 30 克，紫花地丁、山慈菇、天花粉各 15 克，桔梗、杏仁、陈皮各 12 克，全瓜蒌 30 克，薤白 12 克，黄芪 30 克，白术 12 克，云茯苓 15 克，甘草 10 克。水煎服，每日 1 剂。

服药 6 个月，咳嗽气喘好转，查锁骨上淋巴结仍溃烂有分泌物，疼痛难忍。守上方加升麻、重楼各 15 克，白术量加大为 30 克。又服上方 1 年，经治病情好转，食纳正常。1979 年 4 月 X 线胸片报告：两肺纹理增粗，未见到明显转移灶。宫颈刮片检查报告：只见细胞核

[注] 子宫颈癌居我国妇女恶性肿瘤的首位，占 35.3% ～ 72.6%，占女性生殖器恶性肿瘤的 58.3% ～ 93.1%。发病年龄以 40—50 岁为最多，60—70 岁又有一个高峰出现，20 岁以下罕见。病理组织学以鳞状上皮细胞癌为主，占 90% ～ 95%，腺癌仅占 5% ～ 10%。本病的确切病因不明，但早婚、早育、多育妇女，其中尤以早婚（18 岁前）妇女，其发病率有显著提高；除宫颈腺癌偶可见于处女外，宫颈鳞癌几乎皆发生于已婚妇女；男性包皮积垢中的胆固醇经细菌作用后成为致癌物质。性生活过早、过频和多育是导致宫颈癌的重要诱因。近年来发现通过性交而感染人类疱疹病毒Ⅱ型（HSV-2）可能与子宫颈癌的发病有一定关系。因为 HSV-2 抗体检查在浸润性宫颈癌的患者中 80% ～ 100% 阳性。

169

增生，无复发现象。追访 3 年，一般情况好，能做家务事。

证治发微： 本案系宫颈癌Ⅲ期放疗后复发并肺及淋巴结广泛转移。热毒内结胞宫，灼伤胞络，则阴道出血；络脉瘀滞，则小腹胀痛；热毒犯肺，则咳嗽气喘；热毒伤津，则口干喜饮，大便干燥；苔黄、脉数亦为热毒之征。热毒内结日久，损伤气血，则面色不华，精神不振，少气懒言。故系虚实夹杂之证。以邪实为主，正虚为辅。故治以清热解毒、散结祛邪为主，益气养血扶正为辅，内外合治。内服方用白花蛇舌草、重楼、龙葵、半枝莲、蒲公英、紫花地丁、莪术、山慈菇清热解毒散结；杏仁、桔梗、陈皮、瓜蒌、薤白宣肺化痰止咳；归脾汤加山药、生地黄、熟地黄益气养血滋阴。外用方以清热解毒燥湿之剂加强祛邪之力，总求祛邪安正之目的。

案六 ［谌运甫治验］

宋某，女，54 岁。1979 年 8 月诊治。

患者绝经数年，近不断发现阴道淋漓流出血块和污水。1 个月来愈加严重，且经常腹痛，食欲锐减，形体消瘦，于 1979 年 8 月特来合肥就医，病理确诊宫颈鳞癌Ⅲ级，不愿手术，遂来我处求治。诊脉沉涩。查舌质暗红，前部苔少，中微腻。证属久病癥瘕，气血消耗，胃气败坏。立和中养胃、温经活血、化瘀消癥之法。

处方：制半夏、广陈皮各 12 克，云茯苓、焦白术、炒枳壳各 15 克，藿香、佩兰各 10 克。水煎服，每日 1 剂。

二诊：上方出入，服 10 剂，食欲渐兴，精神渐振，故大胆投以活血化瘀，缓消癥块之方。

处方：桂枝、牡丹皮、桃仁、莪术各 10 克，茯苓

谌运甫，男，生于1922 年，安徽省嘉山县（现安徽省明光市）人。世代业医，其太祖谌清渠，曾以医宦游闽、桂，其父谌瑾臣公从 17 岁即业医，至 78 岁名著淮上。谌老幼承家学，从事中医教学和临床 50 余年，擅长治疗内科疑难证，尤以肾病为长。曾任安徽中医学院内科教研室主任、附属医院内科主任等职。

15 克，赤芍、当归尾各 12 克。水煎服，每日 1 剂。

三诊：药后，下血和污水减少，但少腹仍时痛，上方加牛膝 10 克，红花 6 克。服 15 剂，出血大减，腹已不痛。又于上方去牛膝、桃仁、红花，加川芎、墨旱莲、泽泻。服 10 剂，出血全止，污水亦净。全疗程约 1 个半月，共服药 34 剂，患者觉下身非常轻松，食欲日增，精神旺盛，步履自如。又经放疗 19 次后返家。

经治临床症状消失，恢复工作，1983 年退休，操劳家务，至 1984 年 3 月已健康存活 4 年 6 个月。

医家原按：中医学典籍中虽无宫颈癌病名，但早在《黄帝内经》中就有"任脉为病，女子带下瘕聚"的记载，后世有关这方面的论述颇多，如月经不调、崩漏、带下、癥瘕积聚、阴疮等，均有针对性的治疗方法。本案先本着"有胃气则生，无胃气则死"的原则，从和中养胃着手，扶正祛邪，稳定病情；后见其食欲已兴，精神渐振，则改以活血化瘀、缓消癥块之法，仿桂枝茯苓丸加减，以达瘀尽血生之目的。俟血已大止，又去活血药物，增入调和血水等药，以尽全功。

结语

中医学对本病的记述，散见于崩漏、五崩、带下、五色带、癥瘕等疾病之内。最早在《黄帝内经》中即有"任脉为病，女子带下瘕聚"的记载。以后许多医籍中都有更为具体的描述。如《金匮要略·带下病脉证》曰："妇人之病，因虚，积冷，结气，为诸经水断绝，至有历年，血寒积结，胞门（即宫颈）寒伤，经络凝坚""在下未多，经候不匀，令阴掣痛，少腹恶寒，或引腰脊，下根气街，气冲急痛，膝胫痛烦，奄忽眩冒，状如厥癫，或有忧惨，悲伤多嗔，此皆带下，非有鬼神。久则羸瘦，脉虚多寒"。《脉经》

🔍 **阅案评析**

谌老此案系病理确诊为宫颈鳞癌Ⅲ期。中医学认为，久病必致虚，漏下日久，必消耗气血，败伤胃气，则形体消瘦，纳谷锐减，生化无源，必寒从内生，则腹痛绵绵；寒凝胞络，必冲任瘀滞，则漏下血块污水，此即久病必挟瘀之证；舌暗，苔少，脉沉涩，即胃气衰败、虚寒瘀滞之象。故本案是属胃气衰败，虚寒凝滞之证。经云："有胃气则生，无胃气则死。"故谌老首用六君汤化裁，和中养胃，扶助胃气，待胃气复生，食欲渐兴，再拟桂枝茯苓丸加莪术、当归尾以温经散寒，行滞化瘀，缓消咽块而愈，已健康存活 4 年 6 个月仍健在。

中还记载了"五崩"的症状："白崩者形如涕，赤崩者形如绛津，黄崩者形如烂瓜，青崩者形如蓝色，黑崩者形如衃血也。"

《备急千金要方》中说："崩中漏下，赤白青黑，腐臭不可近，令人面黑无颜色，皮骨相连，月经失度，往来无常，小腹弦急，或苦绞痛上至心，两胁肿胀，食不生肌肤，令人偏枯，气息乏心，腰背痛连胁，不能久立，每嗜卧困顿……阴中肿如有疮之状""所下之物，一曰状如膏，二曰如黑血，三曰如紫汁，四曰如赤肉，五曰如脓血"《妇人良方》又说："妇人带下，其名有五，因经行产后，风邪入胞门，传于脏腑而致之，若伤足厥阴肝经，色如青泥，伤手少阴心经，色如红津；伤手太阴肺经，形如鼻涕；伤足太阴脾经，黄如烂瓜；伤足少阴肾经，黑如虾血。人有带脉横于腰间，如束带之状，病生于此，故名为带。"此即五色带。以上描述，指出本病发生年龄多在绝经后，病变部位在子宫颈（即胞门），不规则阴道出血，阴道排液的色质不同，血性或脓性白带，并有恶臭，再加上消瘦、贫血、腰背疼痛等，是比较典型的宫颈癌的病证。并指出其发病原因，由脏腑虚弱，风寒侵袭五脏经络，血寒积结胞门，或忧惨悲伤所致。

冲为血海，任主胞宫，崩漏带下由冲任虚损，督脉失司，致使带脉有病，不能统制经血，故忽然崩下。伤损之人，五脏皆虚，故五色随崩俱下。肝藏血、肾藏精而系胞，八脉隶属肝肾，故崩漏又与肝肾受损关系密切。还与风寒湿热、毒邪凝聚，阻塞胞络或肝气郁结、疏泄失调、气滞血瘀，或脾虚生湿、湿蕴化热、热毒下注有关。因此，本病以冲任为本，与肝、脾、肾三脏密切相关，湿热蕴毒和气滞血瘀为其致病之因。故治以调理冲任和脏腑气血为本，祛除湿热邪毒和行滞逐瘀为标，但标本缓急，亦当明辨。

子宫绒毛膜上皮癌验案一则

[任国顺治验，任桂华整理]

阎某，女，32 岁，已婚，农民。1971 年 8 月 15 日初诊。

患者阴道出血 6 个月余。今年 2 月月经来潮时量多，此后淋漓不尽，始终不止，迄今已有 6 个月之久。血色紫暗，时见小黑血块，血量每逢经期或过劳则增多。小腹胀痛拒按，头昏神疲，眠、食及二便尚调。舌质淡红，有瘀点，脉弦细而涩。病后于县医院妇检，怀疑子宫肌瘤，服中药调经止血及西药止血，病情均不见好转。素体健壮，脾气暴躁，正产 2 胎。此乃肝脾不调，气血瘀滞，冲任失固，乃致久漏。治宜先以化瘀散结，养血调经；再以补养气血，调理冲任，益阴止血。

处方：丹参、当归、益母草、生地黄炭、昆布、海藻各 15 克，川芎、赤芍、茜草、牡丹皮、延胡索、五灵脂各 10 克，蒲黄 8 克。水煎服，每日 1 剂。

8 月 21 日二诊：前进上方 5 剂，血量稍减，小腹胀痛亦有缓解，余症同前。嘱继服上方 15 剂。

9 月 5 日三诊：阴道出血已止，余症缓解。嘱再服原方，加强营养，避免劳力。

10 月 15 日四诊：患者因农忙劳累过度，又致阴道大量出血，当场休克于地旁，抬至我院抢救。面色苍白，大汗淋漓，四肢厥冷，牙关紧闭，血压下降，六脉沉微。经西药输液强心止血及中药参附汤（高丽参 15 克，附子 10 克）煎水，频频送下，方才苏醒。

10 月 17 日五诊：患者于 10 月 16 日晚阴道流出两肉块，呈椭圆形，如乒乓球大小。专送湖北某医院病理切片检查，确诊为子宫绒毛膜上皮细胞癌。患者自

任国顺，字遂之，湖北省老河口市人。1921 年 10 月出生于一个六世业医的中医世家。祖父任邦俊与伯父任润亭顺承家技，精通医道兼晓文理，由于医技精湛而声震乡里，闻名求治者众，负笈求学者多。受家庭熏陶，任老幼年便立志为医，从医 60 余载，学验俱丰。任老是湖北省名老中医，曾任湖北中医学院儿科主任。

肉块从阴道流出后，症状逐渐好转，阴道血止，但仍有少量血样分泌物，色淡无块，神疲乏力，心慌气短，面色萎黄，口渴欲饮。舌淡无苔，脉象沉细。此属出血过多，致气血两亏，遂拟下方补气血，调冲任，益阴止血，庶免血亡气脱之虞。

处方：黄芪30克，高丽参（另炖）、鹿角胶（烊冲）、当归身、黄精肉各15克。水煎服，每日1剂。

10月28日六诊：服上方10剂，血止，精神转佳。但仍有心悸、气短、多梦等心脾血亏之征，此由出血过度，气血大亏，难以速复而致。故改用十全大补汤补气血，扶正气，以善其后。住院3个月余，经行如常，痊愈出院。

经治临床症状消失，月经正常，于1973年又生一男孩。至1987年11月，随访16年，未复发，身体健康，经常参加农业劳动。

证治发微： 绒毛膜上皮细胞癌简称绒癌，亦称滋养叶细胞癌，是一种高度恶性肿瘤，为由胎盘绒毛膜所产生。根据本病的临床症状，属中医学崩漏、癥瘕、鬼胎范畴。其病因病机由湿热邪毒下注胞宫，灼伤胞络，迫血妄行，或由肝气横郁，肝脾不调，气滞血瘀；或由冲任不固，统制无权，血不循经。本验案系32岁已婚农民，病理确诊为子宫绒癌。患者平素脾气暴躁，肝气过忿，致疏泄失调，胞络瘀滞，则漏下血色紫暗，或有小血块，小腹胀痛拒按；冲任不固，则阴道出血不止，已6个月有余；下血过多，则耗气伤神，故头昏神疲；舌质淡红有瘀点，脉象弦细而涩，即瘀中有虚、虚中有瘀之征。因此，本案由气血瘀滞、冲任失固所致。故治以行滞化瘀、调理冲任之法。先用四物汤合失笑散加丹参、牡丹皮、益母草、茜草、昆布、海藻、延胡索行滞化瘀，软坚散结。治疗过程中因劳累过度，发生大出血之厥脱险证，急用参附汤合西医处理，已

[注] 绒癌的首发症状为阴道出血。产后或流产后阴道有持续性或间歇性不规则出血，量可多可少；病程较长或在阔韧带内形成血肿者可见下腹包块；腹痛是因癌侵蚀子宫壁或子宫腔积血所致，绒癌主要经血行播散。本病根据其临床特点，结合妊娠试验及可取得的病灶活体组织检查，多可确诊。现代医学对本病的治疗以化疗及手术为主，如能早期诊断，及时治疗，预后较佳。自采用化疗后，其病死率已由89.2%下降至30%左右，但临床治愈者仍有复发的可能。中医学认为，本病病因乃冲脉为寒气所客，气机受阻，瘀血凝滞，蓄积成瘤。若不即治，邪毒日渐增长，令人正气衰微，甚至不可治，临证切不可忽视。

挽危候。次日阴道流出如乒乓球大小两块血块后血止。再用大剂黄芪、高丽参、鹿角胶、当归、黄精补益气血，调理冲任。故瘀血得去，新血得生，漏下自止。终用十全大补汤善后而愈，并生产一男孩，获10余年未复发的远期疗效。

神经系统肿瘤医案精析

 脑星形细胞瘤验案一则

［段凤舞治验，赵田雍、王惠勤整理］

王某，男，23 岁，工人。1977 年 8 月 11 日初诊。

患者因颅内占位性病变，1977 年 6 月 17 日在北京某医院行开颅术，确诊为脑星形细胞瘤。因肿瘤太大，未能切除。现术后 50 余天，颈部强硬疼痛，低头艰难，左臂肌肉萎缩，木而不仁，左腿软弱无力，行走不便。舌暗苔薄，脉细滑数。证属痰瘀交结，阻于脑络。立活血祛瘀、化痰软坚、祛风通络之法。

处方：清半夏、云茯苓、全蝎、大贝母、苏木、焦神曲、焦山楂、焦麦芽各 9 克，陈皮、乌梢蛇各 6 克，蜈蚣 7 条，钩藤、鸡血藤、女贞子各 30 克，威灵仙、海藻、昆布各 15 克。水煎服，每日 1 剂。另，每日早、晚各服消瘤丸①1 丸。

10 月 30 日二诊：左手臂已知热，然仍麻木，肌萎缩如前，左腿仍无力行走，颈仍强硬，但疼痛减轻。舌苔薄白，脉细弦。遵前法，守方加土鳖虫、干地龙各 6 克等虫类药以增强通络之力，加车前子、桑枝各 9 克以增利湿祛痰之功。

11 月 6 日三诊：左手臂已能轻微活动，可抬肩，但仍无力，左腿亦略有好转。苔薄，脉细而滑。已见转机，但颈部痛甚，乃痰瘀相阻之故。仍守前法，加重活血化瘀之剂，另试加辛散之味以冀其安。上方去土贝母、女贞子、焦神曲、焦山楂、焦麦芽，加生地

①消瘤丸：制何首乌、金银花、紫花地丁、蒲公英、夏枯草、煅龙骨、煅牡蛎、制龟甲、女贞子、丹参各 120 克，海藻、昆布、天葵子、菊花、煨三棱、煨莪术、杭白芍、关蒺藜、苏木各 90 克，白花蛇舌草 500 克，仙鹤草 250 克，葛根 100 克。制法：上药共炒后研极细末，炼蜜

黄、当归、川芎、赤芍、白芍各9克，细辛3克，花椒6克，炙马钱子粉（分冲）0.3克，煎服。另，外敷骨痨散①于患处，每周更换1次。

11月27日四诊：颈部疼痛略有减轻，为防过分辛燥，上方去马钱子粉、花椒，停敷骨痨散，加服杜氏活络片，每日2次，每次1片。

1978年2月17日五诊：病情明显好转，左腿有力，行走如常，左臂麻木亦减轻，颈部时而疼痛，低头仍难，脉细滑，苔黄。加雪莲30克，以增祛痰之功。

因病情稳定，每月换方1次，守方加减。1978年11月在北京某医院行钴60放疗，病反加重，双下肢活动失灵。1979年回京郊通县（现北京市通州区）家中，行动已不便。1981年8月上旬邀余出诊，已卧床不起，小便失禁，周身疼痛，颤抖，纳谷若常人，脉细苔薄黄。病已晚期，气血俱亏，拟祛邪与扶正兼而顾之。前方去全蝎、细辛、威灵仙、马钱子、花椒等辛散走窜之品，加黄芪、女贞子、枸杞子各30克以益气养阴。自后家人间断来院更方随治。

经治临床症状显著好转，治疗后存活5年6个月，至1983年春死亡。

证治发微： 本系手术确诊脑星形细胞瘤，肿瘤太大未能切除而接受中医治疗。以头项强痛和四肢肌肉萎缩麻木为主症。痰浊阻滞脑络，气血不通，则颈项强痛；痰浊化风，肌肉失养，则萎缩麻木。故治以祛痰化浊，祛风通络。方用二陈汤加土贝母、昆布、海藻、威灵仙祛痰化浊、软坚散结，全蝎、蜈蚣、乌梢蛇、钩藤祛风通络，佐女贞子、鸡血藤、苏木养血活血。治程中再随症加入土鳖虫、干地龙以增强通络之力；加细辛、花椒以辛散痰浊；加马钱子、雪莲以增祛痰之功；加四物汤、黄芪、枸杞子以益气养血。终获显效，行走如常，但因加用放疗，消耗正气，病情加重，存活5年6个月后死亡。

为丸如梧桐子大，收贮备用。用法：每次50丸，每日2次，早、晚空腹用白茅根120克煎水送下。主治：颅内脑瘤。（《段凤舞肿瘤积验方·治脑及神经系统肿瘤方》）

①骨痨散：藤黄180克，生川乌、生草乌、生白及、生甘草各120克，麝香3.9克，狗宝3克。制法：先将藤黄、川乌、草乌、白及、甘草共轧成细面和匀，然后将研极细之狗宝、麝香面兑入备用。用法：将适量药粉放入锅内，以滚开白开水调成稠糊状，以敷后不下流为度。（《段凤舞肿瘤积验方·治骨结核方》）

左颞叶胆脂瘤验案一则 [张明权治验]

张明权，男，生于1924年1月。新中国成立前毕业于上海中医专科学校，为浙江省名老中医，擅长于中医内科。历任浙江省嘉兴市第二医院中医科副主任、浙江省嘉兴地区中医学会副会长、浙江省中医学会学术委员会委员。

阅案评析

本案系腑血管造影示左颞叶占位性病变，后经手术确诊为左颞叶胆脂瘤，表现为头痛、呕吐、眼球固定三主症，由风痰湿浊，阻滞脑府，太阴不化，薄结厥阴所致。将茯苓、鱼脑石、苍耳散、牵正散、二陈汤熔于一炉，以达除湿解毒、疏风通窍、祛风化痰、健脾助运之功，而获镇痛止呕、明目除障之效。

沈某，男，46岁，农民。 1970年11月18日初诊。

患者10日前左侧头部阵发性胀痛，痛甚时呕吐，嗣后左眼球不能活动。面色苍黑晦滞，神志朦胧，但能对答，纳食、二便尚可。舌苔白腻，脉滑。检左侧眼睑下垂，左瞳扩大，对光反应消失，左眼球固定，不能活动，左侧面部针刺感觉迟钝，左鼻唇沟浅，眼底未见水肿，四肢无异常。经上海某医院脑血管造影示：左颞叶占位性病变。证属风痰湿浊，阻滞脑府。立祛湿解毒、劫风化痰、宣脑止痛之法。

处方：土茯苓30～45克，鱼脑石、辛夷花各9～12克，苍耳子12～15克，厚朴6～9克，陈皮、蔓荆子各9克，白僵蚕、泽泻各12克，白附子4.5克。水煎服，每日1剂。

服上方2个月余，症状、体征明显好转，头痛基本消失，左眼睑下垂已瘥，左眼球已能活动外展稍有露白，左面部感觉恢复，左眼瞳孔稍较右侧扩大，光反应稍迟钝，左眼视物较模糊，但较发病时有显著好转。继以此方随症加减，苔腻、恶心重时，加紫苏梗、藿香、佩兰、半夏；便结，加牛黄解毒片；头晕，加钩藤、桑叶；舌质红，加玄参、石斛。间断治疗至1971年12月，诸症消失。

经治临床症状消失，1年后已能参加农村体力劳动。2年后头痛复发，在上海市某医院行手术治疗，确诊为左颞叶胆脂瘤，合并后壁脓肿，中颅底骨质严重受损蚀，左外展动眼神经麻痹。

医家原按： 本案乃头痛重证，因湿浊外侵，脾运不化，以致太阴经气不宣，久而留之，蕴而成毒，合风邪外薄厥阴，循经上攻头面，以致风痰湿毒阻滞脑府，清阳不宣而为病。故用土茯苓专擅祛湿毒之能，鱼脑石解头脑毒邪著称，合而有直捣巢穴之用。并用《济生方》苍耳散以宣窍祛风，使邪从鼻窍而出；《医方集解》牵正散以祛风化痰，牵正止痛；《局方》二陈汤以健脾化湿，以杜痰根。诸药合用，以除邪势鸱张之源而获显效。

 ## 脑垂体嫌色细胞瘤验案一则

[赵冠英治验，王瑞鹏整理]

鲁某，女，52岁。1967年诊治。

患者于1959年7月始间断发作头痛，短暂眼昏黑，视物发花，经常头感沉重麻木。1959年9月经解放军某医院X线片示：蝶鞍底及背部边缘模糊。1961年X线影像蝶鞍较1959年增大。1967年X线影像蝶鞍又有增大。诊断：垂体嫌色细胞瘤。至1967年两次住院复查，除经常头痛外，并有毛发脱落，视野轻度改变（左鼻侧红白稍缺），经X线检查及院内外专科会诊确诊，一致意见为采取手术或放射治疗。患者不愿接受而转请中医治疗。

刻诊：头痛头晕，失眠多梦，心烦，腰酸膝软，面色晦暗，脱发。舌质红苔白，脉弦滑尺弱。证属肝肾阴虚，痰血凝结。立滋补肝肾、化痰活血、解毒消结之法。

处方：丹参、制何首乌、石菖蒲、菊花、夏枯草、莪术、半枝莲、女贞子各15克，山慈菇9克，牡蛎（先煎）、白花蛇舌草各30克。水煎服，每日1剂。

二诊：连续服上方2个月余，其间随症略有加减。2个月后诸症明显好转，头痛头晕显减，夜寐能安，面色转红，头发未脱。因患者有气虚型高血压冠心病史，

赵冠英，男，生于1926年8月，河北省安国县（现河北省安国市）人。1947年毕业于白求恩医大冀中分校军医系。1964年毕业于北京中医学院中医系。曾任解放军总医院中医科主任，解放军中医学会会长，中国中西医结合学会常务理事，中医老年理论研究委员会副主任委员，全国中医内科委员会理事，国家和军队医学科技进步奖评审委员会委员，军队新药评审委员会中药评审组组长，现为解放军总医院专家组成员。长期担任党和军队领导人的医疗保健工作，多次获奖。1991年起享受政府特殊津贴。2006年，在"赵

冠英教授行医 60 周年暨 80 寿辰学术研讨会"上，与会专家和领导一致评价赵冠英教授是德艺双馨的中医名家，被中华中医药学会授予"国医楷模"荣誉称号。

遂以益气活血、软坚解毒为治。

处方：黄芪、菊花、夏枯草、葛根、丹参、赤芍、半枝莲、白花蛇舌草各 15 克，牡蛎（先煎）、薏苡仁各 30 克，菟丝子 12 克，淫羊藿 9 克，人参粉（分冲）、三七粉（分冲）各 1.8 克。水煎服，每日 1 剂。

继则间断服中药，至今已 10 余年，随诊观察，无明显主观症状。嗣后数次 X 线检查，示蝶鞍象稳定。至 1983 年，随访 16 年未复发。

医家原按：本案属中医学头痛、眩晕等证范畴。究其病机，系由肝肾阴虚、痰血凝结所致。肝肾阴虚，则精髓不足，脑海空虚，易受邪犯；痰血凝结，聚于垂体，而成为瘤。因垂体嫌色细胞瘤是良性肿瘤，进展缓慢，适宜采用标本缓治法。滋补肝肾以填脑髓之精，此为治本；化痰活血以散结聚之瘤，此为治标。长期服药，终获痊愈。

证治发微：本案以头痛头晕、视物模糊为主症，兼见头部沉重麻木，面色晦暗，乃肝肾阴虚、痰瘀热结所致。故治以滋补肝肾，清热化痰，活血散结。方用制何首乌、女贞子、菊花、菟丝子、淫羊藿、黄芪、人参滋补肝肾、益气扶元，半枝莲、白花蛇舌草、夏枯草清热解毒，石菖蒲、山慈菇、牡蛎化痰软坚，莪术、丹参、赤芍、三七活血散结。此乃平剂标本缓治之法，药合病机方奏效，平淡之间显奇功。

 脑部蝶鞍瘤验案一则 [刘炳凡治验]

肖某，男性，48 岁。1975 年 5 月诊治。

患者头部剧痛，眼复视，且具有顽固性呕吐（历时 5 个月）。头颅侧位 X 线片及脑静脉造影均诊断为颅底鞍区占位性病变，脑部蝶鞍瘤，认为必须手术治疗。患者不愿手术而于 1975 年 5 月来所求治。

刻诊：头痛剧烈时，双手抱住后脑，挺向墙壁，头晕，恶心，呕吐与进食无关，眼睛视向右侧则见物为俩，烦躁不眠，大便干结，口干喜饮。舌质红，苔黄白而干，脉弦劲细致。证属肝风上冒，肝邪犯胃。立平肝降胃、息风通络之法。

处方：丹参、白芍、墨旱莲各 12 克，何首乌、生地黄、女贞子各 15 克，旋覆花、竹茹、天葵子、紫草、牛膝各 10 克，生赭石（先煎）50 克，珍珠母（先煎）20 克，广陈皮 5 克，蜈蚣 1 条，蛇蜕（焙）、黄连各 3 克。水煎，另用锈铁、伏龙肝（灶心土）烧红入黄连淬水兑药服，每日 1 剂。

二诊：服上方 15 剂后，痛缓，呕稀，大便已润。舌质红，黄苔已退。原方去旋覆花、赭石、竹茹、黄连，加龟甲 24 克，鳖甲、石决明各 20 克，茺蔚子 12 克。水煎继服。

三诊：又服 30 剂，头痛渐止，呕更轻稀。舌红而干，脉弦带数。继予滋养肝肾、清肝化瘀法治之。

处方：太子参、何首乌、生地黄、女贞子、桑叶各 15 克，沙参、丹参、墨旱莲、紫草天葵、牛膝各 10 克，白芍 12 克，甘草 5 克，炙龟甲、生牡蛎各 20 克，蛇蜕（焙）3 克。水煎服，每日 1 剂。

上方加减共服 80 剂。5 个月后，头痛复视消失，舌质淡红，苔薄白而润，脉弦不数，以养肝肾药收功。经治临床症状完全消失，体重增加，至 1981 年 6 月已存活 6 年，体健。

 ## 右额颞冠部裂缝新生物验案一则

[刘炳凡治验]

潘某，男，45 岁。1976 年 8 月诊治。

患者头痛偏右，阵发性加剧，头昏眼胀已 1 年 3 个

 阅案评析

中医学认为，自然界是一个整体，人体是一个整体，人与自然又是一个整体，这个整体是不断运动变化的，又称为"整体恒动观"。对于疾病的预防、诊断和治疗，处处从这一观点出发，并强调因人、因时、因地制宜。这是中医学认识论的精华和防治疾病的指导思想。比如《黄帝内经》说："病在上，取之下；病在下，取之上；病在中，旁取之。"又说："从阳引阴，从阴引阳""治病之道，气内为宝"。故本案与脑部蝶鞍瘤案，均为"气上不下，头痛巅疾"之证。因此，治宜滋养肝肾，清润通络，上病下取，从阴引阳，通过调整整体，改善局部，从而取得疗效。

月。右眼视物模糊，头晕目眩不能行动，夜晚尤甚。经湖南某医院检查：扪到右额颞部冠状缝开裂1.5厘米×5厘米，凹陷0.8厘米，裂缝中有肿块。X线片诊断：右额颞冠部裂缝新生物。1976年8月来我所就诊。

刻诊：头痛剧烈，浅表静脉怒张，眼球突出，视物模糊，头昏失眠，血压偏高，口干，便结。舌质红，苔薄白而干，脉弦带数。肝阳上亢，络阻血瘀。立平肝潜阳、清润通络之法。拟三甲复脉汤加减治之。

处方：生地黄、女贞子、鳖甲、生牡蛎各15克，旋覆花、墨旱莲、骨碎补、牛膝各10克，白芍、丹参、磁石各12克，龟甲20克，朱砂1克，红花5克。水煎服，每日1剂。

二诊：服药16剂后，症状明显改善，头痛头昏缓解，视力较前明晰，但大便仍结。原方加生何首乌、决明子各12克。嘱再服20剂。

三诊：大便润，头痛止，视力接近正常，冠状部裂缝渐缩小，眠、食俱佳。舌质淡红而润，脉弦小。因夜尿多，原方去磁石、朱砂、旋覆花、红花，改生地黄为熟地黄12克，加淮山药、山茱萸各12克。嘱服10剂。

四诊：服上方后，夜尿减少，冠状部尚有裂缝。再加鹿角霜10克，核桃肉15克。继服30剂。

1976年12月复查，临床症状消失，头部裂缝愈合，X线影像新生物消失，返回工作岗位，至1984年3月已存活7年6个月，疗效巩固。

证治发微：刘老验案2则，上案系脑部蝶鞍瘤拒绝手术而纯用中医治疗。表现为头痛、呕吐、复视三主症。舌红，脉弦劲，乃肝肾阴虚、肝气（阳）犯胃所致。故治以滋养肝肾，平肝降胃之法。方用二至丸、何首乌、生地黄、白芍、太子参、沙参滋养肝肾，桑叶、牛膝、牡蛎、珍珠母、蜈蚣、蛇蜕平肝息风，旋覆花、赭石、竹茹降胃止呕。诸恙完全消失，疗效颇佳。后案系右额颞冠部裂缝新生物，亦纯用中医治疗。以头痛眩晕为主症，舌红，脉弦数，乃肝肾阴虚、肝阳上亢之证。拟滋养肝肾、平肝潜阳为治。方用二至丸、生地黄、白芍滋养肝肾，牡蛎、龟甲、鳖甲、磁石、牛膝平肝潜阳。头痛眩晕消失，肿瘤亦去而愈，已存活 7 年 6 个月疗效巩固。此 2 案即《黄帝内经》"上病下取"之法。

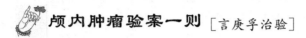

颅内肿瘤验案一则 ［言庚孚治验］

张某，男，36 岁。1970 年春诊治。

患者曾经某医院摄片诊断为脑瘤。现头痛，呕吐，视物模糊，不思饮食，夜不能寐，尿少面赤，大便干结，双目瞑合，口唇乌干，鼻孔状如烟煤，额汗如油。舌质红，苔黄厚而腻。此乃脑内毒热蕴积致成赘物，脑海膨胀，诸阳不会，经络闭塞，不通则痛。立清脑解毒、软坚化积、通络活血之法。

处方：苍耳子 15 克，苦参 15 克，牛膝 9 克，黄芩 9 克，玄参 12 克，土贝母 12 克，藁本 9 克，生地黄 15 克，赤芍 9 克，钻地风 15 克，丝瓜络 9 克，甘草 3 克。水煎服，每日 1 剂。

治疗经过及疗效：根据患者证候以前方服用 3 剂后，头痛稍减，夜晚已能入睡 2 小时，但仍阵发剧痛。原方再加蜈蚣 2 条以镇痉息风，人造牛黄 0.3 克，半枝莲、白花蛇舌草 30 克以增清脑解毒之效。服 4 剂后，头痛大减，守方服 15 剂，除视物模糊外，诸症消失。改以养血明目法，以加味四物汤、磁石朱丸、石斛夜光丸（去羚羊角、犀角），调治月余。视力逐渐恢复而安。经某医院多次复查正常。随访 5 年未见复发。显效。

证治发微：言老验案系脑瘤，纯用中医治疗而获

言庚孚（1901—1980 年），男。言老从医 50 余载，上宗《黄帝内经》经旨，下汇百家之长，擅长中医内科、喉科。其《言庚孚医疗经验集》不仅搜集了其 50 余载临床生涯的典型验案，详述其用药心得，且集中对咽喉病的证治做了精辟的论述。其中对白喉、喉风的治疗更是独具慧眼，为中医治急性传染性喉疾开辟了新的途径。

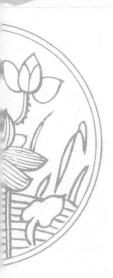

效。本案以头痛、呕吐、视物模糊为主症，并见面赤便结，舌红苔黄腻，故其病机为肝火痰热，入脑化风。治以清脑解毒、化痰活络之法。方用《医宗金鉴》苦参地黄丸加黄芩、玄参、人造牛黄、半枝莲、白花蛇舌草清脑解毒，土贝母、丝瓜络、牛膝、赤芍、钻地风、苍耳子、藁本化痰通络、活血祛风。头痛、呕吐悉止，视力渐复而安，随防5年未复发。究本案遣药，尚有特色，似以苦参、苍耳子为君。苦参入肝经，《本草正义》谓其"大苦大寒，退热泄降，荡涤湿火，其功效与芩、连、龙胆皆相近"；苍耳子亦入肝经，《药性论》谓其"主肝家热明目"，《天宝本草》谓其"祛风解毒"。二药相伍，则有清肝泻火、祛风明目之效，甚合病机。

急性粒细胞性白血病验案一则

[邓以林治验]

关某（聋哑人），男，18岁，农民。1973年7月28日初诊。

患者因高热持续不降，鼻衄，面色㿠白，皮下紫斑，住入我院血液科，诊为急性粒细胞性白血病（血象示：周围血象白细胞异常增多，并见粒细胞及幼稚细胞。诊断：急性粒细胞性白血病），医治3个月，因费用不济而中止治疗。1973年7月28日，其父商诊于余。

刻诊：壮热不已，体温40.8℃，汗出热不撤，口渴喜冷饮，鼻齿衄血，咽喉肿痛，面色㿠白，皮肤紫斑成片，颌下、腋下及髂窝淋巴结肿大，溲赤便结。舌绛苔黄，脉洪大鼓指，重按似无。证属毒热炽盛，热迫营血，温毒发斑。立解毒抗癌之法。

处方：大活蟾蜍①1只。将其放入沸水中煎煮约30分钟，去蟾蜍，取汁300～500毫升，分3次或4次服。每日1只。

按上法服蟾蜍煮汁至第16日，身热退；服至1个月，诸恙悉蠲。次年参加农业劳动，积劳不倦。至1983年12月随访，患者已存活10年5个月，身体健壮。

医家原按：本案白血病属中医学温毒发斑。因毒热炽盛，热迫营血，动血耗血，故见高热不退，鼻齿

① 蟾蜍：也叫蛤蟆（há-ma）。两栖动物，体表有许多疙瘩，内有毒腺，俗称癞蛤蟆、疥蛤蟆、癞刺。味辛，性凉，有小毒，归心、肝、脾、肺经。具有解毒、止痛、开窍等功效。梁代陶弘景

谓蟾蜍治"人得温病，斑出困者"；《本草拾遗》亦谓其"主温病生斑"；《本草备要》说它能"发汗退热"。现代临床亦报道蟾蜍有治疗恶性肿瘤之功。

忻德宇，字小凫，男，生于1920年，浙江嘉兴人。1942年毕业于上海中国医学院，1954年起在嘉兴县卫生院及该院工作，1986年退休。

衄血，舌质红绛，皮下紫斑。毒热灼伤阴液，上欲饮水自救，烦渴不休；下则肠道失濡，大便干结。盖心主血脉，肝藏血，脾统血，肾藏精生血，兹壮热不已，既有迫血妄行，不断耗血的一面；复有热势内燔，煎熬精血的一面。血少而失荣，因而面色㿠白。故本病不论任何阶段均可出现贫血，涉及心、肝、脾、肾诸脏，此即因病致虚之候也。因此，以单味活蟾蜍煮水取汁内服而解毒攻邪，使邪祛正安而奏效。

蟾蜍为蟾蜍科动物中华大蟾蜍及黑眶蟾蜍。本品"辛凉微毒，治温病发斑"（《本草纲目》），"有抗肿瘤及放射线作用，临床也试治癌症"（《常用中药药理》）。"蟾酥有抗炎作用，其抗炎作用与激素相似……可用治癌症及急性粒细胞性白血病"（《中医方药学》）。笔者认为，全蟾之蟾皮腺体内饱含蟾酥，食虫而生，有以毒攻毒之功，故可抗炎、解毒、抗癌，疗温毒发斑。其肉质禀土之精，为血肉有情之品，平补脏腑之虚，助中焦之气，取汁以生血而收功。

急性早幼粒细胞性白血病验案一则

［忻德宇治验］

夏某，女，46岁，工人。1979年4月4日入院。

患者于1979年3月25日突然高热（体温39.8℃），当时拟诊感冒。第2日起大便出血色紫，每日4次或5次，共3日。继之口腔黏膜、牙龈、鼻窍出血，赴上海求治，经骨穿，诊为急性早幼粒细胞性白血病，动员回当地治疗。昨日出血增重，遂入院（近未服过氯霉素及磺胺类药物）。检查：体温37.4℃，心率80次/分，血压100/80毫米汞柱（13.3/10.7千帕）。两上肢、少腹部、臀部均见散在性出血点及瘀斑，全身浅表淋巴结未触及，巩膜无黄染，鼻窍、口腔黏膜、牙龈可见血迹瘀点，咽充血明显，胸骨处略有压痛，余

（一）。实验室检查示：血红细胞 2.3×10^{12}/升（2.3×10^6/立方毫米），血红蛋白 65 克/升（6.5 克/分升），白细胞 0.5×10^9/升（500/立方毫米）（过少无法分类），血小板 38×10^9/升（3 8000/立方毫米），网织红细胞 0.002（0.2%），出血时间 2 分 30 秒，凝血时间 4 分 30 秒，凝血酶原时间相当于正常人 69%。浙江省嘉兴市某医院骨髓象报告：急性早幼粒细胞性白血病。于 4 月 6 日邀中医会诊。

刻诊：精神疲惫，面色苍白，牙龈鼻血流溢，腹部有皮下出血瘀斑，伴有低热，口不渴，大便色黑有光泽。舌尖红绛，苔中黄灰黑，质干，脉来滑数。证属热入营血，络破血溢，兼阴虚气热。立清营泄热、安络止血佐育阴生津之法。

处方：广犀角（代，先煎）6 克，赤芍、茜草炭各 10 克，牡丹皮 8 克，玄参、鲜石斛各 12 克（另煎），生地黄 30 克。水煎服，每日 1 剂。

4 月 9 日二诊：进药 3 剂，牙血涓涓不绝，有血痂，鼻衄未现，大便结，能进少量半流汁。舌尖红中灰，脉数。再以原方进退。广犀角（代，先煎）增至 8 克，加仙鹤草、猪殃殃[①]各 30 克，全瓜蒌 20 克。继服 4 剂。

4 月 13 日三诊：上进药饵，颇中病机，病情逐渐趋稳定，鼻衄紫癜渐消，服药 22 剂后，出血完全停止，食欲好转，以中药加化疗合治。

9 月 26 日实验室检查：血红蛋白 85 克/升（8.5 克/分升），红细胞 2.8×10^{12}/升（2.8×10^6/立方毫米），白细胞 4.75×10^9/升（4750/立方毫米），中性粒细胞 0.83（83%），血小板 126×10^9/升（126×10^3/立方毫米），未见幼稚型细胞及有核红细胞。骨髓象呈急性早幼粒细胞性白血病缓解期而出院。嘱每隔 1～3 个月加强化疗 1 次，门诊中西医随治。

经治临床症状完全消失。骨髓象示：急性早幼粒细

①猪殃殃：为茜草科拉拉藤属猪殃殃的全草，又名拉拉藤、锯锯藤、细叶茜草、锯子草。味辛、苦，性凉。功能清热解毒，利尿消肿。可用于感冒，牙龈出血，急、慢性阑尾炎，淋证，水肿，痛经，崩漏，白带，癌症，白血病；外用治乳痈初起，痈疖肿毒，跌打损伤。

胞性白血病缓解期。1982年2月3日血常规示：血红蛋白99克/升（9.9克/dl），红细胞3.02×10^{12}/升（3.02×10^6/立方毫米），白细胞5.4×10^9/升（5400/立方毫米），中性粒细胞0.75（75%），嗜酸粒细胞0.03（3%），淋巴细胞0.22（22%）。至1983年7月随访，已存活4年3个月，健在。

医家原按：本案经骨髓穿刺检查确诊为急性早幼粒细胞性白血病，以全身出血为其主要临床见症，乃邪毒内陷营血，迫血妄行，耗津伤阴所致，故用犀角地黄汤加味治之。该方有清热解毒、凉血散瘀、止血和络之功。重用生地黄，因其营阴亏甚；加玄参以救肾中不足之阴；加鲜石斛以滋胃中枯耗之津，以济养阴生津之源；加茜草炭、仙鹤草以凉血散瘀而止血。至于苔中黄灰黑，脉滑数之象，当属气分热证，但因无口渴之症，暂舍不治，而血证为急，以药少力专而取效，故3剂后鼻衄已止。再加全瓜蒌清热润肠以通便，猪殃殃清热解毒以清气，对抑制早幼细胞有一定作用。故复诊以治营血为主，兼清气分之热，药证相符，取得较好的疗效。

 慢性粒细胞性白血病验案一则

[洪子云治验，戴玉整理]

祈某，男，42岁，工人。1982年3月15日初诊。

患者于1982年1月中旬，连日失眠，头昏，四肢无力，在当地医院检查血常规，发现白细胞总数高达60×10^9/升（60 000/立方毫米），即赴武汉某医院诊治，确诊为慢性粒细胞性白血病；骨髓象示：细胞增生明显，有大量各期幼稚粒细胞。住院予白消安（马利兰）治疗，白细胞降至20×10^9/升（20 000/立方毫米），但因反应严重而停药，遂出院求治于余。

刻诊：面色略晦暗，四肢明显乏力，头昏腰酸，

阅案评析

本案以中医加化疗合治。症见全身出血为主，乃温热邪毒燔灼于血分所致。阳络伤则血外溢，阴络伤则血内溢，因而发生衄血、便血，或溢于肌肤而发斑。叶桂说"入血就恐耗血动血，直须凉血散血"，即是指此而言。犀角地黄汤甚合此意。

脾略大，无出血现象，口干。舌红，脉细数。证属肝肾阴虚，兼有血热。立滋补肝肾、活血凉血之法。

处方：制何首乌24克，沙苑子、川郁金、粉丹皮、玫瑰花、川续断、川赤芍、北枸杞子各10克，干生地黄、红丹参、忍冬藤、鸡血藤、板蓝根各15克。水煎服，每日1剂。

4月6日二诊：前方进15剂，另每日以猪排骨煨汤佐食，诸恙好转。遂于原方加润玄参、藤梨根各15克。嘱继服20剂。

4月29日三诊：病情稳定，但近日不慎感受风寒，咳嗽胸闷，食欲较差，姑拟下方继服。

处方：白豆蔻、广陈皮、法半夏、川郁金、粉丹皮、玫瑰花、川赤芍各10克，制何首乌24克，干生地黄、紫丹参、忍冬藤、鸡血藤、白云茯苓、润玄参、藤梨根各15克。水煎服，每日1剂。

5月24日四诊：病情进一步好转，面色红润，精神振作，睡眠、食欲皆佳，脾不大。复查血象示：白细胞6×10^9/升（6000/立方毫米），血红蛋白125克/升（12.5克/分升），红细胞4.2×10^{12}/升（4.2×10^6/立方毫米），血小板130×10^9/升（130 000/立方毫米），说明白血病已完全缓解。患者要求长期服药，防其复发，遂拟下方缓调。先服汤剂20剂，再按其比例蜜丸常服。

处方：制何首乌、怀山药、北黄芪、藤梨根各15克，女贞子、墨旱莲、川郁金、柏子仁、炒酸枣仁、干生地黄、粉丹皮、白豆蔻、鸡血藤、北枸杞子各10克。水煎服，每日1剂。

随访，临床症状消失，外周血象正常。治疗后已存活2年余未复发。

医家原按：本案以头昏、肢软、腰酸等虚损证候为主，故属中医学虚劳范畴。审其舌红、脉细数、口

 阅案评析

洪老验案系慢性粒细胞性白血病，因化疗反应大而停用，改用中医治疗。因肝肾阴虚，则见上述虚损之证。舌红、脉细数为阴虚内热之象。故方用制何首乌、沙苑子、枸杞子、二至、生地黄、粉丹皮、玄参、藤梨根滋补肝肾，滋阴清热；丹参、赤芍、鸡血藤、忍冬藤、板蓝根活血凉血，清热解毒；佐二陈、豆蔻、黄芪、山药益气健脾，培补后天，以助气血生化之源。长期服药获愈。

干，故证以阴虚血热为主，不可因其腰酸、肢软、纳差、面淡甚至有时恶寒（阴损及阳）而误作脾肾阳虚论治。因此，本案自始至终以养阴凉血为大法，以培补脾肾为良图。方中藤梨根一药，现代研究认为其有抗肿瘤作用，然据洪老经验，此药又实为草药中补药之王，即本品既可清热，亦善滋阴。又本案在治程中未见动血现象，若出斑动血，应取温病热入血分的治法，即叶桂所谓"入血就恐耗血动血，直须凉血散血"，当以犀角地黄汤为主方。但犀角今已禁用，又当以大剂量水牛角代替熬水煎药，并加用青黛凉肝止血，其效亦著。

慢性淋巴细胞性白血病验案一则

[吴圣农治验，陈湘君、徐正福整理]

赵某，男，59岁。1982年10月14日入院。

患者3个月来经常头晕乏力，腹部胀闷不舒，半个月前突然高热，因当地发现白细胞异常增多、脾大而转至上海某医院，经骨髓穿刺证实为慢性淋巴细胞性白血病（意见：髓象极度增生，以成熟淋巴细胞为主，结合周围血象，符合慢性淋巴细胞性白血病），1982年10月14日来诊，给予中药治疗。

刻诊：形体消瘦，精神疲软，营养较差，面色萎黄，眼结膜苍白，时或头晕目眩，经常胁腹胀满，按之更甚。脉浮弦，舌淡青，苔薄白。全身皮肤无出血性瘀点、瘀斑，无蜘蛛痣；双侧腹股沟均可扪及黄豆大小淋巴结数枚；巩膜无黄染；肝上界第7肋间，肋下3厘米，质中，表面光滑，无触痛；脾肋下20厘米，质硬，触痛。患者过去有血吸虫病史，曾做锑剂治疗。证属脾肾阳衰，血失生化，寒凝气滞，痰瘀交结，癥积乃成。立补脾温肾、运阳补督、行气散寒、化瘀消结、祛癥散积之法。

处方一：鹿角粉（分吞）6克，淫羊藿、猪殃殃、白花蛇舌草各30克，生黄芪、党参各15克，当归、炙鳖甲（先煎）、桂枝、茯苓（雄黄1.5克拌）、赤芍各12克，生牡蛎（先煎）60克。水煎服，每日1剂。另：牛黄解毒片，4片，每日3次。

处方二：当归、赤芍各12克，白芷6克，生香附15克，阿魏、红花各4.5克，花蕊石30克。共研细末，加适量蜂蜜、醋调成糊状，外用纱布包裹，敷左上腹肿大之痛块处。若干燥后即再加醋汁湿润。24小时后换药1次。

11月12日二诊：内服"处方一"，外敷"处方二"治疗20余日后，患者精神好转，胁腹胀实之感日渐舒松，胃纳已增。既见效机，增损再进。

处方：鹿角粉（分吞）6克，淫羊藿、黄芪、花蕊石（先煎）各30克，桂枝、当归、赤芍各12克，党参15克，白术、茯苓各9克，生牡蛎（先煎）60克。水煎服，每日1剂。

另：外用继以前方。

11月22日三诊：诸症又见好转，唯腹部痞块肿硬不减。继内服上方加制附子9克。外用方中加强活血散结之品，以冀消散。

处方：当归、赤芍、三棱、莪术、生香附各12克，桃仁9克，山慈菇3克，雄黄45克。共研细末，醋调，以纱布包裹，外敷局部。48小时换药1次。

继续治疗1个月余，于1982年12月30日好转出院，门诊随访。

经治临床症状显著好转，12月14日骨髓象意见：慢性淋巴细胞性白血病，髓象较10月16日进步。至1984年2月，病情稳定，未见反复，治疗后已存活1年4个月。

阅案评析

吴老验案系慢性淋巴细胞性白血病，运用中医内外合治法治疗。因见形瘦神疲，肢软乏力，头昏时晕，乃脾肾阳虚，血失生化，清阳不升之故；肝、脾大乃寒凝气滞，瘀血交结而成。肾阳乃一身阳气之根，肾阳虚衰则脾阳不运，故本案以肾阳虚为主。因此，温补脾肾当以温补肾阳为本。拟内外合治之法，内服方用鹿角、淫羊藿、制附子温补肾阳，十全大补汤（桂枝易肉桂）益气补脾、温运脾阳，牡蛎、鳖甲软坚消癥，白花蛇舌草、猪殃殃、花蕊石清热解毒、活血化瘀。外用方则以行滞活血之品，加强软坚消癥之力，以助内服之剂攻逐祛邪而不伤正，此治顽癥痼疾之良策也。

191

医家原按：本案确诊为慢性淋巴细胞性白血病，综观脉症，属脾肾阳虚，血失生化，运行无力，寒凝气滞，痰瘀交结而成癥积。张元素云：病积者，当先补虚，使气血壮则积处消。补虚之要，又当从脾肾着手。盖元阳为诸阳之本，督脉为诸阳之统，故补脾必须温肾，运阳必须补督阳、振气行，瘀结或可消矣。但顽固之疾，仅恃内服攻透，决非上策，姑拟内外同治，内服以温肾补督为主，外敷以化瘀消痞为务，仅在短短 2 个月中获得显著疗效。

 ## 慢性骨髓性白血病验案一则

[胡邦安治验]

戚某，男，42 岁。1957 年 11 月 4 日初诊。

患者脾大 1 年。1957 年 4 月 8 日经上海市某医院诊断：白血病。同年 11 月 4 日经上海另一家医院血象示：白细胞总数 15.2×10^9/升（15200/立方毫米），髓细胞 0.07（7%），幼髓细胞 0.01（1%），髓母细胞 0.01（1%），后髓细胞 0.03（3%）。诊断：慢性骨髓性白血病。11 月 2 日经上海市某医院眼底检查示：白血病眼底改变，诊断为白血病。1957 年 5 月 16 日来我院住院行深度 X 线治疗，无效，6 月 8 日出院，遂来中医门诊求治。

刻诊：精神不振，头昏乏力，时而头晕，牙龈出血，左上腹作痛剧烈拒按，四肢酸麻而痛，右股骨下端痛甚，行走困难，纳谷欠香，但喜食咸味。脉濡苔薄。脾肋下 3 厘米，中等硬，明显压痛，肝亦扪及。证属脾肾两亏，气血不足，毒邪乘虚盘踞，血气瘀滞成癥。立调补脾肾、益气养血、行气通滞、活血逐瘀之法。

处方：炙黄芪、炙穿山甲各 12 克，党参、当归身、枸杞子、杭菊花、阿胶（烊冲）、龟鹿二仙膏（烊冲）各 9 克，肉桂 3 克，炙鳖甲 24 克，牡蛎 18 克，青皮、

胡邦安，男，生于1911 年。新中国成立前执教于中国医学院，曾任上海肿瘤医院中医科副主任、顾问。

三棱、莪术各 4.5 克，黑荆芥 6 克。水煎服，每日1 剂。

二诊：前方进 10 剂，胃口开，肤色转红润，头晕自汗见减。又服 24 剂，胃口大好，齿衄已止，诸恙好转，能参加半日工作。

1958 年 8 月 25 日三诊：服中药 70 余剂，一般情况尚好，左上腹痛、骨痛大减，四肢酸麻均除，全日工作。嘱改服下方服 6 个月。

处方：黄芪 15 克，党参、当归身、鹿衔草各 9 克，三棱、莪术、全蝎各 6 克，凤尾草 12 克，炙鳖甲、炙穿山甲各 24 克，龟甲胶、鹿角胶各 8 克（烊冲）。水煎服，每日 1 剂。

1959 年 4 月 21 日四诊：病情反复，脾大，白细胞增多，又住院治疗，至 6 月 27 日病情好转出院。出院后，嘱初诊方与三诊方每月交替服用。

经治临床症状显著好转，治疗后存活 1 年 9 个月，至 1959 年 9 月 1 日因高热，脾迅速增大，治疗无效，于 10 月 30 日死亡。

医家原按：本案属中医学肾亏范畴。《黄帝内经》说："肾生骨髓""髓者，骨之充也""头者精明之府，头倾视深，精神将夺矣""腰者肾之府，转摇不能，肾将惫矣""脑为髓之海，髓海不足，则脑转耳鸣，胫酸，眩冒，目无所见，懈怠安卧""齿者，骨之所终也""阳络伤则血外溢，血外溢则衄血"。这些都说明肾亏则骨髓空虚，精血妄行，可引起一系列头晕乏力、腰酸骨痛、牙龈出血等症。关于骨髓性白血病的血象变化，亦为骨髓空虚、肾不藏精所致。故本案在治疗上以滋补精血为主，用龟甲胶、鹿角胶、阿胶等血肉有情之品，填补骨髓精血，以固其本，而且胶汁黏着，在止血药中素推为上品；伍以三棱、莪术、青皮、穿山甲等破气逐瘀，以推动胶药滋补之功，又可以借龟甲胶、

阅案评析

本案系慢性骨髓性白血病，行深度 X 线治疗无效，特请中医治疗。以骨痛，齿衄，乏力，肝、脾大为主症。盖骨由肾所主，肾精充足，则骨骼健壮有力；肾精亏损，则骨髓空虚，骨失所养故痛；齿为骨之余，髓虚则精元之气不摄，故衄；精能生血，精少则血无所生，机体失养，故乏力；精血衰少，运行无力，则气滞血瘀，故肝、脾大。肾精乃人体阴气之根，肾精亏损，则后天失养，而成脾肾两虚之证，以肾精虚为主。故滋补精血当以滋补肾精为要，辅以益气养血，少佐温运肾阳之品，以助精血互生、阳生阴长之力，再伍破气逐瘀之味以攻坚消癥。诸恙缓解，恢复工作，实属有效之验案。

医海拾贝

【癞蛤蟆散治白血病】

◎ 癞蛤蟆 1 只，砂仁 9 克。将砂仁从癞蛤蟆口中填入腹内，用黄泥包好放在火上烤酥后，去焦土，研细末。每次 3 克，每日服 3 次。主治：慢性粒细胞性白血病。（《实用中西医肿瘤治疗大全》，余朋千主任医师经验方）

按：临床报道，蟾蜍浸酒治各型白血病的完全缓解率为25%，总缓解率为75%。干蟾、蟾皮或单服，或在复方中应用，亦属常见。研究认为，蟾蜍具有增强 B 细胞作用，还有抗炎、抗感染、治疗白血病和恶性肿瘤等作用。

【黄鼬粉治白血病】

◎ 黄鼠狼去皮及内脏焙干研粉，每次2～3 克，日服 2 次。主治：急性粒细胞白血病、急性单核细胞白血病。（《实用中西医肿瘤治疗大全》，余朋千主任医师经验方）

鹿角胶、阿胶之滋补以助攻坚破积之力，相辅相成，殊为应手。故本案治疗前期服药 100 余剂，食欲增香，齿衄停止，骨痛缓解，精神大好。其间，恢复工作达 1 年 5 个月之久，是为有效。

结语

白血病属中医学的虚劳、热劳、急劳、劳瘵、温病、血证、癥积等证范畴。《圣济总录》曰："热劳之证，心神烦躁，面赤头痛，眼涩唇焦，身体壮热，烦渴不止，口舌生疮，食饮无味，肢节酸痛，多卧少起，或时盗汗，日渐羸瘦者是也。"又曰："急劳之病，其证与热劳相似……缘禀受不足，忧思气结，荣卫俱虚，心肺壅热，金火相刑，脏气传克。或感外邪，故烦躁体热，颊赤心忪，头痛盗汗，咳嗽咽干，骨节酸痛，久则肌肤销铄、咯涎唾血者，皆其候也。"以上描述，与急性白血病相似，并指出其病因病机由机体正气不足，感受外邪，心肺壅热所致。《明医杂著》云："男子二十前后，色欲过度，损伤精血，必生阴虚火动之病。睡中盗汗，午后发热，频频咳嗽，倦怠无力，饮食少进。甚则痰涎带血，咯吐出血，或咳血、吐血、衄血，身热脉沉数，肌肉消瘦，此名劳瘵。最重难治，……此病治之于早则易，若到肌肉消铄，沉困着床，脉沉伏细数，则难为矣。"此与慢性白血病的临床表现一致，其病机为阴虚火动，并指出其病重难治，预后不良，应于早期治疗。

此外，由于本病有出血，亦可属于血证，发热而类似温病，肝、脾大又为癥积。由上可见，中医学对白血病的认识，外为感受湿热邪毒，内有阴虚火动，脏腑虚弱，并可成痰致瘀，是虚实夹杂、本虚标实之证。在整个病程中，虚实之间又因病情不同而变化，故治疗则有区别，或施以攻实祛邪为主，或补虚扶正为主，或攻补兼施之法，补虚应明辨阴阳气血，不可不察也。

霍奇金病验案三则

案一 ［许履和治验，徐福松整理］

李某，男，40岁，职员。1969年2月3日初诊。

患者于7个月前，右侧颈部出现一肿块，坚硬不痛，1968年8月经南京某医院病理诊断：霍奇金病并颈部淋巴肉芽肿。近2个月来，结喉右侧又起肿块，影响饮食，乃来我院门诊，要求中药治疗。

刻诊：右颈静脉区有一肿块，大如鸡卵，坚硬如石，推之不移，压之不痛。右侧甲状舌骨旁亦有白果大硬核1枚，两侧扁桃腺均Ⅱ度肿大，两侧腹股沟淋巴结亦肿大如鸡卵。全身情况尚好，脉舌无明显异常。询知患者起病前有情志不畅史。证属郁怒伤肝，肝火内炽，炼液成痰，结于少阳之络，发为"失荣"重证。立疏肝解郁、化痰攻坚之法。

处方一：夏枯草、炙僵蚕、香附、当归、白芍各10克，石决明15克，陈皮、柴胡、红花各5克，川芎、甘草、片姜黄各3克，炮穿山甲6克，灯心草2克。水煎服，每日1剂。

处方二：干小蓟全草15克。每日煎汤饮服。此草须于开花时采集。花内有小虫，若虫子飞掉即无效。晒干备用。

服"处方一"20剂，症状即见好转；服60剂，右颈肿块消失，扁桃体已不肿，两侧腹股沟淋巴结明显缩小（如桂圆大），唯结喉两旁之硬核未消。以后通讯治疗，因缺药而断续服用原方，中途稍有反复，先后于右颌下、右耳下、右肘部出现硬结，如白果、弹丸大不等，方中加生牡蛎、玄参、川贝母等以化痰软坚。1年后来信谓：除结喉右侧尚有莲子大硬核未消外，其

许履和（1913—1990年），男。著名的中医外科专家、中医男科专家。曾任南京中医学院附属医院外科主任。《许履和外科医案医话集》集中反映了他的学术成就。

阅案评析

患者因情志不遂，肝气不舒，气郁生痰，痰凝成核，聚成石疽。故见颈部及全身浅表肿块，质地坚硬，推之不移，压之不痛。其病机为肝郁痰凝，治宜疏肝解郁，化痰软坚。方用柴胡疏肝散疏肝理气，解郁散结；消瘰丸加夏枯草、陈皮、僵蚕、片姜黄、炮穿山甲、当归、红花化痰软坚，活血消肿；民间用小蓟治疗瘰疬，取其凉血散瘀、活血消肿之功。终使石疽消失，获取显效。

余均已消失，全身情况亦好，已停服"处方一"，正在试用"处方二"。以后又来信说自服"处方二"3个月，喉结右侧之硬结全消，已恢复工作云云。3年后我们写信随访时，其子来信称父亲于1972年5月病故于南京某医院，死亡原因为旧病复发，全身衰竭。

经治临床症状及肿块消失，后复发死亡，治疗后至1972年5月存活3年余。

医家原按： 颈部肿块，坚硬如石，推之不移者，属中医学中失荣、马刀、石疽之类。失荣乃营亏络空，经道阻滞，如树木之失于荣华，属颈部转移性癌肿，治以和营散坚；马刀、石疽，包括颈部的恶性或良性肿瘤，虽属恶证，如能情怀舒畅，调治得宜，犹有治愈希望，以疏肝软坚为主。本案属血液、淋巴系统的恶性肿瘤，似与"失荣"相类，但全身情况较好，以疏肝软坚法治之，竟得肿块全消，恢复工作。其中小蓟一味，为民间治疗瘰疬之单方，服用3个月，获效甚显，延长了患者的生命，临床上可进一步研究。

案二 ［易菊清治验］

孔某，男，30岁。干部。1963年10月诊治。

患者于1963年2月发现右侧腹股沟淋巴结肿大如拇指，伴午后发热，盗汗，消瘦，乏力，不思饮食。时隔不久，淋巴结迅速增大如鸭蛋大，经南京市某医院淋巴结活检及多家医院病理检查，确诊霍奇金病。放疗半个月，不能耐受，改用化疗10余日，致白细胞急骤减少，因而中止治疗。10月来我院就诊。

刻诊：面微浮肿，色泽灰暗，精神萎靡，恶寒发热，项背拘急，全身胀痛，腹满不思食，舌质有瘀斑，苔白厚腻。右侧腹股沟淋巴结肿大，形如鸭卵，不活动，亦不痛；左侧腹肌沟、颈部、腋窝淋巴结亦肿大，能推动，不痛。证属痰结湿聚，郁而化热，阻塞经络，气滞血瘀，复感风寒。治宜先以散寒祛湿，行气化痰；

易菊清，男，生于1937年。1963年毕业于武汉中医学院。曾任中华中医学会湖北分会理事，湖北省中医内科学会委员，咸宁地区中医分会副理事长，咸宁地区中医院院长等职。易老悬壶近50载，学验俱丰，尤其是用中医药治疗各类恶性肿瘤，药法独特，自成体系。

继则燥湿健脾，涤痰散结，清热解毒。

处方：麻黄、桂枝、甘草各6克，白芷、川芎、当归、白芍、法半夏、陈皮、苍术各9克，茯苓15克，枳壳、桔梗、厚朴各12克，生姜3片。水煎服，每日1剂。

二诊：服上方8剂后，风寒已解，外邪已祛，食欲稍增，腹满稍除，但苔仍白厚腻，午后低热。继用燥湿健脾、化痰散结法。

处方：苍术、厚朴、法半夏、山慈菇、重楼各12克，陈皮、白芥子、皂角刺、川芎各9克，甘草、豆蔻、天南星各6克，茯苓、薏苡仁、丹参各15克。水煎服，每日1剂。

三诊：按上方出入，坚持治疗6个月后，患者食欲正常，低热已除，精力较前充沛，右侧腹股沟淋巴结已缩小到食指大，其他肿大的浅表淋巴结全消。患者已能上班，带药方继服。

四诊：5年之后（1968年12月），患者又因颈、腋窝、腹股沟等处淋巴结肿大，伴低热，经武汉某医院检查诊为恶性淋巴瘤复发，转来我处治疗。自诉低热（体温37.8℃），因盗汗每夜内衣湿透，不思饮食，精神抑郁，面色灰黑。苔黄腻，脉濡数。颈、腋下、腹股沟等处可触及大小不一的肿大淋巴结，其中右腋窝下有1枚乒乓球大小肿大淋巴结，右侧腹股沟淋巴结肿大如鸭卵。此系痰湿未尽，郁而化热。治宜清热解毒，化痰散结。

处方：金银花、赤芍、蒲公英、玄参、生牡蛎、昆布、海藻、牡丹皮、丹参各15克，连翘、大贝各9克，夏枯草、天葵子、紫花地丁、重楼、山慈菇、郁金各12克，薏苡仁30克。水煎服，每日1剂。另：犀黄丸每日2次，每次3克。

阅案评析

患者因放疗和化疗后不能耐受而改用中医治疗。以腹股沟及全身浅表淋巴结肿大为主症。刻下恶寒发热，腹满纳呆，舌苔白厚腻。此乃内有寒湿痰凝，复感风寒邪毒所致。故先拟《医方集解》五积散解表散寒、温里燥湿，继拟《丹溪心法》越鞠丸合《济生方》导痰汤化裁行气开郁，燥湿化痰，加山慈菇、白芥子、重楼、皂角刺以加强化痰散结之力而奏效。但因痰湿未尽，郁而化热，5年后旧恙复萌，拟《医宗金鉴》五味消毒饮合海藻玉壶汤合《医学心悟》消瘰丸化裁，再建神功，肿瘤消失，此后12年未复发，取得存活17年的远期疗效，彰显了中医治疗肿瘤的独特优势。

五诊：服上方10余剂，诸症悉减，效不易方，守方治疗4个月后，颈、腋窝淋巴结已不肿大，腹股沟肿大淋巴结缩小如复发前，低热、盗汗等症状消失。再用六君子汤加生牡蛎、大贝母、山慈菇、重楼、天葵子等以健脾益气，化痰散结，以善其后。

经治临床症状及肿瘤消失，自1968年12月至1980年12月，随访12年未复发。

医家原按：本案属中医学瘤、瘰疬、失荣等病范畴。其因乃"气归之，津液留之，邪气中之，凝结日以易甚，连以聚居，为昔瘤"（《灵枢》）。其初诊时，恶寒发热，颈背拘急，周身酸痛，乃风寒乘虚侵入，急则治其标，先以五积散，散寒消积。待外邪一解，继用涤痰软坚，行气散结，仿导痰汤、越鞠丸化裁治之。然痰湿黏滞，胶凝同结，其效只能缓图，所以守方服药数月而收效。5年之后复发，出现低热、苔黄腻、脉濡数之症，显示痰浊未尽，郁而化热。乃守前法，加入清热解毒之品，又获良效。

案三 [关幼波治验]

阿某，男，4岁。1969年5月初诊。

患儿左侧下颌部延及颈部多个淋巴结肿大、质硬，推之不动，局部皮肤颜色无变化，头部转侧不利。经活体组织检查报告：霍奇金病淋巴肉芽肿。

刻诊：6个月前发现患儿左侧下颌部及颈部多个淋巴结进行性肿大，质地较硬，推之不移，肿块高起弥漫连成一片，颈转动困难，身无寒热，体质瘦弱，纳食不佳，二便尚可。舌苔薄白，脉弦滑。此乃湿热隐于血分，痰阻血络，结聚成块。立清热解毒、活血消肿之法。拟加味解毒散结汤治之。

处方：板蓝根30克，马勃4.5克，薄荷10克，蒲公英30克，瓜蒌15克，玄参15克，苦桔梗10克，生地黄12克，赤芍12克，重楼12克，郁金10克，蜂房

关幼波（1913—2005年），男，北京市人。北京市中医医院教授、主任医师。关老16岁始师从其父关月波学习中医，27岁独立行医。1950年参加中医联合诊所，1956年调入北京中医医院。1979年晋升为北京第二医学院教授。曾任内科主任、北京中医医院副院长，享受政府特殊津贴。逝世前任全国中医药学会常务理

3克。水煎服，每日1剂。

以加味解毒散结汤为主，随症加减，曾用过杏仁、生枇杷叶、海藻、昆布、鸡内金、金银花等药，共服药1个月余，同时结合放疗，肿块明显缩小，再连续进药1个月余，局部肿块基本平复。追访3年，颈部肿物未再复发，痊愈。

医家原按：此例患儿系淋巴恶性肿瘤。因其生于亚热带，平时湿热较重，隐于血分，经久不得宣散，化而为毒，湿郁复受热蒸而成痰，痰阻血络，结聚成块，故以清热解毒、活血清痰为主。方中取板蓝根、蒲公英、金银花、重楼等清热解毒；马勃、薄荷、蜂房解毒消肿，轻宣上焦之郁结；玄参滋阴降火，清热解毒，善治瘰疬等毒热郁结之痰；佐苦桔梗、瓜蒌、杏仁、生枇杷叶化痰通络，利膈以畅气机；昆布、海藻消痰散结；郁金解郁疏肝；生地黄、赤芍凉血活血。诸药合用，而收较理想的效果。

结语

中医学古籍中类似淋巴结肿大的记载很多，有一些描述与恶性淋巴癌近似，如瘰疬、阴疽、石疽、失荣、恶核、痰核等。这些肿块因皮色不变，无痛无痒，中医学认为都属于阴疽范畴。其病因由寒热毒气，痰聚不散，郁火陷阴所致，病机与肝郁气滞、脏腑亏损、气血两虚、阳气不足有关。根据"寒者热之，热者寒之，坚者削之，结者散之，留者攻之，燥者濡之，虚者补之"的原则，结合临床进行辨证施治。古代医家对阴疽的治法主张温阳开结，反对妄行清解，还要顾护胃气，但不能拘古泥古，有热毒还须清热解毒。

事、北京中医药学会名誉会长、中华医学会内科分会理事、中国中医研究院学术委员会委员，在国内外数十个医疗学术组织中任职，被国家中医药管理局确定为全国继承老中医药专家经验师承制导师，为当代著名中医学家。

网织细胞肉瘤验案二则

案一 ［易菊清治验］

刘某，男，34岁，干部。1976年12月28日初诊。

患者于1976年10月，发现两耳下有2厘米×2厘米之肿块，推之可移，经武汉某医院细胞学诊断：网织细胞肉瘤。某肿瘤医院病理诊断相同。10日后，右侧为5厘米×5厘米，左侧为4厘米×5厘米，并在肿瘤医院放疗。由于咽喉、口腔重度糜烂溃疡，鼻衄量多而中止放疗，遂来我处就诊。

刻诊：形体消瘦，精神萎靡，口腔两颊及咽喉溃烂多处，食欲缺乏，两耳下肿块右为2厘米×2厘米，左为3厘米×2厘米，质硬，不痛。舌红无苔，脉细数。此乃热毒痰浊互结，阻滞经络，凝结成癌；又因放疗耗伤阴液。立清热解毒、化痰散结、养阴增液之法。

处方一：沙参、玄参、生牡蛎、山慈菇、蒲公英、金银花、山豆根、枸杞子、赤芍、丹参、重楼、天葵子各15克，大贝、紫花地丁、板蓝根、射干、夏枯草各12克，牡丹皮9克，白花蛇舌草30克。水煎服，每日1剂。

处方二：胜利丹（抚顺某医院经验方）：雄黄、全蝎、大黄各9克，乳香、没药、穿山甲珠、血竭各4.5克，石膏、白芷各3克，蜈蚣3大条，蜗牛、朱砂、冰片、蟾酥、硼砂各6克，轻粉15克，麝香0.3克。共为细末，面糊为丸如绿豆大。每日1次，每次5～8粒，饭后服。

处方三：独角莲敷剂，以鲜药为佳，去粗皮捣成泥状敷于肿瘤部位；或用干品磨成细粉，用温水（忌开水）调成糊状敷贴肿瘤处。

二诊：服"处方一"30剂后，肿块稍有缩小，质变软。继服"处方一"，同服胜利丹，外用独角莲敷贴，1个月后肿块基本消失。

三诊：仍服"处方一"，并加胜利丹、犀黄丸、小

阅案评析

患者症见两耳下肿块，口糜鼻衄，舌红无苔脉细数。乃热毒痰凝，阴液耗伤所致。故治以清热解毒，化痰散结，滋阴增液之法。方用五味消毒饮加重楼、板蓝根、白花蛇舌草清热解毒；消瘰丸合胜利丹（验方）加夏枯草、山慈菇、山豆根、射干清热化痰，散结消瘤；赤芍、丹参活血化瘀；玄参、沙参、牡丹皮、枸杞子滋阴凉血，再用鲜独角莲捣泥外敷，加强局部祛邪消瘤之力。

金丸。6个月后，右侧原发病灶下方又出现3枚指头大淋巴结。并有低热、食欲减退。舌苔薄黄，脉象细数。虑病有复发，增强解毒散结药物，"处方一"中白花蛇舌草加至60克；犀黄丸每日12克，分2次服；小金丸每日6克，分2次服；胜利丹每日服0.5克。

四诊：经上述方药治疗1个月余，3枚肿块未见增大，症状减轻。为巩固疗效，仍用上方药治疗，犀黄丸和小金丸用量减半。

五诊：病情稳步好转，患者心情舒畅，每日参加长跑、打太极拳等活动，坚持服药1年6个月，1977年6月开始上半班，1978年1月恢复正常工作。

经治临床症状消失，1978年5月经某职工医院复查：颈部肿块消失，肝、脾、肺、纵隔等脏器未见异常。至1983年10月已6年10个月未复发。

医家原按：本案瘤发两耳下，属中医学失荣证范畴。论其病因病机，乃忧怒气郁，痰火凝结，又因放疗伤阴耗液，毒火深重，致口咽溃烂和鼻衄，故以清热解毒，化痰散结，养阴增液，攻补兼施，内外合治而奏效。

案二 [鲍严钟治验]

陈某，男，29岁，农民。1974年9月诊治。

患者发现上腹肿块约6个月，增大快，不痛，1974年4月21日去某肿瘤医院诊治。检查全身情况尚可，锁骨上淋巴结（-），左腋下有4厘米×5厘米肿块，质硬而半固定。上腹偏左亦触及同样大小肿块，质硬而固定。4月26日在局部麻醉下行左腋肿块切除术。活检报告示：网织细胞肉瘤。4月28日配予长春新碱及环磷酰胺回家化疗。9月病情加重，去上海某肿瘤医院门诊，全身情况差，无法化疗，建议服中药治疗，遂返杭州，来我院求治。

刻诊：精神萎靡，面色枯槁，形体消瘦，纳差，口

[注] 网织细胞肉瘤属非霍奇金淋巴瘤（NHL）的一种，亦统属于恶性淋巴瘤。临床大多以颈和锁骨上淋巴结肿大为首见表现。预后较差，5年生存率为21.4%～26.9%。本病亦属中医学瘰疬、石疽、失荣、恶核、痰核等病范畴，其病因病机和治疗总则亦与霍奇金病基本相同。

渴溲黄，上腹偏左扪及 1 枚 8 厘米×10 厘米肿块，比原来增 1 倍，质地硬，固定，重按稍痛。舌质暗红，苔薄黄腻，舌边尖有瘀斑，脉弦涩。证属痰气郁结，积久化瘀，生热生毒，热毒痰瘀，凝结成瘤。立清热解毒、活血化痰、祛瘀消肿佐以健脾之法。

处方：半枝莲、半边莲、白花蛇舌草、猫爪草、猫人参各 30 克，夏枯草、当归各 9 克，木瓜、橘红各 12 克，丹参、生薏苡仁、大枣各 15 克。水煎服，每日 1 剂。

服上方 3 个月，上腹肿块消去 2/3，精神好转，胃纳增加。再服 3 个月，肿块消失，面色转润，形体转胖，逐渐恢复体力劳动。1980 年 7 月肿瘤复发，再服原方及配合化疗 1 个疗程，肿块已消。

经治临床症状及肿块均消失，治后健康存活多年，并进陶器厂工作 6 年。

医家原按：患者痰气郁结，积久气血瘀滞，痰瘀凝结而成瘤，久之生热生毒，故治宜清热解毒，活血化痰，散结消肿，配合化疗以加强杀瘤，故肿块消失，机体恢复健康。方中猫爪草、半枝莲、白花蛇舌草、半边莲、夏枯草等均清热解毒抗瘤，当归、丹参活血祛瘀，橘红化痰散结，薏苡仁、大枣健脾扶正，互相配合，恰到好处。

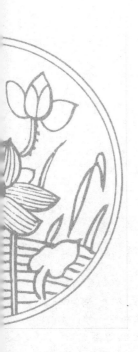

第七讲

中 医 名 家

肿瘤证治精析

皮肤、软组织及骨肿瘤医案精析

 皮肤癌验案二则

案一 ［王品三、田素琴治验］

李某，男，87岁。1980年6月14日初诊。

左侧面部生肿物3个月，开始为1枚痣样损害，有痒感，搔后逐日增大，结痂，搔出血后增长迅速。1980年5月9日经辽宁省某肿瘤医院病理检查示：癌细胞为多边形或不正形，核大小不一，有巨细胞形成索片癌巢浸润生长。确诊为左面部皮肤鳞状上皮癌。

患者高龄老人态，身体一般状态好，神志清楚，左面颊部耳前方见有1/2鸡卵大小之肿物，呈菜花状，色鲜红，有少许黏稠分泌物，有臭味。颌下淋巴结及颈部淋巴结无肿大，实验室检查血常规、尿常规、肝功能试验均正常。胸透所见呈主动脉硬化性心脏病改变。此乃热毒湿浊内蕴，上攻头面肌肤。立清热解毒、祛腐生肌、内外合治、外治为主之法。

处方一：①白砒条（白砒10克，淀粉50克。加水适量，揉成面团，捻成线条状，待自然干燥备用）。②一效膏（朱砂、冰片各50克，炙炉甘石150克，滑石粉500克，片粟粉100克，麻油适量。调成糊状）。用法：局部常规消毒后，于肿瘤周围间隔0.5～1.0厘米处刺入白砒条，深达肿瘤基底部，在肿物周围形成环形之后，外敷一效膏。

处方二：生地黄、赤芍、连翘、茯苓、泽泻各15克，马齿苋、蒲公英、忍冬藤各30克，甘草6克。水煎服，每日1剂，两煎混匀，每日分3次服。

王 品 三（1891—1971年），男。业中医外科60余年，对于治疗疔毒、恶疮及皮肤癌有较高的造诣和颇多的独到之处，在辽宁地区有"疮王"之称。

田素琴，女。主任医师，教授，硕士研究生导师，国家级名中医。于1962年经国家卫生部及辽宁省卫生局主持的拜师大会上公布为王品三老师高徒，曾任中华中医药学会皮肤性病专业委员会主任委员。从事皮肤科工作50余年，技术精湛，获省级科研成果3项；曾3次应邀出国到日本、韩国进行学术交流和讲座。对皮肤科各种常见病及疑难疾病的诊治，方法独特，疗效可靠，深受广大患者

203

欢迎。擅长白癜风、银屑病、痤疮、黄褐斑、皮肤癌、红斑狼疮等各种皮肤科疑难疾病。

患者于1980年6月17日开始治疗，局部常规消毒后，沿皮损周边插入白砒条，中心插入3处，折断露在皮损外面的白砒条，上敷一效膏。2日后复诊，全身无不适感，局部疼痛可忍受，肿物稍有肿胀，一效膏换药。治疗第6日，肿物呈紫黑色坏死块，全身仍无不适之感，颈及下颌淋巴结无肿大。常规消毒，剪出坏死组织，露出新鲜创面，外敷一效膏。口服清热解毒汤（"处方二"），连服6剂。每隔1日换药（一效膏）1次，经29日，局部伤面长平结瘢告愈。追踪2年无复发。

案二 ［王品三、田素琴治验］

金某，男，61岁，农民。1970年11月19日初诊。

患者口唇右上方生一肿物40余年，近1年来因经常碰破出血，肿物逐渐增大，无痒痛。

中医诊察：患者全身状态健康，口唇右上方（鼻唇间）见有一肿物约2.5厘米×4.0厘米，高2.0厘米，触之坚硬，伴触痛，剥去痂皮见凸凹不平的粉红色糜烂面，有臭味，颌下右侧淋巴结肿大。1970年经沈阳某医院病理检查示：皮内见有瘤细胞群，细胞膜不清楚，细胞间桥消失，中心部的瘤细胞排列不规则。诊断：基底细胞癌。此乃热毒湿浊内蕴，上攻头面肌肤。立清热解毒、祛腐生肌外治之法。以白砒条、一效膏外治。

患者于1970年11月19日开始治疗，局部常规消毒后，沿肿瘤边缘插入白砒条，中心插入2段，露出部分折断，外敷一效膏，每日换药（一效膏）1次。5日后复诊，肿瘤变软变黑，形成坏死组织，与健康皮肤组织分离，局部清洁后，剪除坏死组织，露出新鲜创面，外敷一效膏。

12月21日二诊：伤口愈合平坦，颌下淋巴结肿大消退而告愈。

随访，1980年7月复查，身体健康，能劳动，原瘢痕恢复平坦，10 年无再发。

医家原按：白砒条、一效膏是我院外科王品三老大夫家传秘方，适用于皮肤癌初期无转移者。本疗法主要是白砒条对肿瘤的腐蚀作用，再配合一效膏祛腐生肌，内服清热解毒药，达到不使毒邪四散，护内攻外的效应，一般在插药条后 12～24 小时出现腐蚀作用，2～6 日肿物可脱落。砒的每次用量为 2～3 毫克，按《中国药典》规定口服极量为每次 5 毫克，故不致引起中毒反应。

砒条的插入方法，是整个治疗过程的重要一环。如果不能一次使肿瘤组织彻底坏死脱落，容易出现转移，因肿瘤组织较周围软组织坚韧，故一般应插入肿瘤基底部，有一种绵软感。局部坏死组织形成后，需及时剪除，再用镊子探查基底处，是否还有残留，若有残留，需要即刻补插药条。

同时，在治疗过程中要加强无菌观念，一旦引起感染会给病人增加痛苦，要在无菌操作下进行插药、换药。插药条后 24 小时内会出现疼痛肿胀，对疼痛难忍者可用止痛药。

本疗法疗效可靠，愈后遗留瘢痕小，不影响功能，对美容方面影响也不大。

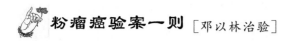

粉瘤癌验案一则 ［邓以林治验］

季某，男，35 岁，教师。1978 年 7 月 9 日初诊。

患者 1978 年 4 月右侧胸、背部各生一肿物，约 2 厘米×2 厘米×1.6 厘米，粉红交络，肩背掣痛，中西药治疗月余无效。患者悲观失望，自云存活不久，烟侣酒伴，聊遣残日。1978 年 5 月经武汉某医院及湖北某医院均病理诊断为粉瘤癌。1978 年 7 月 9 日，其弟从部队探亲回家，力邀余治。

刻诊：背部、胸部（右侧）各一肿瘤，瘤体粉红，

阅案评析

中医学认为，皮肤癌是由风毒燥热之邪久羁留恋肌肤，内耗阴血，夺精灼液，致肝血枯燥，难荣于外，脾胃虚弱，肌肤失养，肺气失宣，皮毛不润，故生恶疮。治则应内外同步，内治宜养血滋肝，清热解毒；外治以解毒抗癌，祛腐生肌。

阅案评析

肿瘤生于胸背，瘤体破溃，渗出浆液，并有形瘦头晕、纳食锐减等全身症状。舌绛，苔白厚而糙，脉弦数。是属热毒痰瘀、耗气伤阴之证。内服方用白花蛇舌草、紫花地丁、金银花清热解毒；夏枯草、昆布、海藻、贝母化痰散结；炮穿山甲、赤芍、红花、乳香、没药、血竭、皂角刺破瘀消肿；黄芪、四物汤、玄参、天麦冬、玉竹养血育阴，益气扶正。合外用方解毒消瘤、祛腐生肌，终使瘤体拔除，显见神功。

脉络缕布，右侧腋下淋巴结肿大，按之右半身如电束掣痛，上肢青筋显露，唇如紫色桑椹，形体消瘦，头晕难支，情绪低沉，食欲锐减。舌质绛，苔白厚而糙，脉象弦数。此乃素嗜烟酒，火盛血燥，热毒相搏，痰凝气结，血络瘀阻所致。立清热解毒、化痰活血、软坚抗癌之法。

处方：白花蛇舌草60克，紫花地丁、夏枯草各30克，生地黄、天花粉、金银花、昆布、海藻各15克，大贝母、炮穿山甲、赤芍、牡丹皮、红花、制乳香、制没药各10克，血竭6克。水煎2次，合并滤液，加蜂蜜60克，浓缩至300毫升，每日服4次。嘱禁烟戒酒及肥腻炙煿等物。

9月24日二诊：服上方60剂，瘤体缕丝脉络颜色变红，身痛缓解。治程中（9月13日）并发阑尾周围脓肿，髂窝脓肿，对症治疗，迅即消退，瘤体如故。热毒与气血胶结深痼，内治难以毕功。拟内外合治，继续内服上方，并局部外用中药。

处方一：雄黄6克，蟾酥3克。共磨细粉，将药粉少许蘸在瘤体顶端，用敷料固定。每日换1次。

处方二：提脓丹（成药）2支，麝香2克。共磨细粉，适量蘸溃破处，包扎固定。每日换1次。

三诊：越3日，瘤顶溃破，痛痒难忍，未见血水及脓液，穿透之方不宜续用，急谋更方。遂外用"处方二"，连敷10日，瘤体全部剥离，边缘有少许渗出浆液。续换7日，瘤体拔落愈合。虽然瘤体顺利拔除，踞于血络之毒热，必赖内服扶正解毒之剂以毕其功，继进下方治之。

处方：白花蛇舌草、紫花地丁、生地黄各30克，玄参、天冬、麦冬、玉竹、黄芪各15克，天花粉、牡丹皮、当归、白芍、赤芍各10克，皂角刺、木通、甘草各6克。取上药30剂，合煮2次，并滤液，浓缩，加蜜2000克，熬成稀膏。每服2汤匙，每日3次。

通过内外合治，越2个月，诸症悉除，精神焕发，心情爽朗，上班工作。随访，至1983年12月已健康存活5年余。

医家原按：《医宗金鉴·外科》载："瘿瘤二证，发于血肉筋骨之处。瘿者，如瘿络之状，瘤者，随气留……软而不硬。皮色淡红者，名脂瘤，即粉瘤也。"中医学所谓之粉瘤，"全系痰凝气结而成"。此患者平素嗜烟恣酿，火盛血燥，复被热毒搏结，随气凝滞不散，因而血络瘀阻而为瘤肿，遂内外合治而奏全功。

 ## 后腹腔脂肪肉瘤验案一则

［叶朗清、沈博生、潘铨治验］

钱某，女，34岁，教师。1980年6月2日入院。

患者于44日前第一胎分娩，足月顺产，产后第10日感左肾区及左上腹部疼痛，以后间歇发作，未加注意，昨日突然上腹部疼痛加剧，伴高热、呕吐而入院。经上海市某医院术前诊断：后腹腔恶性肿瘤。入院后用大剂量抗生素治疗，并剖腹探查，病理活检，确诊为脂肪肉瘤，不能切除而关腹。术后出现药物性皮疹，不宜化疗及放疗，而用中医中药治疗。

刻诊：全身遍布皮疹，瘙痒难忍，精神委顿，头晕如旋，动则心悸气急，口渴欲饮，胃纳不佳，大便艰结，腹部左侧按之有一包块。苔少质红，脉细弦。此乃病发产后，复经手术，气血皆虚，邪热侵营，灼伤阴液，积而成聚。立养阴清营、消坚解毒之法。

处方：生地黄、北沙参、嫩白薇、海藻、昆布各12克，大麦冬、赤芍、夏枯草各9克，牡丹皮6克，龙葵、白英、白花蛇舌草各30克，蛇莓15克。水煎服，每日1剂。

［注］此案资料原载《上海中医药杂志》1982年第9期，按本书体例辑入。

阅案评析

本案患者热毒内蕴，炼津成痰，聚为癥积，故见腹部肿块；热毒萌发，则发热腹痛；邪热侵营，则见皮疹；灼伤阻液，则口渴便结；胃阴受损，则纳谷不佳；舌红，苔少，脉细弦，为邪热侵营伤阴之征。又因患者发病于产后，并经手术，大伤气血。因此，本案为邪实正虚之证，邪实为热毒侵营，阴伤痰结；正虚为气血两亏。故治宜清营凉血，清热解毒，化痰散结，益气补血，扶正祛邪。方用生地黄、赤芍、牡丹皮、白薇清营凉血，龙葵、白英、白花蛇舌草、蛇莓清热解毒，夏枯草、昆布、海藻化痰散结，沙参、麦冬养阴生津，则热退痛止。邪气已祛，再加党参、黄芪、熟地黄、制何首乌、制黄精、枸杞子益气补血，则扶正而不留邪，故获显效。

患者从 1980 年 6 月 25 日开始服用上方 1 个月，病情显好，疼痛消失，肿瘤逐渐缩小，于 7 月 30 日出院，带药继服。视其舌红已褪，而面色萎黄，阴液虽渐复，而气血未充，遂去牡丹皮、赤芍、白薇等清营凉血之味，加潞党参、炙黄芪、熟地黄、制何首乌各 12 克，制黄精 30 克，枸杞子 9 克，以补气血而养肝肾。服至 1981 年 1 月 24 日，做胃肠钡剂复查，胃及小肠无明显外压现象，继续服药随访。至 1981 年 6 月 20 日 B 型超声波探测示：3 厘米×3.1 厘米，并恢复工作。

医家原按：脂肪肉瘤属中医学癥、积一类疾病。本案发生于后腹腔，且与周围组织器官粘连，故质地较硬，基底固定，手术困难。正如《诸病源候论》所说："癥病之候，腹内块，按之牢强，推之不移动是也。"又说："产后而有癥者，由脏虚余血不尽……血则凝结而成癥也。"《活法机要》中亦认为"壮人无积，虚人则有之"，并指出"故治积者，当先养正则积自除""若遽以磨竖之药治之，疾须去而人已衰矣"。本例乃病发于新产之后，又邪热侵营，灼伤阴液，复经手术，气血两虚更甚，立扶正祛邪、标本同治、消补兼施之法，在用药上力求扶正不留邪，祛邪不伤正，终获较为满意的疗效。

证治发微：脂肪肉瘤是起源于原始间叶组织的恶性肿瘤，常发生于大腿及腹膜后。现代医学对本病的治疗可行外科根治性手术切除，5 年生存率为 59.5%。单独放疗效果不满意。

中医学认为本病属于肉瘤范畴，生于腹腔者属于癥积范围。然中医学称之为"肉瘤"之病，亦有良性与恶性之分。《外科正宗》和《医宗金鉴》中所说的肉瘤"或软如绵，或硬如馒，皮色如常，不紧不宽"，显然属于良性肿瘤，即现代医学脂肪瘤。但《千金方》指出："肉瘤勿疗（指手术），疗之杀人，慎之又慎。"《三因方》亦说："瘤则有六，骨瘤、脂瘤、气瘤、肉瘤、脓瘤、血瘤，亦不可决溃，肉瘤尤不可治（亦指手术），治则杀人。"《薛氏医按》曰："若郁结伤脾，肌肉消薄，外邪所搏而为肿者，其自肌肉肿起，按之实软，名曰肉瘤。"可见，这部分肉瘤可引起肌肉消瘦，并且不能轻易手术切除，预后较差，属于恶性肿瘤，即现代医学脂肪肉瘤。《石室秘录》又将良性者称为"肉瘤"，恶性者称为"物瘤"，曰："肉瘤最易治，物瘤则根大最难治。"本病的病因病机亦如李梴所说"外邪生痰聚瘀""气血凝滞结成"（《医学入门》）。外邪有寒热火毒之不同，机体有正气盛衰之殊异，治当审之。

 ## 左股部滑膜肉瘤验案一则 ［林芹璧治验］

阎某，女，13 岁，学生。1971 年 10 月 9 日初诊。

患者于 1971 年 7 月左大腿上 1/3 后面长一黄豆大肿块，局部疼痛，高热达 39℃以上，经服药及注射青霉素、链霉素均无效。月余后肿块顶端色变青紫，在当地医院切开引流，流出很多紫暗色血样物，疮面迅速扩大，周围肉芽组织呈菜花样翻长，血性分泌物极多，后又切除肉芽组织前后达 6 次。因病情日益加重，切取患部活体组织送病检，确诊为肉瘤［1971 年 7 月经洛阳市某医院病理诊断（病检号：712409）：左大腿软组织恶性肿瘤；1971 年 10 月 2 日送切片请北京某医院病理科会诊，诊断为左股部滑膜肉瘤］。省级医院劝其立即截肢，患者坚决拒绝，要求中医治疗。

刻诊：食欲缺乏，近来更不思食，精神萎靡，周身乏力，逐日消瘦。左大腿伤口及腹股沟部疼痛难忍，无法行动。大便每日 1～3 次，稀软。舌质尖稍红，舌苔白黄厚腻，脉左沉细弱，右沉细弦。检查心、肺、肝、脾、肾均（一）。左大腿肿胀粗大，活动受限。大腿上 1/3 后侧有 6 厘米×6 厘米溃疡，表面有大量黄白红色分泌物，肉芽组织高低不平，呈菜花样外翻，周

［注］滑膜肉瘤是恶性程度较高的软组织恶性肿瘤，源于关节、滑膜及腱鞘滑膜组织，居软组织肉瘤的第 2 位，约占 14.6%。肿瘤多发生于肢体关节附近，有时可发生于肌腱和筋膜上。依次为大腿、上臂、小腿、肘、前臂、手、足等，多见于下肢，占 50%；也可发生在头颈部、躯干、腹膜和咽侧壁。可发生于任何年龄，但以 20—40 岁多见。本病诊断可由病理活检确诊。

现代医学对本病的治疗应以手术治疗为主。已证实为滑膜肉瘤者，应做截肢；局部切除极易复发，预后不佳，复发率可高达60%以上。复发愈频繁，时间愈短，最终出现广泛转移而死亡。

围青紫肿胀，按之发硬。左腹股沟有1个5厘米×4厘米肿块，质硬，表面不光滑，固定不移，压痛显著，活动大腿时该肿块疼痛难忍。血常规：红细胞$3.02×10^{12}$/升（$3.02×10^{6}$/立方毫米），血红蛋白58克/升（5.8克/分升），白细胞$6.5×10^{9}$/升（6500/立方毫米），中性粒细胞0.79（79%）。此因肝脾失和，脾运失职，痰湿留滞，郁久化热，湿痰热毒下注，腐肉乃生。立疏肝理气、健脾和胃、清热解毒、开郁化痰、软坚散结之法。

处方：全当归、蒲公英、板蓝根、白花蛇舌草、海藻、昆布各15克，青皮、陈皮、赤芍、白芍、半夏各9克，连翘、茯苓各12克，川郁金6克，川楝子4.5克，半枝莲、核桃树枝、神曲各30克，活蟾蜍（去内脏）1只。每日1剂，水煎服。另20%核桃树枝注射液2毫升肌内注射，每日1次。

10月16日二诊：服上方6剂，食欲好转，大便每日1次。舌尖红，苔薄黄，两寸脉浮数，两关尺脉无力。伤口已缩小1/3。上焦热毒极盛，应以清热解毒、软坚散结立法。

处方：金银花、连翘、生薏苡仁、土茯苓、板蓝根、蒲公英、全当归、核桃树枝各30克，海藻、昆布、玄参、焦山楂、焦麦芽、焦神曲各15克，山药18克。水煎服，每日1剂。另：同服维生素C 100毫克，维生素B_1 20毫克，每日3次。

10月26日三诊：上方加减服9剂，腹股沟淋巴结缩小，患者之母给予贴麝香黑膏药后，伤口分泌物极多，左腿疼痛剧烈，胃纳又较前差。舌质稍红，苔薄白干，右脉濡，左寸微数。治以健脾运湿，兼清上焦热毒。

处方：生薏苡仁、全当归、败酱草、白花蛇舌草、核桃树枝各30克，生黄芪、海藻、昆布、焦山楂、焦麦芽、焦神曲各15克，赤芍、白芍、鸡内金各12克，陈皮、半夏各 9 克，连翘 15 克。水煎服，每日 1 剂。另用 20％核桃树枝药水浸湿纱布外敷，每日换药 1 次。

11 月 1 日四诊：食欲大增，二便正常，伤口分泌物减少，疮面 1.5 厘米×2 厘米，左腹股沟淋巴结已缩至花生米大。舌质淡红，苔薄白。效不更方，上方加减再服 10 剂。

11 月 14 日五诊：伤口分泌物显减，疮面及腹股沟淋巴结又缩小，拟养阴清热之剂善后。

经治，至 1972 年春节前伤口完全愈合，腹股沟淋巴结消失，患处残留瘢痕约 5 厘米，脸色红润，体重增加。1975 年参加工作。1983 年 12 月随访，全日上班，身体健康，已于 1983 年 5 月结婚，并怀孕已 5 个月，无任何不适，已存活 12 年以上。

医家原按：四肢软组织肉瘤的发病原因，现代医学认为可能和病毒有关，与中医学的肛门痈、翻花疮类似。从本案证候分析，属脾失健运，湿热毒盛，气血郁结，腐肉为脓所致。

中医治疗下肢肉瘤必须从整体观念出发，充分调动患者主观能动性，并抓住湿热病毒这个主要矛盾，运用清热利湿解毒法进行治疗，是治标之法。但只有脾运健旺，水湿之邪不得内蕴，痰湿热毒之源始能根绝，这才是治病求本。然清热利湿和健脾运湿两者是对立统一的，必须灵活辨证。本案肉瘤部位在 1 条足太阳膀胱经上，位于殷门穴处，而主要表现为虚证，运用"虚则补之"之法，经用黄芪等补脾益气，托毒生肌，病情迅速好转而获愈。

证治发微：中医学认为，本病属筋瘤、缓疽、肛门痈、翻花疮等病范畴。《薛氏医按》曰："若怒动肝火，血涸而筋挛者，其自筋肿起，按之如筋，久而或有血缕，名曰筋瘤。"《外科正宗》云："筋瘤者，坚而色紫垒垒，青筋盘曲，甚则结若蚯蚓。"这些与本病表现的无痛性肿块发生于关节附近或肌腱筋膜，硬韧固定相似。又《诸

 阅案评析

患者肿瘤坏死呈菜花样，疼痛难忍，舌红苔黄腻，此乃湿热痰毒下注，邪气实也；又见形瘦乏力，神疲纳呆，脉象沉细，乃脾失健运，正气虚也。治宜清利湿热，解毒化痰以祛其邪；健脾和胃，益气养血以扶其正。方用蒲公英、板蓝根、白花蛇舌草、金银花、连翘、半枝莲、核桃树枝、败酱草、土茯苓、蟾蜍清利湿热解毒，昆布、海藻、半夏、陈皮化痰散结；黄芪、当归、白芍、山药、薏苡仁、鸡内金、焦山楂、焦麦芽、焦神曲益气养血、健脾和胃。此乃扶正祛邪、标本同治之法，证明中医辨证论治对肉瘤的治疗有独特的疗效。

病源候论》曰："缓疽者，由寒气客于经络，致荣卫凝涩，气血壅结所成。其寒盛者，则肿结痛深，而回回无头尾，大者如拳，小者如桃李……其肿如肉相似，不甚赤，积日不溃，久乃变紫黯色，皮肉俱烂，如牛领疮，渐至通体青黯，不作头而穿溃脓出是也。以其结肿积久而肉瘤坏迟，故名缓疽，亦名肉色疽也。缓疽，急者一年杀人，缓者数年乃死。"《医宗金鉴》指出："缓疽由外寒深袭，血瘀凝滞而成。生于两膝上，或生于膝两旁，肿硬如馒，木痛日增，其色紫黯，积日不溃……肿久则腐烂肌肉、皮肤。"又说："肚门痈，生于大腿肚，箕门痛生于股内近膝。初起红肿焮痛，若焮肿便秘、烦躁饮冷、脉数者，热淫于内也。"这些描述与本病有痛性肿块和晚期出血坏死相同。通上所论，可见本病由肝火热毒、寒客经络、痰凝血瘀所致。故治则肝火宜清泻，热毒宜清解，寒邪宜温散，痰凝宜化解，血瘀宜活祛。当然，正气已虚者，应立扶正祛邪之法。

 ### 盆骨转移性癌验案一则 ［屠揆先治验］

江某，女，57 岁。1981 年 8 月 25 日初诊。

患者 1959 年因子宫内膜异位手术，1961 年行甲状腺腺瘤摘除术，1980 年春季起胸骨痛，在当地未治愈，于 1981 年 3 月 3 日在上海某结核病医院住院，行胸骨切除术，病理确诊为胸骨转移性甲状腺滤泡性腺癌。出院后，每隔 3 周化疗 1 次（环磷酰胺 400 毫克，长春新碱 1 毫克，氟尿嘧啶 500 毫克），共 8 次。但 1981 年 7 月上旬起，左臀部疼痛，不断加剧（1981 年 3 月 3 日上海某结核病医院病理报告：胸骨转移性甲状腺滤泡性腺癌，未侵犯肌层。1981 年 7 月 X 线骨盆片示：骨盆两侧髂骨广泛转移灶，尤以左侧髂骨为显著。可见左髂骨、左股骨上段及骶骨左侧大片不规则的密度减低区及溶骨性破坏。诊断：盆骨转移性癌），遂来我处

屠揆先（1916—2003 年），男，江苏常州人。中医内科专家。出生于中医世家。师承家学，后开业行医。1956年后，历任常州市中医院内科主任、主任医师、副院长、中华全国中医学会第一届理事。重视发掘民间单方草药和医疗经验，以善治疑难杂症著称。对诊治消化系统疾病和应用人参抢救

转移性骨肿瘤是指

求治。

刻诊：左臀剧痛，不能行走，身转侧甚难；右臀亦痛，但较左侧为轻；骶部亦有牵痛感。并胸闷口干，咽有黏痰，睡眠不佳，情绪烦躁，精神不振。脉象弦滑，舌布微黄腻苔。证属脾气不足，痰浊阻络，血络瘀滞。立健脾益气、祛痰化浊、利络消瘀之法。

处方：土贝母、制天南星、络石藤、三七片、人中白、桃仁、汉防己各10克，玄参、木灵芝、茯苓、威灵仙各15克，猪苓30克，黄芪20克。水煎服，每日1剂。

二诊：连续服上方20余剂，左臀部疼痛开始减轻，身体活动度及精神状态均有改善。续用原方，服至1981年11月，共3个月，左臀部疼痛已止，仅右臀部尚有隐痛。至1982年4月，患者病情波动，骶部剧痛，牵及臀部，食欲减退，大便干稀不一，胸部不适，脉象弦细，舌苔微腻。拟扶正化浊、健脾利络为治。

处方：黄芪20克，苍术、白术、土鳖虫、宣木瓜各12克，三七片、茯苓各10克，川黄连、干姜各4克，公丁香5克，川芎8克，肉桂（后下）6克，猪苓30克。水煎服，每日1剂。

自1982年4月9日服本方至7月中旬，共3个月，骶部疼痛渐轻，食欲增加，大便正常。继续服至1983年2月，骶部疼痛基本消除，但右臀部及右大腿尚有轻度疼痛。至1983年6月以来，患者之精神、体力、食欲均显著改善，臀腿部疼痛亦基本消除，能独自行走，自理生活，并能做轻家务。1985年春因感染肺炎死亡。

证治发微： 中医学认为本病亦属于骨疽、骨瘤范畴。本案系盆骨转移性癌，症见左臀剧痛，不能行走，胸闷不舒，脉象弦滑，舌苔微黄腻，乃脾虚痰凝、血络瘀滞所致。故用黄芪益气补中，灵芝益精坚骨，猪苓、茯苓、防己健脾利湿，苍术、白术健脾燥湿，土贝母、天南星、威灵仙化痰散结、清热解毒，人中白、玄

重危患者有独到之处。撰有《人参用于重危病人》《慢性肝炎病理与治疗的初步探讨》等论文。1981年屠老被列入国家十大中医之列，生前享受国务院颁发的政府津贴待遇。

[注] 原发于某器官的恶性肿瘤（大部分是癌瘤，极少数是肉瘤）转移至骨而继续生长的肿瘤，占骨恶性肿瘤的很大比例。现代医学对骨转移癌的治疗以姑息疗法为主，包括放疗、化疗和对症治疗。对极难忍受的疼痛，可做姑息性截肢，其预后与其原发肿瘤有密切关系。

参清热降火，络石藤、三七片、桃仁、土鳖虫、川芎、木瓜通络化瘀，黄连苦降泄热以和阳，干姜、丁香、肉桂辛开散痞以和阴。此乃寒热互用、辛开苦降之法以调和阴阳、顺其升降。故胃气得和，脾虚得健，痰结得散，瘀血得化，疼痛消除，则获显效，治疗后存活 4 年 6 个月。